P9-BIX-414

LA SALUD EN CASA:
GUÍA PRÁCTICA DE HEALTHWISE
y KAISER PERMANENTE

- *Más de 170 problemas de salud*
- *Prevención*
- *Tratamiento en casa*
- *Cuándo llamar a su doctor*

DONALD W. KEMPER

EL PERSONAL DE HEALTHWISE

LOS MÉDICOS Y EL PERSONAL DE KAISER
PERMANENTE DEL NORTE DE CALIFORNIA

LISA DE AVILA Y LYNN GORDON, EDITORAS

Una Publicación de Healthwise®
Healthwise, Incorporated, Boise, Idaho
(Una organización sin fines de lucro)

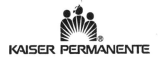

Cubierta de *La salud en casa: Guía práctica de Healthwise* por Beth Workman

Concepto de la cubierta de la edición especial de Kaiser Permanente por Seventeenth Street Studios, cubierta e ilustraciones actuales de la edición especial de Kaiser Permanente por Kathy Locke de Locke Veach Communications Group

Ilustraciones del texto por Consuelo Udave, June Perry y Mac Browning

© 1995 Healthwise, Incorporated, P.O. Box 1989, Boise, Idaho 83701.

Todos los derechos están reservados. No se puede reproducir este libro ni parte de este libro en ninguna forma o por ningún medio sin permiso por escrito de Healthwise, Incorporated.

Los lectores pueden reproducir las páginas 1 y 2 para uso privado solamente. La reproducción de estas páginas para la reventa está terminantemente prohibida.

Novena edición, 1991

Undécima edición, 1994

Edición de Kaiser Permanente, 1995

ISBN: 1-877930-14-8

Impreso en los Estados Unidos de América

Printed in the United States of America

Tabla de contenido

A nuestros lectores

Ningún libro puede substituir la necesidad de acudir al médico. De la misma manera, ningún médico puede substituir la necesidad que tienen las personas de cuidarse a sí mismas. El propósito de este libro es ayudarle a usted y a sus doctores a trabajar juntos en el manejo de sus problemas de salud.

La salud en casa: Guía práctica de Healthwise y Kaiser Permanente contiene guías y recomendaciones básicas para reconocer y tratar más de 170 problemas comunes de salud. Estas guías están basadas en información médica sólida, proveniente de las principales publicaciones de medicina y de consumidores. A su vez, doctores, enfermeras, farmacéuticos, terapeutas físicos y otros profesionales de la salud revisaron esta información y la enriquecieron con sus contribuciones. Nos hemos esmerado para presentarle la información de una manera directa y clara, libre de terminología médica complicada. Esperamos que encuentre este libro fácil de leer y usar.

Aunque este libro no elimina la necesidad de ayuda médica profesional, sí provee una mejor base para que usted trabaje con sus doctores para prevenir y cuidar juntos sus problemas de salud. En caso que usted reciba algún consejo profesional que esté en conflicto con este libro, pregúntele primero a su profesional de salud. Sus recomendaciones pueden resultar ser las mejores, porque su doctor puede tomar en cuenta su historia médica y necesidades específicas. De la misma manera, si alguna recomendación de autocuidado no le brinda resultados positivos o no le alivia dentro de un período razonable, usted debe consultar a un profesional de la salud.

Este libro es tan bueno como podemos hacerlo, pero no podemos garantizarle que le funcionará para cada caso o condición. Tampoco los autores ni los editores aceptarán responsabilidad por ningún problema que pueda desarrollarse por haber seguido las recomendaciones publicadas. Este libro es solamente una guía; se necesitan también su sentido común y buen juicio.

Nosotros estamos añadiendo información a este libro y mejorándolo continuamente. Si usted tiene alguna sugerencia que hará de éste un libro mejor, por favor escríbanos a Healthwise Handbook Suggestions, c/o Healthwise, P.O. Box 1989, Boise, ID 83701.

Le deseamos que tenga muy buena salud.

Sobre Healthwise

Healthwise es una organización sin fines de lucro que trabaja en ayudar a las personas a mantenerse saludables y a tratar sus problemas de salud. Desde su fundación en 1975, Healthwise ha ganado premios de excelencia y de reconocimiento de organizaciones como el Centro de Control de Enfermedades (*Centers for Disease Control*), el Departamento de Salud y Servicios Humanos de los Estados Unidos *(the U.S. Department of Health and Human Services)*, la Sociedad Norteamericana de la Vejez *(American Society on Aging)* y la Organización Mundial de la Salud (*World Health Organization*).

Healthwise trabaja con organizaciones que desean mejorar el papel y la responsabilidad del individuo en el cuidado de la salud. Nuestros clientes abarcan desde organizaciones voluntarias y grupos religiosos, hasta compañías grandes (de Fortune 500), grupos sindicales importantes, gobiernos estatales, hospitales, agencias de seguro y organizaciones de mantenimiento de la salud (HMOs).

Healthwise publica cinco libros, todos con seminarios o talleres y entrenamiento para darles apoyo:

El *Healthwise Handbook* y el seminario de Healthwise.
El uso de autocuidado médico con conocimientos e información para mejorar la calidad del cuidado provisto en casa y para ayudar a reducir los costos de cuidado médico.

Healthwise for Life: Medical Self-Care for Healthy Aging y el video Healthwise for Life.
Autocuidado médico para personas de 50 y más años; incluye cómo mantenerse en buena forma física, nutrición, dar cuidado y el manejo de las medicinas.

Pathways: A Success Guide for a Healthy Life y el seminario Pathways to Health.
Un método sin reproches ni sentido de culpabilidad para hacer cambios saludables en 10 áreas de la salud. Estas áreas incluyen estrés, nutrición, estar en buena forma física, fumar, alcohol y otras drogas y relaciones interpersonales. El libro y los seminarios están diseñados para ayudar a las personas a hacer los cambios saludables en el área que más desean.

Growing Wiser: The Older Person's Guide to Mental Wellness y los seminarios de Growing Wiser.
Dirigido a personas mayores, incluye mejoramiento de la memoria, vitalidad mental, cómo superar pérdidas de seres queridos y cambios en la vida, cómo mantener la independencia y autoestima.

It's About Time: Better Health Care in a Minute (or two).
Un panfleto sobre servicios médicos para el consumidor, con recomendaciones para qué hacer, rápidas y fáciles de seguir, para promover buenas relaciones entre doctor y paciente.

La salud en casa: Guía práctica de Healthwise.
Una traducción al español del libro *Healthwise Handbook.*

Además de estos libros y seminarios o talleres de aprendizaje, Healthwise también ha producido cintas de video y otras ayudas de instrucción para apoyar los esfuerzos de promoción de la salud. Para más información llame o escriba a Healthwise, P.O. Box 1989, Boise, ID 83701. El número de teléfono es (208) 345-1161.

Agradecimientos

La salud en casa: Guía práctica de Healthwise y Kaiser Permanente es una traducción del *Kaiser Permanente Healthwise Handbook,* una edición especial de nuestro *Healthwise Handbook,* que combina lo mejor de previas ediciones con información nueva. El punto de partida para la undécima edición en inglés fue la décima edición, que ganó el premio del Libro Norteamericano de la Salud 1989. Nosotros realizamos investigaciones exhaustivas en cada tópico o tema de la décima edición; repasamos, revisamos y evaluamos cuidadosamente las sugerencias de los lectores; y reorganizamos y pusimos al día toda la información. Más de 20 temas nuevos han sido añadidos al libro y muchas secciones han sido totalmente escritas de nuevo.

Un agradecimiento especial va dirigido a Diana Stilwell, MPH, quien coordinó las revisiones médicas y de investigaciones para la undécima edición en inglés y para la edición especial de Kaiser Permanente, escribió muchas de las partes nuevas y editó todo el libro. Molly Mettler también contribuyó de una manera determinante a la redacción y publicación del *Healthwise Handbook 11th Edition* y comparte con Diana reconocimiento por la calidad del libro.

Andrea Blum, de Healthwise, coordinó la traducción al español del *Kaiser Permanente Healthwise Handbook* y se encargó de la publicación de este libro. Un agradecimiento especial va dirigido a la Doctora Irene Corso, quien tradujo el *Healthwise Handbook* e hizo la traducción inicial del *Kaiser Permanente Healthwise Handbook.* Varias otras personas, como Jane Woychick, de Healthwise, y Eduardo R. Silva y Laura D.J. Senderowicz, fueron de muchísima ayuda en diferentes etapas del proceso de traducir y publicar este libro. Agradecemos también a Lynn Gordon y Lisa de Ávila, de Kaiser Permanente, quienes editaron la edición especial en español de Kaiser Permanente, y a Norman Ferrer, de Oso Publishing, quien revisó este libro.

Este libro no hubiera podido realizarse sin la gran ayuda y guía de los profesionales de salud. Steven Schneider, MD, fue el doctor encargado de hacer la revisión médica a la undécima edición en inglés. Los profesionales de la salud que se mencionan a continuación también fueron de especial ayuda:

Doctores

Janet Aguilar, MD	Edwin Matthes, DDS
Richard Aptaker, DO	James T. Pozniakas, MD
Bruce Davis, MD	Cajsa Schumacher, MD
Gail Eberharter, MD	Warren Scott, MD
Michael Felder, MD	Stanford Shoor, MD
Andrew Fox, MD	David Sobel, MD, MPH
Steven Freedman, MD	Gary Stein, MD
William Fuchs, MD	William Teubl, MD
Marty Gabica, MD	Marti W. Nelson, MD
Matthew Handley, MD	Michael Weiss, MD, MPH
Elisabeth Kelley, MD	

Enfermeras(os)

Marian Broida, RN

Gene Drabinski, RN

Judy Dundas, RN

Jayne Hanich, RN

Randi Holland, RN

Sherri Rickman, RN

Margo Sturgis, RN, GNP

Susan Van Houten, RN, BSN

Susie Whittinghill, RN

El personal de Employee Managed Care Corporation

Terapeuta físico

Lynn Johnson, PT, ATR

Educadores de salud

Bob Gorsky, Phd

Joan Greathouse, MED

Jim Guiffré, MPH

Nutricionista

Ruth Schneider, RD, MPH

También deseamos agradecerle a aquellos profesionales de la salud y a los consumidores cuyas revisiones, sugerencias y colaboración en ediciones previas fueron la base del libro actual.

Lo más importante, queremos agradecerle a los millones de consumidores médicos que usan el Healthwise Handbook (en inglés y en español). Son sus acciones lo que más nos satisface y nos inspira a buscar maneras de mejorar este libro.

El financiamiento para el desarollo original del *Healthwise Handbook* fue otorgado por la Fundación W.K. Kellogg de Battle Creek, Michigan.

Donald Kemper

Mayo 1995

Agradecimientos al personal de Kaiser Permanente

Damos nuestro agradecimiento a los siguientes proveedores de Kaiser Permanente, por su valiosa ayuda en la elaboración de esta edición en español:

Dr. Peter Arellano

Ninoska Ayala

Dra. Tita Botello

Dra. Rosemary Delgado

Dr. Maurice Franco

Dr. Rudolph Holguin

Arleen McCarthy

Dra. Ana Mogro

Dr. Ramon Ortiz

Dr. Manuel Pantiga

Dr. Vincent Quintana

Dra. Susan Villa

También le brindamos nuestro profundo agradecimiento a Sharié Soriano Nereu, por hacer posible esta edición mediante su trabajo de coordinación y apoyo.

Esta edición tampoco hubiera sido posible sin las excelentes sugerencias de varios de nuestros colegas:

Dra. Joyce O. Arango

Dr. Timothy Batchelder

Andrea Bickart

Dra. Patricia G. Engasser

Dr. Ira Fielding

Patricia M. Forman

Dr. Ira Golditch

Dr. C. Dan Henderson

Dr. Raymond Hilsinger

Dra. Susan Kayman

Laura Keranen

Dr. Robert Klein, MD

Dr. Craig Koch

Dr. Roger F. Lake

Dr. Robert LaPerriere

Dr. Spenser Larsen

Dra. Felicity McNichol

Dr. Dennis Mills

Dr. Albert M. Palitz

Dra. Pamela Peters

Dr. David S. Sobel,

Dr. William Sueksdorf

Dr. Stanley Tillinghast

Janet Venturino

Dra. Carol Weed

Dra. Madelyn Weiss

Además, damos las gracias a las siguientes personas por su apreciable ayuda:

Dr. Hernan Alvarado

Stephanie Anderson

Dra. Helen Armstrong

Dra. Kristina Austin

Arleen Ballin

Dra. Linda C. Bartlett

Dr. Alfred Baumann

Dr. Robert Bonar

Dr. Stephen Borchers

Dr. Richard Brahm

Dr. Henry M. Brodkin

Dr. George Bulloch

Dra. Laura Butcher

Sharon Caldwell

Dr. Luis A. Chardon

Kenneth Clay

Dr. Charles Clemons

Dra. Ruth J. Crane

Dra. Kelly L. Crawford

Dr. Francis J. Crosson

Dra. Robin A. Dea

Patty Donahue-Carey

Dr. John Doyle

Dr. Paul Feigenbaum

Trudee Ferree

Janet Franklin

Dr. John Freedman

Meg Freedman

Dr. David Freeman

Dr. Hans Ernst

Dr. Richard Fury

Dr. Gordon Garcia

Dr. Bradley Gascoigne

Dr. Mark Gasparini

Dr. Scott Gee

Dr. Mark Glasser

Bonnie Gieschen

Zoe Goldman

Steve Goldstein

Dr. Martin Gon

Nancy Gonzalez-Caro

Dr. William Gottfried

Dra. Naomi Granvold

Mimi Haley

Dr. John Hardy

Dra. Lorinda Hartwell

Dra. Gloria Hing

Sarah Idelson

Dr. Lewis Ivey

Dr. Steven Jones

Dr. Jeffrey Karlin

Dr. Kevin Keck

Virginia Keefer

Dr. Carl Keene

Dra. Elisabeth Kelly

Ron Kemper

Dra. Janet Keremitsis

Dr. Harold W. Korol

Dr. Angela Kraft

Dra. Elizabeth Kubiak

Dr. Peter Levine

Dra. Sharon Levine

Dr. Bruce Locke

Dra. Nicola Longmuir

Dr. Lawrence B. Lusk

Pat Lyons

Dr. Jeffrey Malone

Dr. Ferdy Massimino

Kaytie Osterloh

Dr. John G. Poochigian

Caren Quay

Dr. Kenneth Raap

Dr. John Ribaudo

Dra. Kara Riley-Paull,

Vivian Rittenhouse

Dr. David Rosen

Dra. Cecilia Runkle

Dr. John R. Rosenberg

Dr. Jack E. Rozance

Dr. Suketu Sanghvi

Dr. Marc S. Schiff

Dr. Thomas Sharpton

Dr. Michael J. Sheridan

Dr. Steven N. Shpall

Dr. John Shrum

Anna-Lisa Silvestre

Dra. Karen Simpson

Dr. Joel Teisch

Dra. Ximena L. Valdes

Suzie Waterbury

Dr. Frederick Wilkinson

Dr. Timothy Wong

Dra. Lorraine Young

Deborah Zahn

Dr. Joe Zimmerman

Muchas otras personas que no mencionamos aquí también colaboraron generosamente en la preparación de este libro. Extendemos nuestro agradecimiento a todos los proveedores y empleados de Kaiser Permanente, que desde el principio han apoyado el Programa de Cuidado Propio.

Dr. Steven M. Freedman
Jefe del Departamento de Medicina Familiar
Fairfield

Pamela J. Larson
Departamento Regional de Educación para la Salud

Introducción

La salud en casa: Guía práctica de Healthwise y Kaiser Permanente puede ayudarle a mejorar su salud y a disminuir sus costos de cuidado de la salud. Nosotros esperamos que sea un libro que usted consulte cada vez que se le presenten problemas de salud.

El libro tiene cuatro secciones:

> **Lo básico del autocuidado.** Lo que usted necesita saber para ser un consumidor sensato de servicios médicos.

> **Problemas de salud.** Prevención, tratamiento en casa y cuándo llamar a un profesional de la salud para más de 170 enfermedades y lesiones comunes.

> **Cómo mantenerse saludable.** Consejos, recomendaciones y técnicas para la salud dental, estar en buena forma física, control del estrés, nutrición y bienestar mental.

> **Centro de salud en casa.** Cómo usar medicinas y lo que usted necesita tener a mano en su casa para tratar con problemas de salud.

La mayoría de las personas no leerán este libro de principio a fin en una sola sentada. Éste es más bien un libro que se lee de tema a tema. Consúltelo para lo que necesite saber cuando se le presente un problema de su salud o algún tema de interés.

Nosotros sí le recomendamos que lea las páginas 1 y 2, además de tres capítulos especiales:

> Página 1, **El método de Healthwise**, es un proceso a seguir cada vez que aparece un problema de salud. La página 2, **Lista de preguntas para el doctor**, le ayudará a sacarle el máximo provecho a cada consulta médica.

> Capítulo 2: **El consumidor sensato de servicios médicos**, le ofrece información importante que puede usar para mejorar la calidad y reducir los costos del cuidado de la salud que usted necesita.

> Capítulo 3: **Prevención y detección temprana**, enumera las vacunas y las pruebas médicas que son importantes para mantenerse saludable y detectar temprano problemas de salud.

> Capítulo 20: **Su centro de salud en casa**, enumera las medicinas, las provisiones, los instrumentos y los recursos que usted querrá tener a mano.

El resto de la información en este libro está aquí para cuando usted la necesite. Nosotros hemos disfrutado escribiendo y manteniendo al día este libro. Esperamos que le ayude a enfrentar y resolver sus problemas de salud con éxito.

El Método de Healthwise

Paso 1. Observe el problema.

- ¿Cuándo le empezó? ¿Cuáles son las señas? _____
  _____
  _____
  _____
  _____

- ¿Dónde le duele? ¿El dolor es sordo o punzante?_____
  _____
  _____

- Apunte las señas vitales:
  Temperatura:_____
  Pulso: _____/minuto
  Presión de la sangre:_____/_____
  Respiración: _____/minuto

- Haga memoria:
  ¿Ha tenido antes este problema?   Sí _____   No _____
  ¿Qué hizo al respecto?_____
  _____

- ¿Han habido algunos cambios en su vida? (estrés, medicinas, comida o alimentos, ejercicio, etc.)?_____
  _____
  _____

- ¿Alguien más en la casa o en el trabajo tiene estos síntomas? _____

Paso 2. Aprenda más.

- *La salud en casa: Guía práctica de Healthwise* (escriba el número de la página): _____

- Otros libros o artículos:_____

- Consejos de otros (profesionales o laicos):_____

Paso 3. Haga un plan de acción.

- Su diagnóstico "tentativo": _____

- Plan de tratamiento en casa: _____

- Cuándo llamar a su doctor: _____

Paso 4. Evalúe su progreso.

- ¿Son efectivas sus acciones? ¿Se está sintiendo mejor? _____

Lista de preguntas para el doctor

Antes de la visita:

- Complete la planilla del Método de Healthwise en la página 1 y llévela consigo.
- Lleve consigo la lista de medicinas y la prueba de su última visita por problemas similares.

Durante la visita:

- Describa primero cuál es su problema principal.
- Describa sus síntomas (use la página 1).
- Describa experiencias pasadas con el mismo problema.

Anote:

- Temperatura:_____
- Presión de la sangre: _____/_____
- Diagnóstico (el problema). _____
- Prognóstico (lo que puede pasar). _____
- Su plan de tratamiento en casa. _____
  _____
  _____

Pregunte sobre las medicinas, pruebas y tratamientos: (Vea las páginas 18 a 20)

- ¿Cuál es el nombre? _____
- ¿Por qué la necesito? _____
- ¿Cuánto cuestan y cuáles son los riesgos? _____
- ¿Cuáles son las alternativas? _____
- ¿Qué pasará si no hago nada ahora?_____
- ¿Cómo debo tomar esta medicina?_____
- ¿Cómo debo prepararme para esta prueba? _____

Al final de la visita, pregunte:

- ¿Debo volver para otra cita?_____
- ¿Debo llamar para averiguar los resultados de las pruebas? _____
- ¿Cuáles señas peligrosas debo observar? _____
- ¿Cuándo debo volver o llamar? _____
- ¿Qué más debo saber? _____
  _____
  _____

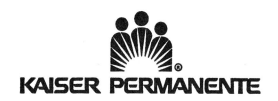

KAISER PERMANENTE

Capítulo 1

Cómo usar el sistema de Kaiser Permanente

Cómo obtener la atención médica que usted necesita

Le estamos ofreciendo el libro *La salud en casa: Guía práctica de Healthwise y Kaiser Permanente* para ayudarle a ser un socio bien informado y activo en el cuidado de su salud y para que usted y su familia se mantengan saludables. Cuando usted o alguien en su familia tenga un problema médico, este libro será una fuente de información para ayudarle a determinar cuál puede ser la causa del problema, qué puede hacer en casa para tratarlo y cuándo debe buscar ayuda profesional. Este libro también le ofrece información valiosa sobre prevención, nutrición, control de la tensión nerviosa y muchos otros temas.

En situaciones en que usted o un miembro de su familia necesite buscar ayuda profesional, este capítulo le ayudará a entender cómo obtener esa ayuda.

Por favor, recuerde que en Kaiser Permanente estamos creciendo y cambiando continuamente para mejorar nuestros servicios. Por lo tanto, parte de la información en este capítulo puede cambiar en el futuro. Para estar seguro de que tiene la información más reciente sobre nuestros servicios y cómo aprovecharlos, por favor consulte su *Directorio del Centro Médico* (*Health Care Directory*, en inglés*)* y lea nuestra revista para los miembros, *Planning for Health*. Ambas publicaciones se le envían a usted por correo.

Su *Directorio del Centro Médico* es uno de los recursos más importantes para ayudarle a obtener cuidado o atención médica como miembro de

Kaiser Permanente. El *Directorio* ofrece información práctica que incluye:

- Números telefónicos importantes de Kaiser Permanente, direcciones, horas de negocios y

- Los nombres y los números de teléfono de los proveedores de la salud de Kaiser Permanente que ejercen en su centro médico local.

Nosotros le enviaremos por correo una copia del directorio de su centro médico cada vez que pongamos al día la información. **Para una fácil referencia y uso, le recomendamos que guarde su directorio con este libro.**

Si usted no tiene una copia del directorio de su centro médico, por favor llame sin cargo a la Línea de los Nuevos Miembros (*New Member Line*, en inglés), número **1-800-955-9940**, y le enviaremos un ejemplar.

Actualmente, ni el *Directorio* ni la revista *Planning for Health* se publican en español. Nosotros esperamos que en un futuro próximo un mayor número de nuestros materiales estén disponibles en español. Hasta que eso suceda, si usted necesita ayuda para obtener números de teléfono, direcciones, horas de negocios u otra información, por favor llame al número de Asistencia para Pacientes (*Patient Relations* o *Patient Assistance*) o al departamento apropiado.

Para nuestros miembros que hablan principalmente español, nosotros tenemos intérpretes en todos nuestros centros médicos. Si usted se siente más cómodo comunicándose en español con el personal de Kaiser Permanente, le recomendamos que traiga a un familiar o a un amigo que le ayude a interpretar. Si eso no es posible, usted puede pedir un intérprete cuando haga su cita.

¿Preguntas? ¿Problemas? ¿Sugerencias? Estamos aquí para ayudarle

Si en algún momento usted tiene cualquier pregunta, problema o sugerencia, por favor avísenos. Haremos todo lo posible por ayudarle.

Si su pregunta o problema tiene que ver con los servicios que recibe en nuestros centros médicos, por favor hable con su propio doctor, el supervisor del departamento o el jefe del servicio en cuestión. Ellos son las personas más capacitadas para darle consejos y asistencia.

Si usted no puede resolver su problema con su proveedor o un supervisor del centro médico, o si tiene cualquier pregunta sobre nuestros servicios, llame a la línea de **Asistencia para Pacientes**. El número aparece en el directorio de su centro médico.

Si sus preguntas se refieren a lo que cubre su Seguro de Salud (*Health Plan*, en inglés) o a sus facturas mensuales, los representantes de los **Servicios para los Miembros del Seguro de Salud** (*Health Plan Member Services*) están disponibles para ayudarle. Estos representantes también pueden ayudarle a reemplazar su tarjeta de identificación de Kaiser Permanente y asistirle en la actualización de su Seguro de Salud con Kaiser Permanente. Ellos también aparecen en el directorio de su centro médico.

Nuestra meta es mantenerlo saludable y además satisfecho. Así que por favor avísenos cómo podemos ayudarle.

Su propio doctor o enfermera especializada

Cómo escoger a su propio proveedor

Al inscribirse en el Seguro de Salud de Kaiser Permanente, usted puede elegir a uno de nuestros médicos o a enfermeras(os) especializadas(os) para que sea su proveedor personal. (Note que al igual que en la profesión de medicina, en enfermería existen tanto hombres como mujeres. A veces es posible que lo atienda un enfermero.)

A medida que su propio proveedor lo vaya conociendo, él o ella podrá servirle mejor. A medida que usted vaya conociendo a su proveedor, podrá tenerle gran confianza sabiendo que él o ella lo comprende y entiende sus necesidades.

Usted encontrará una lista completa de doctores y enfermeras especializadas y sus números de teléfono en el directorio de su centro médico.

Cuando haga su selección:

• Los adultos pueden escoger a un doctor o una enfermera especializada del Departamento de Medicina Interna.

• Muchos de nuestros centros médicos también tienen Departamentos de Medicina Familiar que con frecuencia proveen cuidado para toda la familia, incluyendo servicios de ginecología.

• Las mujeres también pueden escoger a un doctor o enfermera especializada del Departamento de Obstetricia y Ginecología.

• Escoja a un doctor o enfermera del Departamento de Pediatría para atender las necesidades médicas de sus niños.

Busque los números de teléfono que necesite en el directorio de su centro médico. Además, si quiere algunos consejos de cómo encontrar al doctor apropiado, vea la página 15 de este libro.

☎ Cómo usar a la Enfermera Consejera (*Advice Nurse*, en inglés)

Nuestras enfermeras consejeras están entrenadas para ayudarle por teléfono con el cuidado de su salud. Ellas trabajan junto con nuestros médicos y enfermeras especializadas y muchas veces pueden darle por teléfono la asistencia o la información que usted necesita. Si, después de hablar con usted, la enfermera consejera decide que necesita ver a su doctor o enfermera especializada, él o ella puede hacerle la cita.

Usted puede encontrar los números de teléfono de las **enfermeras consejeras de Pediatría, Medicina Interna, Medicina Familiar y Obstetricia y Ginecología** en su *Directorio*.

Citas o consultas

 ### Cómo hacer citas

Hay dos tipos de citas: las de urgencia y las de rutina. Cuando está enfermo o herido, usted puede tener un **problema de cuidado urgente**. Un problema de cuidado urgente es aquel que requiere atención médica en las siguientes 48 horas, pero no es una emergencia. Algunos ejemplos de problemas de cuidado urgente son una fiebre (calentura) alta que dura por tres días, vómito que es violento o que dura más de 12 horas, dolor de leve a moderado, salpullido repentino, dolor fuerte de oído o dolor agudo de espalda.

Si piensa que tiene un problema de cuidado urgente, llame al consultorio de su doctor o enfermera especializada, o si usted no tiene su propio doctor o enfermera especializada, llame a la enfermera consejera.

En otras ocasiones, usted puede necesitar una **cita de rutina**. Las citas de rutina son para problemas que no son urgentes, como los exámenes físicos, la presión alta, la diabetes, etc. Trate de llamar con la mayor anticipación posible cuando haga una cita de rutina. Busque los números de teléfono para citas de rutina en el directorio de su centro médico.

Cómo registrarse para las citas

Para que su cita no tenga contratiempos:

- Por favor trate de llegar a su centro médico por lo menos 15 minutos antes de su cita. Así usted tendrá tiempo de estacionar su automóvil y registrarse.

Consejos para hacer citas por teléfono

- Las mejores horas para llamar para hacer una cita son de 10 de la mañana a 12 del mediodía y de las 2 a las 4 de la tarde.

- Los lunes son los días más ocupados. Es mejor llamar otro día si la llamada no es urgente.

- Tenga su número de registro médico a la mano.

- Cuando le digan que espere un momento (porque ya hay otra persona en la línea), espere y no corte. Alguien le atenderá lo más pronto posible.

- Si su proveedor le pide que regrese dentro de dos o tres meses para otra consulta, se le recomienda hacer la cita el mismo día con la recepcionista del consultorio.

- Avísele a la recepcionista si ésta es su primera visita o una visita por una nueva lesión relacionada con su trabajo. Si ése es el caso, por favor dese un poco más de tiempo para registrarse.

- Por favor, presente su tarjeta de identificación de Kaiser Permanente cuando se registre para su cita. Si usted es un nuevo miembro y no ha recibido todavía su tarjeta, traiga consigo el número de registro médico que le dieron cuando hizo la cita.

Cómo cancelar citas

Si no puede asistir a una cita y no quiere volver a hacer otra, o si usted decide cancelar una cita cuando el centro médico está cerrado, por favor llame a nuestro **mensaje grabado para cancelaciones** (*Cancellation Recorder*, en inglés). El número de teléfono aparece en el directorio de su centro médico. Se puede llamar a esta grabadora las 24 horas del día, todos los días del año. Cuando usted llame, se le pedirá que deje su número de registro médico al igual que el número de teléfono donde se le puede llamar durante el día.

Si desea volver a hacer otra cita, llame durante las horas regulares de negocios al número de teléfono de **Citas** (*Appointments*, en inglés) que aparece en su directorio.

Cuidado urgente para miembros del Plan Ventajoso para Personas Mayores de Kaiser Permanente

Si usted es miembro del Plan Ventajoso para Personas Mayores (*Senior Advantage Plan*, en inglés) de Kaiser Permanente, el cuidado urgente que obtenga fuera de Kaiser Permanente será cubierto **solamente** cuando se reciba fuera del área de servicio **y solamente cuando**:

- El cuidado sea necesario para evitar que empeore mucho su condición;

- Se necesite el cuidado para una enfermedad o herida inesperada cuando usted esté temporalmente fuera del área de servicio; y

- El cuidado no pueda esperar hasta que usted regrese al área de servicio.

Qué hacer en una emergencia

Una emergencia es cualquier problema repentino y serio que requiere atención médica dentro de unas pocas horas o minutos.

- Algunos problemas representan emergencias porque son condiciones de vida o muerte; por ejemplo, envenenamientos, balazos, pérdida repentina de la respiración, paro cardíaco, etc.

- Otros problemas son emergencias porque, si no se tratan rápidamente, pueden volverse más serios. Algunos ejemplos son las heridas profundas y los huesos quebrados (fracturas).

Servicios de emergencia

Los Departamentos de Emergencia de nuestros hospitales de Kaiser Permanente ofrecen cuidados de emergencia **las 24 horas del día,** todos los días del año. Los consultorios médicos no ofrecen servicios de emergencia.

- Los pacientes con los problemas médicos más urgentes reciben prioridad.

- La gravedad del problema médico es lo que determina el orden en que los pacientes reciben atención. No importa el orden de llegada.

- Una enfermera con mucha experiencia puede dirigir a los pacientes con problemas menos serios a otro departamento.

Si usted tiene un problema médico que no es una emergencia, le recomendamos que haga una cita urgente en vez de ir al Departamento de Emergencia. Si no está seguro, usted puede consultar por teléfono con la enfermera consejera apropiada de su centro médico (que aparece en su directorio). La información en el Capítulo 15 de este libro, "Primeros auxilios y emergencias", que empieza en la página 233, también puede ayudarle a decidir si su problema es una emergencia.

Cuidado de emergencia para miembros del Plan Ventajoso para Personas Mayores de Kaiser Permanente

Si usted es miembro del Plan Ventajoso para Personas Mayores, el cuidado de emergencia que reciba fuera de Kaiser Permanente será cubierto solamente cuando:

- El cuidado se necesite inmediatamente para una lesión o enfermedad repentina; y

- El tiempo que se requiera para llegar a un centro de Kaiser Permanente pueda resultar en un daño permanente de su salud; y

- El traslado a un centro de Kaiser Permanente sea imposible debido a los serios riesgos que presente para su salud, o no sea razonable dadas las distancias y la índole de su condición.

Servicios de ambulancia

Si su condición es de vida o muerte o si usted tiene otro problema que requiere de una ambulancia, llame al 911. Si usted no está seguro de qué tan grave es su problema, o no sabe si de veras necesita una ambulancia, llame a la enfermera consejera para que ella evalúe su situación.

Kaiser Permanente cubre el costo de una ambulancia solamente cuando:

- Dicho transporte es necesario por razones médicas; o

- Un doctor de Kaiser Permanente u otro miembro autorizado del personal pide una ambulancia o le indica a usted que llame al **911**.

Si llama a una ambulancia sin la autorización de Kaiser Permanente y más tarde se determina que no era razonable pedir una ambulancia, a usted se le cobrará por este servicio. Sin embargo, si tiene, por ejemplo, un fuerte dolor de pecho y piensa que puede ser un ataque al corazón, es apropiado que llame al **911** para pedir una ambulancia. Kaiser Permanente pagará el costo del servicio de ambulancia—aún si se descubre más tarde que usted no tuvo un ataque al corazón—porque bajo las circunstancias era razonable haber pedido una ambulancia.

Educación para la salud

Como parte de nuestros esfuerzos para ayudarle a mantenerse en buena salud, Kaiser Permanente le ofrece una gran variedad de servicios de educación para la salud. El personal del Departamento de Educación para la Salud de su centro médico podrá proveerle la información y el apoyo que usted necesite para convertirse en un socio activo en el cuidado de su salud.

Los Centros de Educación para la Salud de Kaiser Permanente son una fuente conveniente de información. Allí usted puede ver videos sobre diferentes temas relacionados con la salud; encontrar panfletos, revistas y libros fáciles de entender; o escoger entre una gran variedad de folletos y guías gratis.

También le recomendamos que aproveche **los programas y las clases** que el Departamento de Educación para la Salud ofrece a lo largo del año. Usted puede aprender más sobre diferentes temas específicos, como la diabetes, el embarazo y el parto, las enfermedades del corazón y las enfermedades respiratorias, el SIDA, cómo mantenerse sano y más. Las clases actuales aparecen en nuestra revista para los miembros, *Planning for Health*.

Por desgracia, actualmente sólo algunos de nuestros materiales y programas están disponibles en español—y esto varía de un centro a otro. Para obtener más información sobre nuestros servicios, llame a su Departamento de Educación para la Salud o pídale información a su doctor o enfermera especializada.

℞ Servicios de farmacia

Su farmacia local de Kaiser Permanente le ofrece una serie de servicios que incluyen:

- Surtir o preparar recetas médicas nuevas,

- Transferir recetas médicas de otras farmacias,

- Reabastecer recetas médicas y

- Dar información y consejos sobre sus nuevas medicinas.

Para su conveniencia, nuestras farmacias también venden algunos medicamentos comunes que se compran sin receta y otros productos médicos. Por favor consulte en su directorio los horarios y las direcciones de las farmacias.

Reabasto de recetas médicas

Si necesita reordenar una receta, la forma más conveniente de hacerlo es llamando por teléfono al **mensaje grabado para reabastecer recetas médicas que funciona las 24 horas del día** (*24-hour Refill Recorder*, en inglés). Llame al centro médico donde quiera recoger su medicina. El número aparece en el directorio de su centro médico. Asegúrese de dejar en la grabadora su nombre, número de registro médico, número de teléfono durante el día y número de receta médica.

Para ayudarnos a asistirle mejor, por favor:

- Llame a la línea de reabasto de recetas médicas por lo menos 24 horas antes de recoger su medicina.

- Cuando recoja su medicina, traiga el envase.

- Si necesita reordenar una receta, pero la etiqueta tiene el número "0" o indica que "no le quedan más preparaciones" (*"no refills remaining"*), llame a su centro médico al mensaje grabado para este propósito (*Zero-Refill Recorder*, en inglés). El número aparece en su directorio. Es importante que llame *varios días antes de que se le acabe la medicina*. Si su doctor autoriza que se le vuelva a surtir la receta, ésta estará lista para usted en 72 horas.

Su tarjeta de identificación de Kaiser Permanente

Cuando se inscriba en el programa de Kaiser Permanente, le enviaremos una tarjeta personal de identificación a usted y a cada uno de los miembros de su familia que también sean socios de Kaiser. Esta tarjeta es su "pasaporte" para los beneficios y servicios de salud que nosotros ofrecemos.

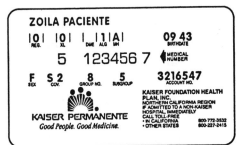

Su tarjeta de identificación contiene información necesaria para servirle mejor. Por favor tenga su tarjeta a la mano cuando:

- Llame por teléfono para hacer una cita o pedir un consejo médico;

- Venga a uno de nuestros consultorios médicos para una cita;

- Se interne en uno de nuestros hospitales;

- Reciba servicios de laboratorio, radiología, electrocardiograma (*EKG*, en inglés), farmacia u otros departamentos;

- Hable con representantes de los Servicios para los Miembros (*Member Services*, en inglés) o del departamento de Asistencia para Pacientes (*Patient Assistance* o *Patient Relations*);

- **Viaje**, en caso de que necesite cuidado médico en alguno de nuestros centros en el Norte de California o en cualquiera de nuestras otras 11 regiones en los Estados Unidos; y cuando

- **Esté internado** en un hospital que no sea de Kaiser. Su tarjeta de identificación tiene la información que usted necesitará cuando nos notifique de su estancia en otro hospital.

Una vez que su seguro entre en vigor, usted puede obtener servicios en cualquiera de nuestros centros médicos (aunque no haya recibido su tarjeta de identificación). Si usted quiere una tarjeta provisional, por favor llame al Departamento de Servicios para los Miembros de su centro médico. Si usted pierde su tarjeta, este Departamento con gusto puede proporcionarle una de repuesto.

Instrucciones adelantadas

Una ley federal, llamada el Acta de Autodeterminación del Paciente (*Patient Self-Determination Act*, en inglés) entró en vigor en diciembre de 1991. Esta acta requiere que los hospitales, los seguros de salud y otras agencias parecidas informen a sus pacientes sobre los documentos de "Instrucciones adelantadas" (*advance directives*). Dos ejemplos de estos documentos son el Poder Notarial Duradero para el Cuidado Médico (*Durable Power of Attorney for Health Care*) y la Declaración del Acta de la Muerte Natural (*Natural Death Act Declaration*). Estos documentos les permiten a los pacientes poner por escrito los deseos que tengan con respecto a su cuidado médico, o designar a alguien que tome esas decisiones en caso de que el paciente no sea capaz de hacerlo. Para mayor información sobre las instrucciones adelantadas o cómo completar estos documentos, por favor llame al Departamento de Educación para la Salud de su centro médico (vea su directorio).

El cuidado fuera del sistema de Kaiser Permanente

Esperamos que usted reciba todos sus cuidados médicos a través de los consultorios y hospitales de Kaiser Permanente, a menos que sea miembro de uno de nuestros programas especiales **que permiten ciertas excepciones**. El cuidado médico que no sea de emergencia y que se obtenga fuera de nuestros centros médicos de Kaiser Permanente será cubierto solamente bajo ciertas condiciones:

• Si se obtuvo bajo la dirección de su propio doctor y

• Fue aprobado y autorizado por escrito.

Si usted se interna en un hospital que no es de Kaiser

Si se interna en un hospital que no es de Kaiser Permanente, usted nos debe llamar en 24 horas o tan pronto como sea posible. Así nosotros podremos supervisar su cuidado y decidir cuándo puede ser transferido. (Una excepción es en Stockton, donde los miembros de Kaiser Permanente usan el hospital Dameron.) Los números de teléfono donde hay que llamar—sin cargo—aparecen a continuación y también en su tarjeta de identificación de Kaiser Permanente.

En California: 1-800-772-3532

En otros estados: 1-800-227-2415

Como parte de su Seguro de Salud, Kaiser Permanente se compromete a pagar costos razonables de los servicios médicos de emergencia que usted reciba cuando tenga una enfermedad o lesión inesperada. Pero Kaiser se reserva el derecho de determinar qué constituye un servicio necesario y un costo razonable. Además si usted recibe los servicios médicos fuera de un centro de Kaiser Permanente, aunque se encuentre **en una de nuestras áreas de servicio**, Kaiser se compromete a pagar los servicios solamente si la demora en llegar a un centro médico de Kaiser pudiera haber resultado en su muerte, una incapacidad seria o un gran riesgo de agravar su condición.

Su seguro de Kaiser seguirá cubriendo los servicios de emergencia que necesite hasta que su condición le permita viajar o ser transferido al centro médico Kaiser Permanente más cercano. Su seguro no cubrirá ningún cuidado de seguimiento que reciba de proveedores que no sean empleados de Kaiser Permanente. Para mayor información, consulte su Declaración y Evidencia de Cobertura de Seguro *(Disclosure Form and Evidence of Coverage,* en inglés).

Cómo presentar formularios de reclamo

Usted debe presentar un formulario de reclamo para pedir un pago o reembolso por cualquier servicio de emergencia que haya recibido de un proveedor que no sea de Kaiser Permanente.

Los formularios de reclamo se deben enviar a:

Kaiser Permanente Claims
  Department
P.O. Box 12923
Oakland, CA 94604-29230

Para mayor información sobre este aspecto de su seguro o de cómo obtener o presentar un formulario de reclamo, por favor llame a la Oficina del Seguro de Salud (*Health Plan Office*) de su centro médico (que aparece en su directorio).

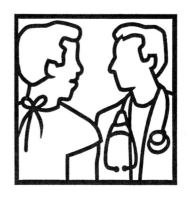

Capítulo 2

El consumidor sensato de servicios médicos

La calidad y el costo de la atención médica dependen más de usted que de su doctor.

Para convertirse en un consumidor sensato, comience con tres principios básicos:

- Trabaje en asociación con su doctor.

- Tome parte en toda decisión médica.

- Aprenda a obtener buena atención médica.

Siguiendo estos tres principios, tendrá usted más control que nunca sobre la calidad y el costo de los servicios médicos que reciba.

Trabaje en asociación con su doctor o enfermera especializada

Para lograr una buena asociación hay que tener una **meta en común, trabajar juntos y comunicarse bien**. Si usted y su doctor pueden lograr estas cosas, ambos se beneficiarán de su asociación. Usted obtendrá un mejor cuidado y su doctor practicará buena medicina.

Cinco maneras de ser un buen socio

1. Cuídese. Tanto usted como su doctor preferirían que, para empezar, usted no se enfermara. Pero si aparecen problemas, ambos querrán que usted se recupere lo más pronto posible.

2. A la primera seña de un problema de salud, observe y apunte sus síntomas. Esto le ayudará tanto a usted como a su doctor, a hacer un diagnóstico correcto. Y, entre mejor anote sus señas iniciales, mejor podrán usted y su doctor manejar el problema después.

- Lleve apuntes de las señas o síntomas. Para cada síntoma, escriba cuándo le da, por cuánto tiempo, qué tan doloroso es, etc.

- Fíjese en cualquier cosa fuera de lo normal que pudiera estar relacionada con el problema.

- Tómese sus signos vitales y apúntelos. Ejemplos de signos vitales son la temperatura y el pulso. Vea la página 35.

- Mantenga sus apuntes al día y observe su progreso. ¿Están mejorando o empeorando sus síntomas?

3. Atiéndase a sí mismo en casa.
Usted mismo puede manejar muchos de sus problemas de salud leves. Use este libro, su propia experiencia y la ayuda de otros para crear su propio plan de cuidado.

- Aprenda todo lo que pueda sobre el problema.

- Vaya haciendo apuntes de su plan y de todo lo que usted haga.

- Fíjese si algún tratamiento en casa parece ayudarle.

- Fije una fecha para llamar a un profesional de la salud en caso de que el problema no se le quite. Vea la página 15 para mayor información sobre cómo llamar a su doctor o enfermera consejera.

4. Prepárese para las citas con su proveedor.
Las consultas médicas muchas veces duran solamente de 10 a 15 minutos. Entre mejor preparado esté, más aprovechará su visita.

- Prepare una lista de preguntas para el doctor como la que está en la página 2.

- Ponga sus apuntes al día y lleve a la cita su lista de síntomas y su plan de cuidado propio.

- Apunte su síntoma principal y practique cómo describirlo. Su doctor querrá oír eso primero.

- Apunte lo que piense o tema que sea el problema. Con frecuencia esto ayuda a su doctor.

- Escriba tres preguntas principales que quiere que le contesten. (Puede que no haya tiempo para hacer muchas preguntas).

- Lleve a la consulta la lista de medicinas que esté tomando.

5. Juegue un papel activo en la consulta médica.

- Descríbale a su médico su síntoma principal, explíquele sus molestias y dígale sus ideas o temores.

- Sea honesto y directo. No tenga vergüenza de decir lo que quiera. Está usted en confianza. Si usted no piensa usar una receta médica, dígalo. Si está recibiendo un tratamiento alternativo, avísele a su doctor. Algunos ejemplos de tratamientos alternativos son los brebajes y tés de hierbas, las consultas espirituales, las dietas especiales y las purgas. Para ser un buen socio, su doctor tiene que saber lo que está pasando.

- Si su doctor le receta una medicina, tratamiento o prueba de laboratorio, consiga más información al respecto. Vea la página 17.

- Tome apuntes. Escriba el diagnóstico, el tratamiento, el plan de tratamiento complementario y lo que puede hacer en casa. Luego, léale todo al doctor para asegurarse de que usted haya entendido bien.

Consultas por teléfono

¿Es apropiado llamar a su doctor por teléfono? Claro que sí. Con frecuencia, una llamada por teléfono al doctor o a la enfermera consejera es todo lo que necesita para tratar el problema en casa o saber si necesita una consulta. He aquí cómo aprovechar cada llamada al máximo:

Prepárese para su llamada.

• Tenga su tarjeta de Kaiser a la mano.

• Escriba una descripción de su problema en una sola frase y la razón por la cual está llamando (con un máximo de dos o tres preguntas).

• Tenga su lista de síntomas y de medicinas a la mano.

• Tenga su calendario a la mano en caso de que necesite hacer una cita.

Deje un mensaje claro.

• Dígale a la persona que conteste la llamada la descripción de su problema como la haya escrito. Luego pida hablar con un doctor o una enfermera consejera.

• Si nadie está disponible, pídale a la recepcionista que le pase su mensaje a la persona apropiada para que él o ella le hable de regreso. Pregunte cuándo es probable que le devuelvan su llamada.

• Si es necesario que lo llamen de vuelta, mantenga su línea desocupada.

Complete la consulta.

• Cuando el doctor o la enfermera consejera le hable de regreso, descríbale brevemente su problema, hágale sus preguntas y explíquele cuáles son sus molestias principales.

Cómo encontrar a su doctor ideal

Si no tiene un doctor de familia (o de cuidado primario), ahora es el momento de conseguir uno. Todos necesitamos tener un doctor de familia. Usted puede ir con varios especialistas para que le atiendan diferentes problemas. Pero por trabajar en problemas separados, quizás ninguno de ellos vea el cuadro entero de su salud. Al escoger a un doctor de familia hay muchas preguntas que hacer, pero estas dos son las más importantes:

• ¿Está este doctor bien preparado y tiene suficiente experiencia?

• ¿Trabajará este doctor en asociación conmigo?

Entrenamiento y experiencia

A la mayoría de la gente le conviene un doctor de familia que practique medicina familiar o que sea un internista acreditado. Estos doctores tienen un conocimiento amplio de los problemas médicos. (Vea una descripción corta de diferentes especialistas en la página 22.)

¿Trabaja este doctor con enfermeras especializadas u otros proveedores de salud primaria? Este tipo de proveedores están entrenados para manejar problemas médicos simples o de rutina. Muchas veces ellos pueden verlo a usted antes, dedicarle más tiempo y atenderlo igual de bien que un doctor.

¿Será este doctor un buen socio para mí?

Durante su primera consulta, dígale al doctor que a usted le gustaría participar en la toma de las decisiones relacionadas con su tratamiento.

Fíjese cómo se siente usted durante la visita.

• ¿Lo escucha con atención el doctor?

• ¿Piensa usted que puede formar una buena asociación con este doctor?

Si las respuestas son "no", piense en buscar a otro doctor.

Pero yo quiero un doctor que tome las decisiones

No todo el mundo quiere ser un socio con su doctor. Quizás a usted no le guste hacerle muchas preguntas a su doctor. Quizás no quiera participar en ninguna de las decisiones. Quizás prefiera que el doctor le recomiende lo que es mejor para usted. Si es eso lo que prefiere, dígaselo a su doctor. La mayoría de los doctores tienen muchos pacientes que no quieren participar en su cuidado. No importa; lo principal es explicarle a su médico lo que usted espera y desea.

¿Es éste el momento para hacer un cambio?

Si no está contento con su doctor, éste puede ser el momento de buscar otro. Pero antes de buscar a un nuevo doctor, dígale a su médico actual cómo le gustaría que lo tratara. Es probable que su doctor prefiera trabajar con usted como socio, pero usted necesita decirle

que eso es lo que desea. De otra manera, el doctor puede pensar que, como muchos otros pacientes, usted prefiere que él (o ella) tome la mayoría de las decisiones.

La enfermera consejera

Las enfermeras consejeras son enfermeras certificadas que tienen un entrenamiento especial para ayudarle a tratar enfermedades y condiciones de corto plazo, a decidir qué hacer cuando se presenten diferentes síntomas y a contestar las preguntas que usted tenga sobre su problema o enfermedad. Para ponerse en contacto con las enfermeras consejeras simplemente llame por teléfono al número apropiado (busque el número en su *Directorio*).

En muchos casos, una llamada a la enfermera consejera puede ahorrarle la molestia de hacer un viaje a la clínica. Además de ser una fuente de información sobre la salud, la enfermera consejera trabaja junto con su proveedor de la salud para asistirlo con los tratamientos que usted esté usando en casa.

El servicio telefónico de apoyo dado por enfermeras consejeras fue iniciado por Kaiser Permanente. Actualmente se ofrece en los Departamentos de Medicina y Práctica Familiar, Pediatría, Obstetricia y Ginecología y muchas otras especialidades.

Tome parte en toda decisión médica

Excepto en una emergencia, a usted no le pueden dar un tratamiento ni hacerle una prueba sin darle una explicación y pedirle su consentimiento. Usted necesita recibir una explicación de los riesgos y consentir al tratamiento. Sin embargo, en una asociación, puede que no sea suficiente el que usted dé su consentimiento. La verdadera meta es que usted participe en toda decisión médica.

Pero, a fin de cuentas, ¿por qué debe usted participar en las decisiones con su doctor? ¿No le está usted pagando por sus servicios? Lo que pasa es que las alternativas no siempre son absolutamente claras. Para muchos problemas de salud, hay más de una opción. Considere estos ejemplos:

Digamos que usted tiene una presión de sangre moderadamente alta (160/95). Su doctor le explica que el ejercicio y la dieta pueden bajar la presión, pero que la mayoría de las personas no tienen éxito de esa forma. Él recomienda que tome una medicina para controlarse la presión. Usted puede escojer el ejercicio y la pérdida de peso, en vez de tomar pastillas por el resto de su vida. La mejor decisión depende de sus valores.

Su niño de tres años tiene dolor de cabeza y fiebre. Su doctora le dice que probablemente no es nada de qué preocuparse. Entonces usted le dice que piensa que puede ser meningitis. Algunas pruebas podrían ser apropiadas.

Por varios meses, usted ha padecido de dolor y molestias en la muñeca debido a un problema llamado "síndrome del túnel del carpo". Este problema se debe a un uso repetido y excesivo de la mano (por ejemplo, al martillar, escribir a máquina o computadora, coser o tejer). Su doctor le recomienda una férula para la muñeca y una inyección de cortisona. Usted preferiría usar primero la férula y tomar sólo aspirina. Si no se mejora así, usted considerará otras opciones. El doctor está de acuerdo que ése es un buen plan.

En cada caso, el tratamiento que usted elija afectará su vida. Es por ello que el mejor tratamiento *para usted* combina sus valores personales con los conocimientos que su médico le proporciona.

Ocho formas de tomar parte en las decisiones médicas

1. Explíquele a su doctor lo que quiere. Dígale a su doctor que quiere participar en la toma de decisiones relacionadas con sus problemas de salud.

2. Estudie sus problemas por su cuenta. A veces usted tendrá que aprender algunas cosas por sí mismo para poder comprender mejor lo que su doctor le está diciendo. Llame o vaya al Centro de Educación para la Salud de su centro Kaiser Permanente para que le ayuden a obtener la información que necesita. Vea "Los recursos del centro de Educación para la Salud" en la página 26.

3. Siempre pregunte "por qué" antes de consentir a cualquier prueba, medicina o tratamiento. Preguntando por qué, usted con frecuencia descubrirá otra opción que le convenga más.

4. Pregunte cuáles son sus alternativas. Aprenda lo suficiente para entender las opciones que su doctor le presente.

5. Piense en darse algo de tiempo para observar el problema. Pregúntele a su doctor si sería peligroso o costoso esperar un poco (un día, semana o mes) antes de empezar el tratamiento.

6. Diga lo que prefiere. Avísele a su doctor si usted prefiere una opción a otra, en base a sus deseos y valores personales.

7. Dígale a su doctor qué es lo que espera del tratamiento y pregúntele si eso es realista. Si es apropiado, discuta los efectos secundarios, dolor, tiempo de recuperación, limitaciones a largo plazo, etc.

8. Acepte parte de la responsabilidad. Cuando usted tome decisiones junto con su doctor, ambos deben aceptar la responsabilidad por los resultados.

Participe en las decisiones sobre pruebas médicas

Las pruebas médicas son instrumentos importantes, pero tienen sus limitaciones. Algunas personas piensan que entre más pruebas les hagan, mejor. Pero los consumidores sensatos saben que las pruebas médicas no sólo tienen beneficios, sino también costos y riesgos. Para ayudar a su doctor a escoger las mejores pruebas para usted, es necesario que *usted*:

Entienda la información básica.

• ¿Cuál es el nombre de la prueba y por qué la necesito?

> ### Buena comunicación, buenas decisiones
>
> Para tomar decisiones juntos, usted y su doctor necesitan comunicarse bien. Aquí tiene un ejemplo de un buen proceso de comunicación.
>
> 1. Usted le describe a su médico sus señas o síntomas, su queja principal y sus presentimientos.
>
> 2. Su doctor hace un diagnóstico y le describe los posibles tratamientos.
>
> 3. Usted le explica a su doctor sus preferencias o le pregunta si hay otras opciones.
>
> 4. Su doctor le da otras opciones, si es que las hay, y le explica cómo sus opciones se relacionan con sus preferencias.
>
> 5. Usted acepta una de las opciones recomendadas o consigue más información sobre lo que debe hacer.
>
> Si usted y su doctor logran comunicarse bien, es más probable que encuentren el tratamiento que más le convenga a usted.

• Si la prueba indica un problema ¿afectará eso mi tratamiento de alguna forma?

• ¿Qué podría pasar si yo no me hago la prueba?

Considere los riesgos y los beneficios.

• ¿Qué tan exacta es la prueba? ¿Con qué frecuencia indica un problema cuando no existe ninguno? ¿Con qué frecuencia indica que no hay un problema cuando sí hay uno?

- ¿Es dolorosa la prueba? ¿Qué complicaciones puede haber?

- ¿Cómo me voy a sentir después?

- ¿Existen opciones menos riesgosas?

Pregunte sobre los costos.

- ¿Cuánto cuesta la prueba?

- ¿Existe otra prueba menos costosa que pudiera rendir la misma información?

Hable con su doctor acerca de:

- Sus preocupaciones sobre la prueba.

- Lo que usted espera aprender con la prueba. Pregunte si eso es realista.

- Cualquier medicina que esté tomando.

- Cualquier condición médica que tenga, incluyendo el embarazo.

- Su decisión de aceptar o no aceptar la prueba.

Si la prueba parece ser costosa y riesgosa, y no es muy probable que cambie el tratamiento recomendado, pregúntele a su doctor si es de veras necesaria. Trate de llegar a un acuerdo con su médico sobre el mejor plan para usted. Recuerde que **no le pueden hacer ninguna prueba sin su permiso.**

Si usted consiente a una prueba, pregunte qué puede hacer para reducir las posibilidades de errores. Pregunte sobre comidas, ejercicios, bebidas alcohólicas, o medicinas que se deban evitar antes de la prueba. Después de la prueba, pida que lo dejen ver los resultados. Tome apuntes para sus archivos en casa. Si los resultados lo sorprenden y la tasa de error de la prueba es alta, piense en repetirla antes de basar un tratamiento en los resultados.

Participe en las decisiones sobre medicinas

La primera regla al usar medicinas es saber por qué necesita cada medicina *antes* de tomársela, frotársela en la piel o lo que sea. Al igual que con las pruebas médicas, hay algunas cosas que usted siempre debe preguntar sobre las medicinas:

Entienda la información básica.

- ¿Cuál es el nombre de la medicina y por qué la necesito?

- ¿Cuánto tiempo tarda en hacer efecto?

- ¿Cuánto tiempo necesito tomarla?

- ¿Cómo debo tomarla (con comida, etc.)?

- ¿Hay alternativas que no sean medicamentos?

Considere los riesgos y los beneficios.

- ¿Cuánto me ayudará esta medicina?

- ¿Cuáles son sus efectos secundarios y posibles complicaciones?

- ¿Podría esta medicina reaccionar con otros medicamentos que estoy tomando actualmente?

Pregunte sobre los costos.

- ¿Cuánto cuesta la medicina?

- ¿Puedo tomar una medicina genérica (con la misma fórmula pero a un costo menor)?

- ¿Hay alguna medicina parecida que logre casi lo mismo pero que cueste menos?

- ¿Puedo empezar tomando la medicina por unos pocos días para asegurarme de que no me caiga mal?

Hable con su doctor acerca de:

- Sus preocupaciones sobre la medicina.

- Lo que usted espera que va a lograr.

- Todas las demás medicinas que usted está tomando (incluyendo las medicinas que compre sin receta médica).

- Su decisión de tomar o no tomar la medicina.

Participe en las decisiones sobre cirugía

Cada operación lleva riesgos. Sólo usted puede decidir si vale la pena tomar los riesgos. ¿Está dispuesto a vivir con su problema o quiere que lo operen? La decisión es suya.

Entienda la información básica.

- ¿Cuál es el nombre de la operación?

- Pida una descripción de la operación.

- ¿Por qué piensa mi doctor que la necesito?

- ¿Es esta operación el tratamiento común para este problema? ¿Qué otras opciones tengo?

- ¿Existen otros métodos quirúrgicos (como el uso de un laparoscopio)?

Considere los riesgos y los beneficios.

- ¿Cuántas operaciones de este tipo ha hecho este doctor?

- ¿Cuál es el porcentaje de éxito? ¿Qué se considera que es un éxito?

- ¿Qué puede salir mal? ¿Con qué frecuencia sucede esto?

- ¿Cómo me sentiré después? ¿Cuánto tiempo pasará antes de que esté totalmente recuperado?

- ¿Puedo evitar una anestesia general?

Pregunte sobre los costos.

- ¿Cuánto cuesta la operación?

- ¿Puedo operarme sin internarme en el hospital? ¿Es eso menos costoso?

Hable con su doctor acerca de:

- Cuánto verdaderamente le molesta el problema. ¿Está dispuesto a aguantar las molestias para evitar la operación?

- Sus preocupaciones sobre la operación.

- Si no quiere que le hagan la operación por ahora.

- Si quiere una segunda opinión. Una segunda opinión ayuda si usted tiene cualquier duda de que la operación propuesta sea la mejor solución para su problema. Si quiere una segunda opinión, pídale a su propio doctor o a su cirujano que le recomiende a otro especialista. Puede ser buena idea obtener la opinión de un doctor que tenga otra especialidad pero que trate problemas parecidos.

Una vez que usted entienda los costos, los riesgos y los beneficios de la operación, la decisión será suya.

Aprenda a obtener buena atención médica

Si usted cree que el costo de su atención médica no importa porque su compañía o seguro de salud paga las cuentas, piense otra vez. Usted sí paga. La mayoría de las personas tienen que hacer pagos mínimos o pagar deducibles. Las compañías pagan los seguros de salud limitando los aumentos de salarios. Los gobiernos pagan los seguros de salud a través del aumento de impuestos o la reducción de otros beneficios.

A medida que suban los costos médicos, habrá menos dinero para vivienda, educación, aumentos de salarios, etc. Estos costos sí lo afectan a usted. Si puede ayudar a reducir los costos de la atención médica, usted se ayuda a sí mismo y también a los demás.

Cuando trabaja en asociación con su doctor, hay muchas cosas que usted puede hacer para reducir los costos de su atención médica. Su meta debe ser recibir solamente el cuidado médico que necesita, ni más ni menos.

Nueve formas de reducir los costos (pero no la calidad)

1. Manténgase saludable. Las costumbres saludables y el cuidado preventivo son las mejores formas de controlar los costos. Vea el Capítulo 3. Además, en los Capítulos 17, 18 y 19 también encontrará ideas de cómo mantenerse saludable durante toda la vida.

2. Atiéndase a sí mismo cuando pueda. Cada vez que usted resuelve un problema de salud en casa, reduce el costo de la atención médica para usted y otras personas.

3. Cuando necesite atención médica vaya primero con un profesional de cuidado primario. Para la mayoría de los problemas de salud, conviene ir primero con los médicos de práctica familiar, pediatras, enfermeras especializadas y otros proveedores de cuidado primario. Para mayor información, vea la página 15.

4. Gaste menos en pruebas de laboratorio. No consienta a pruebas de laboratorio costosas hasta que usted entienda por qué las necesita. Con frecuencia se realizan pruebas innecesarias porque "es una práctica común" o para proteger a los doctores contra posibles demandas legales. La única buena razón para hacer una prueba es cuando el beneficio para usted es mayor que los riesgos y costos. Ninguna prueba se le puede hacer sin su consentimiento. Para mayor información, vea la página 18.

5. Gaste menos en medicinas. Pídale información a su doctor sobre toda medicina que le recete. Pregúntele qué pasaría si decidiera no tomar una medicina. No espere recibir una receta médica para cada enfermedad; algunas veces todo lo que necesita es cuidarse o tratarse con otros remedios. Para mayor información, vea la página 19.

6. Use a los especialistas para los problemas especiales. Los especialistas son doctores con mucho entrenamiento y experiencia en un área particular de la medicina. Por ejemplo, un cardiólogo tiene años de preparación especial para tratar los problemas del corazón. Los especialistas generalmente cobran más por cada visita que los doctores de cuidado primario y recetan pruebas y tratamientos más caros. Por supuesto, ellos con frecuencia pueden proporcionarle la información que usted necesita para decidir cómo enfrentarse a un problema de salud grave.

Cuando su doctor primario lo mande con un especialista, usted podrá aprovechar su visita mejor con un

---

¿Quién trabaja en qué?

Cardiólogo: el corazón

Cirujano de la cabeza y el cuello: oídos, nariz y garganta

Dermatólogo: la piel

Endocrinólogo: la diabetes y los problemas hormonales

Gastroenterólogo: el sistema digestivo

Geriatra: las personas de edad avanzada

Ginecólogo: el sistema reproductivo femenino

Internista: el cuidado primario para adultos

Neurólogo: el cerebro y los problemas del sistema nervioso

Oftalmólogo: los ojos

Oncólogo: el cáncer

Optometrista: los ojos, cuando no hay una enfermedad

Ortopedista: la cirugía de los huesos, las coyunturas (articulaciones) y los músculos

Pediatra: el cuidado primario para niños y adolescentes

Podiatra: el cuidado de los pies

Doctor de familia: el cuidado primario

Pulmonólogo: los pulmones

Reumatólogo: la artritis y el reumatismo

Sicólogo: los problemas mentales y emocionales

Siquiatra: los problemas mentales y emocionales

Urólogo: los riñones y el sistema reproductivo del hombre

---

poco de preparación y buena comunicación. Antes de que usted vea a un especialista:

• Sepa cuál es su diagnóstico o lo que se sospecha que sea el problema.

• Entérese de sus opciones básicas de tratamiento.

• Comprenda qué es lo que su doctor de familia espera del especialista (que se haga cargo del caso, confirme el diagnóstico, haga pruebas, etc.).

• Asegúrese de que su expediente médico y los resultados de cualquier prueba se le hayan enviado al especialista.

• Pídale a su doctor primario que se mantenga informado sobre su caso. Pídale al especialista que envíe los resultados de nuevas pruebas o las recomendaciones que tenga, tanto a usted como a su médico de siempre.

7. Use los servicios de emergencia prudentemente. En situaciones de vida o muerte, los servicios modernos de emergencia valen su peso en oro. Sin embargo, las salas de emergencia con frecuencia cobran mucho más por servicios de rutina que los consultorios médicos (hasta dos o tres veces más). Además, su expediente médico no estará disponible, así que los doctores de emergencia no tendrán información sobre su historia médica.

Las salas de emergencia están equipadas para tratar casos de trauma y de vida o muerte. No están diseñadas para tratar enfermedades comunes y corrientes y no atienden a la gente según el orden en que llegan. Durante las horas más ocupadas, las personas con enfermedades leves pueden esperar por horas.

Use su buen juicio para decidir cuándo usar los servicios de emergencia. Si usted piensa que puede esperar para ver a su doctor regular sin peligro, hágalo. Use tratamientos caseros mientras tanto. Sin embargo, si usted piensa que su situación es de emergencia, vaya a la sala de emergencia sin demora.

Prepárese para la sala de emergencia:

• Llame de antemano, si es posible, para avisarles que va en camino.

• Si hay tiempo, llévese este libro y sus apuntes médicos:

  ○ **El Método de Healthwise**, en la página 1, puede ayudarle a pensar sobre su problema y a explicarle sus síntomas al doctor.

  ○ También use la **Lista de preguntas para el doctor**, en la página 2, para prepararse.

  ○ Vea la página 18 para repasar la lista de preguntas sobre las pruebas médicas.

  ○ Use los apuntes médicos que haya hecho en casa para discutir sus medicinas, resultados de pruebas pasadas o tratamientos que le hayan dado. La información sobre sus alergias, medicinas y diagnósticos puede ser muy importante.

• En cuanto usted llegue, dígale al personal de emergencia cuál es el problema.

8. Sólo vaya al hospital cuando de veras lo necesite. Más de la mitad de los costos de los cuidados de la salud se deben a los servicios de hospital.

Uso sensato de los servicios de ambulancia

Llame al 911 o a su departamento de emergencia de Kaiser Permanente para pedir una ambulancia si:

La persona tiene señas de un ataque al corazón: dolor de pecho agudo, sudores, respiración corta. Vea la página 109.

Hay una gran pérdida de sangre o hemorragia fuerte. Vea la página 249.

La persona perdió el conocimiento o tiene dificultades para respirar.

La persona tiene un ataque de convulsiones que dura más de siete minutos.

Usted sospecha que la persona se ha lastimado la espina o el cuello.

No pida una ambulancia si:

La persona está consciente, respirando sin dificultad y en condición estable.

No es una emergencia. Los servicios de ambulancia son caros y si no se necesitan, puede que no los cubra el seguro.

El internarse en un hospital moderno cuesta mucho más que unas vacaciones en un hotel de lujo. (Y los hospitales son mucho menos divertidos).

Si usted necesita internarse en un hospital, intérnese por el menor tiempo posible. Esto reducirá los costos y sus riesgos de que le dé una de las infecciones que se transmiten en los hospitales.

No se interne nada más para hacerse pruebas. Hoy en día, no es necesario internarse para la mayoría de las pruebas. Pregunte si es posible que le hagan las pruebas sin que usted se interne. Si usted se compromete a controlar su dieta y actividades, el doctor generalmente cumplirá sus deseos.

A veces podrá quedarse menos tiempo en el hospital si consigue ayuda extra en casa. Pregunte sobre los servicios de enfermeras caseras. Con esta ayuda, muchos pacientes pueden acortar su tiempo en el hospital.

Los hospitales no son la única alternativa para las personas con enfermedades terminales. Muchas personas deciden pasar el resto de sus días en casa con las personas que conocen y quieren. Los arreglos especiales para este tipo de cuidado pueden hacerse a través del programa de hospicio de Kaiser Permanente. Pídale a su doctor una referencia o llame a la oficina de hospicio de su centro médico para mayor información al respecto.

Cómo aprovechar mejor los servicios de hospital

Cuando usted necesite estar en el hospital, haga lo que pueda para mejorar

Usted tiene derecho a:

- Que le hablen en palabras que entienda.
- Que le digan cuál es su problema.
- Leer su expediente médico.
- Saber cuáles son los beneficios y riesgos de cualquier tratamiento y sus alternativas.
- Saber cuánto le va a costar un tratamiento o una prueba.
- Participar en todas las decisiones sobre los tratamientos.
- Negarse a cualquier procedimiento médico.

la calidad de la atención que reciba. Pero, si está muy enfermo, asegúrese de no esforzarse demasiado. Pídale a su pareja o a un amigo que le ayude a velar por sus intereses.

- Pregunte "por qué". No consienta a nada a menos que tenga una buena razón de hacerlo. Consienta solamente a los procedimientos que tengan sentido para usted.

- Verifique que las medicinas, pruebas, inyecciones y otros tratamientos sean los correctos. Sus esfuerzos pueden mejorar la calidad del cuidado médico que reciba.

- Si recibe una cuenta detallada, revísela y pregunte sobre los cobros que no entienda.

- Sea honesto y amigable con las enfermeras y los auxiliares. Así ellos le prestarán mayor atención a sus necesidades y esto le ayudará a usted a recuperarse más rápido.

- Conozca sus derechos. La mayoría de los hospitales han aceptado "El Código de los Derechos del

Paciente" (*Patient's Bill of Rights*, en inglés), creado por la Asociación de Hospitales Americanos. Pídale a su hospital una copia.

9. Aprenda lo más que pueda sobre su problema médico. Tal vez encuentre nuevas opciones.

Si necesita ayuda para entender un problema complicado, o quiere aprender más sobre sus opciones:

- Comience por pedirle a su doctor cualquier información escrita que le pueda prestar.

- Visite el Centro de Educación para la Salud de su centro médico Kaiser Permanente. Vea la página 26.

- Si encuentra algo interesante, haga una fotocopia y llévesela a su doctor para que puedan discutir el asunto en su próxima visita.

Evite el fraude, los engaños y la charlatanería

Cada año, millones de personas son víctimas de engaños y productos que no tienen ningún valor medicinal.

Muchas veces se anuncian remedios falsos para problemas crónicos. Estas promociones van dirigidas a personas con problemas como artritis, cáncer, calvicie e impotencia, que están dispuestas a probar cualquier cosa. Desafortunadamente, estas curas son caras, casi nunca ayudan y con frecuencia causan efectos secundarios dañinos.

Sospeche de productos que:

- Se anuncian con testimonios personales.

- Afirman tener un ingrediente secreto.

- No han sido evaluados en revistas médicas bien conocidas.

- Prometen beneficios que parecen imposibles.

- Se pueden conseguir únicamente por correo.

Sospeche de cualquier doctor que:

- Recete medicinas o dé inyecciones en cada consulta.

- Prometa una cura sin riesgo.

- Sugiera algo inmoral o ilegal.

La mejor forma de protegerse a sí mismo contra estos engaños es haciendo preguntas y siendo observador. Si a usted no le gusta lo que ve, búsquese otro doctor.

Confíe en su sentido común

La medicina no es mágica, como se pensaba en tiempos pasados. Si alguien nos explica con calma un problema o un tratamiento, generalmente podemos decidir bien lo que más nos conviene.

Use su sentido común para trabajar en asociación con sus doctores. Las mejores pruebas médicas, profesionales de la salud y especialistas médicos no bastan. Una buena atención médica también requiere de su sentido común. Éste le ayudará a obtener el cuidado que sea apropiado para usted y a evitar servicios (y costos) que no necesite.

Si confía en su sentido común, usted está en camino a ser un consumidor sensato.

Los recursos del Centro de Educación para la Salud

Hay 28 Centros de Educación para la Salud en el sistema de Kaiser Permanente, donde usted puede ver videos, leer información médica, obtener información que puede llevarse a casa y enterarse de otros recursos. Los Centros de Educación para la Salud ofrecen muchos programas educativos, incluyendo clases, asesoramiento y programas especiales para niños, adolescentes, personas mayores, parejas, familias y otras personas. (Hoy en día, solamente algunos de estos recursos existen en español.) Además, hay un educador profesional en cada Centro.

Usted está invitado a llamar o ir a su Centro de Educación para la Salud para aprender más sobre cómo conservar o mejorar su salud, o sobre alguna condición médica o tratamiento.

Usted también puede recibir consejos y materiales educativos de su doctor u otro proveedor de la salud de Kaiser como parte de sus visitas o consultas médicas.

Como miembro de Kaiser Permanente, usted también va a recibir una revista premiada llamada *"Planning for Health"*. Esta revista, publicada en inglés, lo mantendrá al día sobre temas de salud, nuevos programas de educación para la salud y cambios que se hagan en los centros médicos.

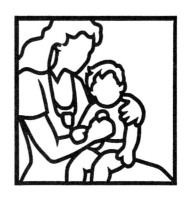

Capítulo 3

Prevención y detección temprana

¡La prevención es efectiva! Usted y su familia pueden ahorrarse mucho dolor, preocupaciones y gastos si para empezar tratan de evitar todos los problemas de salud que puedan. Si usted no puede prevenir un problema, lo mejor es descubrirlo cuando apenas esté empezando y sea más fácil de tratar. Este capítulo le ayudará a hacer ambas cosas.

Diez formas de mantenerse saludable

1. Vacúnese y vacune a su familia. Cuando usted y su familia se vacunan, evitan muchas enfermedades y ayudan a prevenir epidemias en su comunidad. En la página 28 aparecen nuestras recomendaciones para la vacunación.

2. Manténgase activo. El mantenerse en forma es importantísimo para la buena salud. Aún el ejercicio moderado

tiene un gran efecto sobre cómo se siente usted y las enfermedades que le dan. Presentamos un plan de tres partes para mantenerse en forma en la página 279.

3. Coma bien. El comer una buena variedad de comidas nutritivas y bajas en grasas, le dará energía y le ayudará a evitar muchas enfermedades. Para mayor información sobre la nutrición, vea el Capítulo 18. Piense en amamantar o darle pecho a su bebé para ayudarle a disfrutar de una mejor salud. Vea la página 174.

4. Controle la tensión y los nervios. Aunque tenga una vida complicada y apresurada, usted puede evitar que la tensión afecte su salud. Para un curso rápido en destrezas de relajación, vea la página 286.

5. No fume. Cuando una persona deja de fumar, su salud se beneficia muchísimo. También es muy provechoso evitar el humo de otros fumadores. Vea "Cómo dejar de fumar" en la página 125.

6. No use drogas ni tome demasiado alcohol. Cuando usted rechaza las drogas y limita lo que bebe, evita accidentes, enfermedades y un gran número de problemas que también pueden afectar a su familia. Para mayor información sobre los problemas de drogas y alcohol, vea la página 311.

7. Piense en la seguridad antes que nada: La seguridad en casa, en el trabajo, en el juego, al manejar vehículos, con las pistolas y otras armas y en las relaciones sexuales. Todo esto le ayudará a mantenerse saludable.

8. Haga cosas placenteras y saludables. Tome siestas, reléjese durante las comidas, juegue con sus niños y cuide a su mascota. Todo esto puede aumentar su salud.

9. Aprenda a apreciarse a sí mismo y a apreciar a su familia. Ésta es la base de la buena salud. Para mayor información sobre este tema, vea la página 324.

10. Promueva la paz. La paz en la tierra comienza con la paz en casa. Busque maneras pacíficas de resolver los conflictos en casa, en la escuela, en el trabajo y en su comunidad. Vea la página 323.

Vacunas

Las vacunas ayudan a su cuerpo a reconocer y atacar rápidamente las enfermedades antes de que puedan causarle problemas. Hay algunas

vacunas que se dan una sola vez, y otras que hay que recibir varias veces durante un período de tiempo determinado.

Las vacunas infantiles o de la niñez dan protección importante contra la tos ferina (coqueluche), polio, sarampión, paperas (coquetas), rubéola (peluza), *Haemophilus influenzae* y hepatitis B. Las vacunas también protegen contra el tétano y la difteria. Sin embargo, hay que vacunarse contra estas dos últimas enfermedades cada 10 años para mantenerse protegido.

Si sus niños reciben sus vacunas, estas enfermedades serias no serán ningún problema. El cuadro de la página 29 le indica a qué edades debe llevar a sus niños a vacunarse. No hay necesidad de retrasar sus vacunas a causa de resfriados u otras enfermedades leves.

Haga buenos registros y guárdelos. Con frecuencia, los niños necesitan mostrar su registro de vacunas a lo largo de su vida escolar.

Difteria, tos ferina (pertusis) y tétano (DPT)

Las enfermedades infecciosas como la difteria y la tos ferina causaban muchas muertes antes de que existiera la vacuna DPT. Esta vacuna también protege contra el tétano (trismo), una infección de bacterias que puede resultar cuando una herida se ensucia. Las bacterias entran al cuerpo a través de las cortadas y se reproducen sólo si no hay oxígeno. Por eso, mientras más profunda y angosta sea la herida, mayor será la posibilidad de tétano. Con las vacunas apropiadas, estas enfermedades son raras.

Programa de vacunación

Edad	Vacunas
De uno a 15 días:	Hepatitis B
2 meses:	Difteria Pertusis Tétano (DPT), Polio, Hepatitis B, *Haemophilus influenzae* b (Hib)
4 meses:	DPT, Polio, Hib
6 meses:	DPT, Hepatitis B[1]
15 meses:	Sarampión Paperas Rubéola (*MMR*, en inglés), Hib
15-18 meses:	DPT, Polio[1]
4-6 años:	DPT, Polio, MMR[2]
14-16 años·	Tétano Difteria (TD-vacuna de refuerzo)
Adultos:	
Cada 10 años:	TD
65 años o más:	Vacuna neumocócica (solamente una vez)[3], Vacuna anual de la gripe (influenza)[3]

[1] 6-18 meses.

[2] La segunda MMR también se puede dar a los 11 ó 12 años de edad. Para el refuerzo, por lo general se usa una vacuna MR (sarampión y rubéola).

[3] Las personas menores de 65 años que tienen enfermedades crónicas, sobre todo enfermedades respiratorias como el asma, también deben pensar en ponerse la vacuna neumocócica e inyecciones anuales contra la influenza.

Adaptado de *The Report of the Committee on Infectious Diseases*, Academia Americana de Pediatría, 1994.

Las vacunas infantiles para estas enfermedades se dan juntas, mediante una serie de inyecciones que comienzan a la edad de los dos meses. Siga las guías de vacunación de la DPT en la página 29.

Obtenga un refuerzo de TD (tétano y difteria) cada 10 años. El primer refuerzo se da alrededor de los 15 años. Es importante mantener al día sus refuerzos de TD, porque el tétano puede causar la muerte.

Si han pasado al menos cinco años desde su última inyección y usted tiene una herida (sobre todo una herida profunda y angosta) que está muy sucia o que puede estar contaminada, vaya a que le den un refuerzo de la vacuna antitetánica. De otra forma, no hay necesidad de vacunarse más seguido porque eso aumenta el riesgo de sufrir una reacción molesta.

Polio (Parálisis infantil, poliomielitis)

La polio es una enfermedad, causada por un virus, que produce pérdida de movimiento o incluso parálisis. Es rara hoy en día, gracias a la efectividad de las vacunas. La primera vacuna se da a los dos meses de edad y la serie completa de vacunas da protección de por vida. Una vacuna con el virus inactivado de la polio (Salk, inyectable, VIP) se recomienda para cualquier persona que tenga una enfermedad o tome medicinas que le debiliten el sistema de defensas del cuerpo (sistema inmunológico).

Los adultos que no están vacunados sólo necesitan inmunizarse si corren un alto riesgo de entrar en contacto con la polio. Para los adultos se recomienda la vacuna inyectable.

Sarampión, paperas y rubéola (*MMR*, en inglés)

La vacuna conocida en inglés por sus iniciales MMR da protección contra el sarampión, las paperas y la rubéola o peluza (vea la página 190). Se recomiendan dos refuerzos (el primero a los 15 meses y el segundo entre los cuatro y seis años de edad). Si se dan ambos refuerzos, no se necesitan más después.

Si usted tiene un bebé de 6 a 14 meses de edad y da un brote de sarampión en su área, quizás sea posible vacunar a su bebé temprano. Llame a su doctor o departamento de salud para pedir más información. Los bebés que reciben temprano la vacuna MMR, deben recibir otra a la edad de 15 meses para que estén completamente protegidos.

Si usted no tiene registros que demuestren que ha recibido dos dosis de la vacuna MMR y no tuvo las enfermedades de niño, hable con su doctor sobre la posible necesidad de vacunarse.

Virus de la hepatitis B (*HBV*, en inglés)

El virus de la hepatitis B causa una enfermedad del hígado muy grave, y a veces la muerte. La vacuna HBV previene la infección y sus complicaciones. Los esfuerzos por vacunar sólo a las personas que corren un alto riesgo (personas con muchos compañeros sexuales, gente que se inyecta drogas, bebés de madres que tienen HBV y trabajadores de la salud) no han logrado eliminar la enfermedad.

Reacciones a las vacunas infantiles

Con frecuencia, las vacunas causan reacciones leves que pronto desaparecen. Es común que a un bebé le de fiebre después de recibir la vacuna DPT y que el lugar de la inyección se ponga duro. De 10 a 14 días después de recibir la inyección MMR puede dar un poco de salpullido o fiebre. El salpullido desaparecerá sin tratamiento. En algunos adultos, las vacunas de la hepatitis B han causado náusea, fiebre baja, salpullido y dolor en las coyunturas (articulaciones).

- El acetaminofeno puede aliviar las molestias y bajar la fiebre. Algunos doctores recomiendan dar el acetaminofeno justo antes de la inyección.

- Tome apuntes de cualquier reacción que usted observe.

- Avísele a su proveedor de la salud si piensa que las reacciones son demasiado fuertes.

Para mayores detalles, vea su folleto de vacunas o llame a su doctor.

- Los trabajadores de la salud.

- Las personas que piensan viajar bastante tiempo en China, el Sureste de Asia y en otras áreas donde haya mucha hepatitis B.

Haemophilus Influenzae Tipo b (Hib)

La *Haemophilus influenzae* tipo b no causa la gripe (influenza). Es una enfermedad grave producida por una bacteria que causa meningitis y puede dañar el cerebro y causar la muerte. Esta enfermedad afecta más gravemente a los niños entre los seis meses y un año de edad. Hay que vacunar a todos los niños entre los dos meses y los cinco años de edad. Los niños mayores de cinco años y los adultos sólo necesitan vacunarse si tienen anemia drepanocítica (de células en hoz) o problemas del bazo.

La recomendación actual es vacunar a todos los recién nacidos. Esto ayudará a eliminar la hepatitis B. Tres inyecciones dan protección a largo plazo. La vacuna se recomienda también para:

- Los jóvenes entre 11 y 19 años de edad que viven en áreas donde son comunes los embarazos en jovencitas, el abuso de drogas y las enfermedades transmitidas por contacto sexual (enfermedades venéreas).

Sea sensato, use vacunas

1. Las vacunas son efectivas: Sí evitan enfermedades.

2. Las vacunas son económicas. Cuesta mucho menos recibir las vacunas, que tratar las enfermedades que ellas evitan.

3. Hay pocos riesgos. Las reacciones generalmente son leves y de corto plazo.

4. Es la ley. En muchas regiones los niños deben vacunarse para poder empezar a ir a la escuela.

5. Las vacunas reducen el riesgo de epidemias.

Vacunas después de los 65 años

Actualmente se recomienda que todas las personas mayores de 65 años de edad reciban cada año una vacuna contra la gripe (influenza). Las personas más jóvenes con enfermedades crónicas, sobre todo enfermedades respiratorias, también deben pensar en vacunarse. Las vacunas son más efectivas cuando se dan en el otoño.

Una vacuna neumocócica, que se da una sola vez, se recomienda para las personas mayores de 65 años.

Las personas más jóvenes con enfermedades crónicas también deben considerar si deben recibir la vacuna neumocócica.

Otras vacunas

Si usted regularmente está en contacto con personas que tienen una enfermedad infecciosa, o está planeando viajar a áreas donde son comunes las enfermedades como la malaria (paludismo), la fiebre tifoidea y la fiebre amarilla, hable con su doctor o departamento de salud para preguntar si necesita otras vacunas.

Prueba de la tuberculina

La prueba de la tuberculina no es una vacuna, sino una prueba en la piel para la tuberculosis. Un resultado positivo (una reacción en la piel) no significa necesariamente que usted tenga tuberculosis. Sólo indica que la bacteria probablemente ha entrado a su cuerpo. El que usted deba someterse a pruebas o no, dependerá de qué tan común sea la tuberculosis en su área y de su riesgo de entrar en con-

tacto con ella. Una vez que la persona tenga una reacción en la piel, no se debe repetir la prueba. Las pruebas siguientes siempre serán positivas y podrían causar reacciones más serias.

Pruebas y detección temprana

Otra forma de proteger su salud es encontrando cualquier enfermedad cuando apenas esté comenzando y todavía sea fácil de tratar. Hay dos formas de lograr esto: yendo regularmente con un profesional de la salud para hacerse exámenes, y siendo muy observador de su propio cuerpo y salud.

Exámenes médicos regulares

Muchos doctores solían recomendar un examen físico completo cada año. Ahora, la mayoría de los doctores recomiendan exámenes médicos específicos según la edad, el sexo y los riesgos que corra cada paciente de tener diferentes males. Estos exámenes son más efectivos para detectar enfermedades curables que los exámenes físicos anuales.

La tabla de exámenes médicos de la página 33 le ayudará a decidir cuáles pruebas podrían ser valiosas para usted y qué tan seguido hacérselas.

El cuadro incluye recomendaciones para adultos mayores de 19 años de edad. El cuadro está basado en el Informe del Grupo de Trabajo sobre los Servicios Preventivos de los Estados Unidos, con algunas excepciones así indicadas (*Report of the United States Preventive Services Task Force, 1989*, en inglés). Otras

Pruebas para la detección temprana de diferentes males

Intervalos de tiempo recomendados entre las pruebas para adultos de riesgo promedio
(Intervalos en años a menos que se indique otra cosa.)

Prueba	20-39	40-49	50-64	65+	Comentarios
Presión de la sangre, pág. 40	1-3	1-3	1-3	1	Más a menudo si está alta.
Colesterol total, pág. 298		5	5	5	Más a menudo si está alto.
Sigmoidoscopía flexible, pág. 34			10	10	
Chequeo de la vista	5†	4†	4†	2	
Chequeo del oído				Una vez	Evaluar durante consultas de rutina.
Para la mujer					
Autoexamen de los, senos, pág. 195		Cada mes	Cada mes	Cada mes	
Prueba de Papanicolau, pág. 200	1-3	1-3	1-3	1-3*	*Se puede dejar de hacer si los resultados anteriores fueron normales.
Examen de los senos por un profesional de la salud, pág. 198		1-2	1-2	1-2	
Mamografía, pág. 198		†	1-2	1-2	Deje de hacer después de los 75 años de edad. La prueba se recomienda también antes de los 50 años de edad si hay historia familiar de cáncer del seno antes de la menopausia.

†Los expertos no están seguros de la eficacia de las pruebas de rutina para este grupo.

Los expertos no están seguros con qué frecuencia hacer las pruebas a personas que tienen una historia familiar de ciertas enfermedades y para las que se encuentran en grupos de alto riesgo. Si usted tiene parientes cercanos que han padecido de cáncer o males del corazón, hable con su doctor.

Estas guías están basadas en las recomendaciones de los médicos de Kaiser Permanente (del Norte de California) y han sido adaptadas del Grupo de Trabajo de Servicios Preventivos de los Estados Unidos. Estas recomendaciones están basadas en datos científicos actuales y se irán poniendo al día, a medida que haya más información.

organizaciones pueden hacer recomendaciones diferentes. El programa más apropiado para usted es aquel que usted y su doctor escojan, en base a su salud, valores y riesgos.

Las recomendaciones sólo son válidas para las personas de riesgo *promedio* en cada grupo. Usted puede correr un mayor riesgo de sufrir ciertas enfermedades. Hay muchos factores que pueden aumentar su riesgo, como sus antecedentes familiares (si sus parientes tienen o han tenido la enfermedad), otros problemas de salud o hábitos como el fumar. Hable con su doctor para decidir si usted necesita exámenes más frecuentes.

Otra cosa importante que puede ayudarle a mantenerse saludable es examinarse a sí mismo regularmente. Vea el autoexamen de los senos en la página 195 y el autoexamen de los testículos en la página 219. Si usted tiene alta la presión de la sangre, vea la página 40.

Para mayor información sobre las pruebas del colesterol, vea la página 298.

Sigmoidoscopía flexible (examen del intestino grueso)

La sigmoidoscopía flexible es una prueba para detectar crecimientos precancerosos y cánceres en el intestino grueso y el recto. El sigmoidoscopio es un instrumento flexible que se usa para examinar la parte inferior del intestino grueso y el recto. El examen dura de 5 a 10 minutos, no es muy molesto y es una prueba muy segura.

Las personas que reciban un examen de este tipo cada 10 años, después de los 50 años de edad, corren un menor riesgo de morir a causa de cáncer del intestino grueso o del recto. Además de usar este examen para detectar los inicios de un cáncer, los doctores lo pueden usar para verificar la causa de un caso de sangrado en el recto, diarrea o estreñimiento.

Otras pruebas y exámenes recomendados

Bebés

Para bebés sanos se recomiendan consultas a las 2 semanas y a los 2, 4, 6, 9, 12, 15, 18 y 24 meses de edad. Su doctor puede recomendarle un programa diferente. Los bebés que corran un mayor riesgo de tener problemas del oído pueden ser examinados durante estas visitas.

Niños de 2 a 5 años de edad

Decida con su profesional de la salud qué tan seguido llevar a su niño a consultas. Se recomienda una prueba de la vista a los 3 ó 4 años de edad. Algunas vacunas infantiles también se dan a esta edad. Vea la página 29.

Los chequeos regulares de la presión de la sangre se recomiendan para niños mayores de 3 años. Los chequeos pueden hacerse durante cualquier consulta.

Jóvenes de 6 a 18 años de edad

Decida con su profesional de la salud con qué frecuencia ir a las consultas. Se recomienda una vacuna de refuerzo contra el tétano a los 15 años de edad. Los chequeos de la presión de la sangre deben hacerse durante cualquier consulta.

Las pruebas de Papanicolau se recomiendan antes de los 18 años para las jóvenes que están teniendo relaciones sexuales. Vea la página 200.

Mujeres embarazadas

Decida con su médico con qué frecuencia ir a consultas y cuándo hacerse pruebas. Para la primera visita prenatal, se recomiendan pruebas de sangre y orina, chequeo de la presión de la sangre y la prueba de la hepatitis B. También se necesitan otras pruebas durante el embarazo.

Los signos vitales

Con unos pocos instrumentos y un buen ojo para la observación, usted puede ayudar a detectar y a seguir problemas de la salud en su familia. Todos necesitamos saber cómo tomar la temperatura y contar el pulso y el ritmo de la respiración. También es buena idea que sepamos cómo tomarnos la presión de la sangre. Inclusive puede ser útil aprender a hacer exámenes sencillos de los oídos. Los instrumentos que se necesitan son baratos y generalmente vienen con instrucciones. Vea la página 331.

La temperatura

Una temperatura normal varía de 97.6 a 99.6 grados Fahrenheit y para la mayoría de las personas es 98.6 grados Fahrenheit (ó 36.9 centígrados). Muchas cosas afectan la temperatura, como por ejemplo la hora del día, así que no se preocupe si hay algún pequeño cambio.

Temperaturas equivalentes en grados Fahrenheit y Centígrados		
°F		°C
96.8	=	36.0
97.2	=	36.2
97.5	=	36.4
97.9	=	36.6
98.2	=	36.8
98.6	=	37.0
99.0	=	37.2
99.3	=	37.4
99.7	=	37.6
100.0	=	37.8
100.4	=	38.0
100.8	=	38.2
101.1	=	38.4
101.5	=	38.6
101.8	=	38.8
102.2	=	39.0
102.6	=	39.2
102.9	=	39.4
103.3	=	39.6
103.6	=	39.8
104.0	=	40.0
104.4	=	40.2
104.7	=	40.4
105.1	=	40.6
105.4	=	40.8
105.8	=	41.0

Siempre que una persona se sienta caliente o fría al tocarla, es buena idea tomarle la temperatura y anotarla. Si usted tiene que llamar a su doctor cuando alguien esté enfermo, ayudará mucho que sepa la temperatura exacta de la persona.

Hay cuatro formas de tomar la temperatura:

- En la boca (temperatura oral)

- En el ano (rectal)

- En la axila o arca (axilar)

- Con un termómetro electrónico para la boca o los oídos, o con una tirita de plástico o papel para temperatura.

A menos que se indique otra cosa, **todas las temperaturas en este libro son lecturas orales en grados Fahrenheit.** (En la página 35 aparece una tabla que da los equivalentes en centígrados de varias temperaturas Fahrenheit.) Si usted toma una temperatura en el ano o la axila, ajuste la diferencia. (Como se explica más adelante, las temperaturas rectales son un poco más altas que las orales, y las axilares son un poco más bajas.) Las temperaturas rectales son las más exactas. Las temperaturas orales se recomiendan para adultos y niños mayores de seis años.

- Limpie el termómetro con agua y jabón o con alcohol.

- Deténgalo bien del lado que no tiene la ampolleta y sacúdalo para que el mercurio baje hasta 95 grados o menos.

- Asegúrese de que la persona no haya bebido nada caliente o frío recientemente.

- Métale el termómetro en la boca, de modo que la ampolleta quede debajo de la lengua. Pídale a la persona que cierre la boca. No debe morder el termómetro con los dientes. Pídale que respire por la nariz y que no hable.

- Espere de tres a cinco minutos.

Las temperaturas tomadas en el ano se recomiendan para niños menores de seis años o cualquier persona que no pueda sostener el termómetro en la boca. No le tome la temperatura por el ano a un niño que esté irritable o se mueva mucho. Para tomar la temperatura en el ano no use ningún otro tipo de termómetro más que uno rectal.

- Limpie el termómetro y sacúdalo como explicamos antes.

- Unte la ampolleta con vaselina u otro lubricante.

- Sostenga al niño boca abajo sobre sus piernas.

- Sostenga el termómetro como una pulgada por encima de la ampolleta

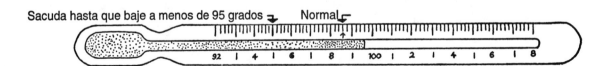

Sacuda hasta que baje a menos de 95 grados   Normal

Este termómetro marca 99.6 grados

y métalo con cuidado en el ano, no más de una pulgada. No lo suelte. Deténgalo justo al borde del ano para que no vaya a deslizarse más para adentro.

- Espere tres minutos.

La temperatura en el ano es entre medio grado a un grado más alta que la temperatura en la boca.

Las temperaturas de la axila son menos exactas y como un grado más bajas que la temperatura oral. Estas temperaturas son más seguras para niños pequeños que no se quedan quietos cuando usted trata de usar un termómetro rectal.

- Use un termómetro para la boca o el ano. Sacúdalo hasta que el mercurio baje 95 grados o menos.

- Ponga el termómetro en la axila y pídale al niño que cruce su brazo frente a su pecho y se agarre el codo del otro brazo.

- Espere cinco minutos.

Los termómetros electrónicos son convenientes y fáciles de usar. Son muy exactos, pero algunos son caros. Las tiritas para temperatura son convenientes pero sólo deben usarse para tomar la temperatura en la axila. Las tiritas no son exactas cuando se ponen en la frente.

Cómo leer un termómetro

- Déle vuelta al termómetro hasta que pueda ver la línea de mercurio. Note que el termómetro está marcado de 92 a 108 grados.

- Cada marca larga indica un grado de temperatura. Cada marca corta indica 0.2 grados (o sea, la quinta parte de un grado).

Cómo tomar el pulso

El pulso es el ritmo de los latidos del corazón. Cada vez que el corazón empuja la sangre por el cuerpo, uno puede sentir una pulsación en las arterias que están cerca de la piel. El pulso se puede tomar en una muñeca, en el cuello o en la parte de arriba de un brazo.

Algunas enfermedades pueden acelerar el pulso. Por eso es útil saber cuál es su pulso en descanso, cuando usted está sano. El ritmo del pulso aumenta unas 10 pulsaciones por minuto, por cada grado (Fahrenheit) de fiebre.

- Tome el pulso cuando la persona haya estado sentada o reposando calladamente de 5 a 10 minutos.

- Ponga dos dedos suavemente contra la muñeca como muestra el dibujo (no use el pulgar)

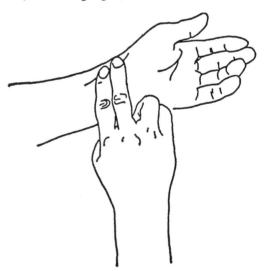

Cómo tomar el pulso

- Si es difícil sentir el pulso en la muñeca, busque la arteria gruesa que se halla en el cuello, a ambos lados de la tráquea (gaznate). Empuje suavemente.

• Cuente los latidos por 30 segundos. Luego doble el resultado para obtener el número de pulsaciones por minuto.

Cómo contar el ritmo de la respiración

El ritmo de su respiración es el número de inhalaciones que usted toma en un minuto. El mejor momento de medir las respiraciones es cuando la persona está en reposo (quizás después de tomarle el pulso) mientras sus dedos todavía están en la muñeca. Es probable que la respiración cambie si la persona sabe que usted la está contando. El ritmo de la respiración aumenta con la fiebre y con algunas enfermedades.

• Cuente cuántas veces sube y baja el pecho en un minuto completo.

• Fíjese si la piel se hunde entre las costillas, si la persona tiene dificultades para respirar o si le silba la respiración.

Cómo medir la presión de la sangre

La presión de la sangre es la fuerza con que la sangre empuja contra las paredes de las arterias. La presión cuando el corazón late se llama presión sistólica (el primer número en las lecturas de la presión de la sangre). La presión entre los latidos, cuando el corazón descansa, se llama presión diastólica. Cualquier presión de sangre menor de 140/90 se considera normal para un adulto mayor de 18 años. Para mayor información sobre la presión alta, vea la página 40.

La mayoría de las personas que oyen bien pueden aprender a tomar la presión, usando un estetoscopio y un manguito especial (esfigmomanómetro). También hay manguitos electrónicos para tomar la presión de la sangre. Para éstos no se necesita oir bien ni tener un estetoscopio.

Pulso normal en descanso		Respiración normal en descanso	
Primer año de vida	100 - 160 latidos por minuto	Primer año de vida	40 - 60 respiraciones por minuto
1 - 6 años	65 - 140 latidos por minuto	1 - 6 años	18 - 26 respiraciones por minuto
7 - 10 años	60 -110 latidos por minuto	7 - adulto	12 - 24 respiraciones por minuto
11 - adulto	50 - 100 latidos por minuto		

La mayoría de las farmacias de Kaiser venden manguitos para medir la presión.

- Pídale a su farmacéutico o boticario que le recomiende un juego de piezas para tomar la presión y que le muestre cómo usarlo.

- Se recomienda que cualquier persona que padece de una enfermedad del corazón o de presión alta se tome la presión en casa regularmente.

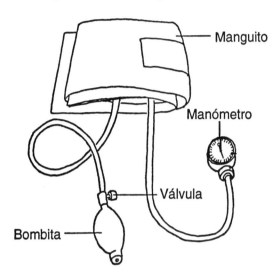

Manguito

Manómetro

Válvula

Bombita

Manguito para tomar la presión

Fiebre (calentura)

Una persona tiene fiebre o calentura cuando la temperatura del cuerpo sube más allá de lo normal. La fiebre en sí no es una enfermedad, sino un síntoma. Es una de las formas en que el cuerpo combate las enfermedades. La fiebre de hasta 102 grados generalmente hace provecho, a pesar de que puede ser molesta. La mayoría de los adultos sanos puede aguantar una fiebre de hasta 103 ó 104 grados por ratos cortos, sin ningún problema.

En la página 187 aparecen recomendaciones específicas para los casos de fiebre en niños menores de cuatro años.

Tratamiento en casa

- Tome mucha agua y otros líquidos.

- Tome y anote la temperatura cada dos horas y cada vez que cambien las señas.

- Si la fiebre le causa molestias, dese un baño de esponja con agua tibia y tome acetaminofeno, aspirina o ibuprofen para bajar la fiebre. *No* dé aspirina a niños o jóvenes menores de 20 años.

- Cuídese de la deshidratación. Vea la página 48.

- Vea el Capítulo 7 para más formas de tratar catarros (resfriados) y gripes en casa.

Cuándo llamar a Kaiser Permanente

- Si tiene fiebre de 104 grados o más que no baja después de dos horas de tratarla en casa.

- Si la fiebre dura mucho. Muchas enfermedades virales, especialmente la gripe, causan fiebres de 102 grados o más por períodos cortos (de hasta 12 ó 24 horas). Llame al doctor si tiene fiebre de:

  ○ 102 grados o más, por dos días enteros

  ○ 101 grados o más, por tres días enteros

  ○ 100 grados o más, por cuatro días enteros

• Si le da fiebre de más de 103 grados con piel seca, aún en las axilas (puede ser un golpe de calor (insolación), vea la página 255).

• Si tiene fiebre junto con otras señas de una infección de bacterias. Vea la página 107.

• Si la fiebre le da con cualquiera de las siguientes señas:

   ○ Nuca tiesa y dolor de cabeza. Vea "Encefalitis y meningitis" en la página 115.

   ○ Respiración corta y tos. Vea Pulmonía en la página 117 y Bronquitis en la página 108.

   ○ Dolor sobre los ojos o mejillas (cachetes). Vea Sinusitis en la página 118.

   ○ Dolor o ardor al orinar. Vea Infección de la vías urinarias en la página 213.

   ○ Dolor de barriga, náusea y vómitos. Vea Infecciones intestinales o envenenamiento con alimentos en la página 56, o Apendicitis en la página 45.

• Llame a su doctor si la fiebre le da junto con señas que lo preocupan o que no se pueden explicar.

Presión alta de la sangre

La presión alta (hipertensión) ocurre cuando la presión de la sangre en las arterias es más alta de lo normal. Para mayor información sobre la presión de la sangre, vea la página 38.

Los doctores clasifican la presión de los adultos mayores de 18 años así:

• Normal: menos de 130/85

• Normal-alta: 130-139/85-89

• Alta: más de 140/90

Generalmente, la gente que tiene presión alta no tiene síntomas. Pero esta condición aumenta el riesgo de tener un derrame cerebral, ataque al corazón y enfermedades de los riñones. Las personas que tienen una presión menor de 120/80 corren el menor riego de que les den estos males.

Los siguientes factores aumentan el riesgo de tener alta la presión de la sangre:

• Ser de raza afroamericana

• Ser gordo

• Tener familiares que han padecido de presión alta

• No hacer suficiente ejercicio

• Tomar demasiado alcohol

• Comer demasiada sal (sodio)

• Usar ciertas medicinas, incluyendo las píldoras anticonceptivas, los esteroides y las medicinas descongestivas y anti-inflamatorias (que reducen la hinchazón)

En algunos casos, la presión alta se puede evitar. Muchas personas se pueden controlar la presión cambiando sus hábitos y costumbres, y quizás hasta sin medicinas. Seguir los siguientes consejos es de especial importancia para las personas que tienen uno o más de los factores mencionados arriba.

Prevención

- Baje de peso. Esto es de mayor importancia si usted tiende a ganar peso en la cintura, en vez de las caderas y muslos. El perder tan sólo 10 libras (4 kilos) puede bajar la presión de la sangre. Vea la página 303.

- No tome más de dos bebidas alcohólicas al día. El tomar demasiado alcohol sube la presión de la sangre.

- Haga ejercicio regularmente. Caminar rápido de 30 a 45 minutos tres a cinco veces por semana, ayuda a bajar la presión (y también le ayudará a perder peso). Vea la página 279.

- Use menos sal en la comida. Vea la página 301.

- Coma suficientes comidas ricas en potasio, calcio y magnesio. Dos ejemplos de comidas ricas en potasio son el jugo de naranja y las papas. Las verduras de hojas color verde oscuro y los granos integrales son buenas fuentes de magnesio. Para comidas ricas en calcio, vea la página 300.

- Coma menos comidas con grasas saturadas. Las grasas saturadas se encuentran en los productos animales (leche, queso y carne). El comer menos de estos alimentos le ayudará a perder peso y reducirá su riesgo de tener un ataque al corazón. Vea la página 296.

- Deje de fumar. El fumar aumenta su riesgo de tener males del corazón y derrame cerebral. En la página 125 aparecen consejos para dejar de fumar.

Tratamiento en casa

- Siga los consejos de arriba aún más cuidadosamente si ya tiene la presión alta.

- Tome la medicina que le hayan recetado para la presión, justo de la manera indicada.

Cuándo llamar a Kaiser Permanente

- Si en dos ocasiones su presión sistólica ha sido de 140 o más, o su presión diastólica ha sido de 90 o más. Llame si uno o los dos números han sido altos.

- Para aprender a tomarse la presión de la sangre en casa, visite la farmacia de su centro médico o el Centro de Educación para la Salud. Vea la página 345.

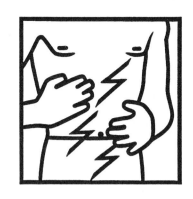

Capítulo 4

Problemas del abdomen o barriga

Puede ser difícil encontrar la causa de un problema del abdomen. A veces un problema serio puede parecer menos grave que un problema leve. Por ejemplo, los calambres del estómago causados por dolores de gas (un problema leve) pueden causar mucho más dolor que los comienzos de la apendicitis (un problema mucho más grave). Por suerte, la mayoría de los problemas del abdomen no son peligrosos y se pueden atender en casa.

Cuando usted tenga dolor de estómago, conviene que se fije cuidadosamente en lo que siente. Note si el dolor se mejora cuando usted pasa gas, obra o vomita. Repase los síntomas o señas en la página 44 y escriba sus observaciones. Éstas pueden ayudarle a usted o a su doctor a descubrir las causas del problema.

Sin embargo, recuerde que aún para un doctor es difícil evaluar el dolor en la barriga. Si usted tiene alguna duda sobre la causa o gravedad de su dolor de estómago, le recomendamos que

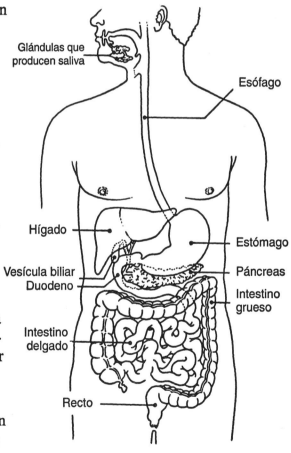

Sistema digestivo

Problemas del abdomen (barriga)

Señas	Posibles Causas
Náusea o vómito	Vea Náusea y vómito, pág. 55. Cuídese de la deshidratación, pág. 48. Reacción a medicina. Llame a su doctor o farmacéutico. Vea Antibióticos, pág. 341.
Excrementos	
Excrementos frecuentes y aguados	Vea Diarrea, pág. 50; Infecciones intestinales y envenenamiento con alimentos, pág. 56. Cuídese de la deshidratación, pág. 48. Vea Antibióticos, pág. 341.
Excrementos duros y difíciles de pasar	Vea Estreñimiento, pág. 46.
Excrementos como alquitrán, negros o con sangre	Vea Úlceras, pág. 58.
Dolor al obrar; sangre de color rojo vivo en la superficie del excremento o en el papel de baño	Vea Hemorroides, pág. 52.
Dolor de abdomen (barriga)	
Dolor y sensibilidad en la parte de abajo y de la derecha de la barriga, con náusea, vómito y fiebre (calentura)	Vea Apendicitis, pág. 45; Infecciones de las vías urinarias, pág. 213.
Sensación de estar hinchado o inflado con diarrea, estreñimiento o ambos	Vea Síndrome del intestino delicado, pág. 53.
Molestia o sensación de ardor justo debajo del esternón	Vea Acidez o agruras, pág. 51; Úlceras, pág. 58; Dolor del pecho, pág.109.
Dolor en la cintura y en la parte baja de la barriga justo antes de la regla	Vea Molestias de la regla, pág. 208.
Orina	
Dolor o ardor al orinar	Vea Infecciones de las vías urinarias, pág. 213; Problemas de la próstata, pág. 221; Enfermedades de transmisión sexual, pág. 227.
Dificultades para orinar o flujo débil de orina (hombres)	Vea Problemas de la próstata, pág. 221.
Sangre en la orina	Vea la pág. 214.
Hinchazón o bultos en el abdomen	
Bulto o hinchazón en la ingle que va y viene, sin dolor	Vea Hernia, pág. 220.
Golpe en el estómago; barriga muy tiesa o inflada	Vea Contusiones abdominales, pág. 240. Cuídese del choque, pág. 265.

llame a su doctor. Llame siempre que el dolor de estómago sea muy fuerte (agudo) o persistente (no se quita), o si el dolor aumenta durante varias horas.

Apendicitis

El apéndice es un saco pequeño que se extiende del intestino grueso. Normalmente se limpia a sí mismo y no causa problemas. Sin embargo, si su abertura se tapa (usualmente con excremento), las bacterias pueden crecer allí y el apéndice se puede inflamar (hinchar) e infectar. A esto se le llama apendicitis.

La apendicitis es más común en personas jóvenes entre 10 y 30 años de edad, aunque sí ocurre en niños más pequeños y en adultos mayores. Es poco común antes de los dos años de edad. Como los niños pequeños muchas veces no pueden describir bien el dolor, se pueden poner bastante graves antes de que alguien se dé cuenta de que tienen apendicitis.

Una vez que la apendicitis comienza, usualmente empeora hasta que el apéndice se rompe. Si el apéndice se revienta, la infección se extiende a los otros órganos en el abdomen.

Sin embargo, por lo general no es peligroso observar los síntomas durante 8 a 12 horas y con frecuencia esto es necesario para estar seguro del diagnóstico.

El apéndice raramente se revienta durante las primeras 24 horas. Casi siempre es necesario operar a una persona con apendicitis.

Los síntomas o señas de la apendicitis pueden incluir:

- Un dolor que empieza alrededor del ombligo o la parte de arriba del estómago y que pasa al lado inferior derecho del abdomen en un período de 2 a 12 horas.

- Náusea (basca), vómito, pérdida del apetito y estreñimiento. Puede haber diarrea, pero usualmente esto indica que el dolor se debe a otra causa.

- Una fiebre o calentura baja (de 100 a 101 grados Fahrenheit).

Tratamiento en casa

- Revise los signos vitales. Vea la página 35.

- Tome apuntes cuidadosos de los siguientes síntomas:

  o Dolor y sensibilidad en el abdomen

Partes del abdomen

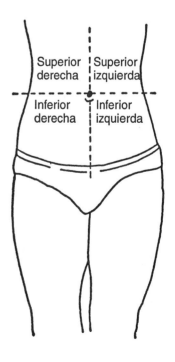

Superior derecha | Superior izquierda
Inferior derecha | Inferior izquierda

○ Náusea, vómito, estreñimiento o diarrea

○ Fiebre (calentura)

• Mantenga al paciente tranquilo y cómodo.

• Trate de encontrar o eliminar otras causas del dolor en la barriga, como las infecciones intestinales (vea la página 56) o el haber comido demasiado.

• No dé laxantes. Éstos pueden estimular el intestino y hacer que el apéndice se reviente más rápido.

• No dé medicinas fuertes para el dolor. Como el lugar y la gravedad del dolor son claves para el diagnóstico, las medicinas fuertes para el dolor pueden ocultar información importante.

• No aplique calor en el abdomen.

Cuándo llamar a Kaiser Permanente

• Si usted sospecha que tiene apendicitis. Repase sus apuntes de los síntomas con su doctor.

• Si aumenta el dolor fuerte y continuo en el lado inferior derecho del abdomen por más de cuatro horas.

• Si cualquier dolor de estómago se fija en un lugar particular en el abdomen.

Estreñimiento (constipación)

El estreñimiento (o constipación) ocurre cuando los excrementos son muy difíciles de pasar. Algunas personas se preocupan demasiado si no obran con frecuencia, porque les han enseñado que una persona sana debe obrar todos los días. Esto no es verdad. La mayoría de las personas obran de tres veces al día a tres veces por semana. Si su excremento es suave y pasa fácilmente, usted no está estreñido.

Junto con el estreñimiento puede haber dolores y calambres en el recto, por el esfuerzo de pasar excrementos duros y secos. La persona puede sentirse hinchada y tener náusea. También puede haber un poco de sangre en el excremento si el ano se desgarra cuando la persona puja para sacar el excremento. Esto ya no debe suceder cuando se controle el estreñimiento.

Si el excremento llegara a atorarse en el recto (impacción), pasarían mocos y líquidos alrededor del excremento. Esto a veces produce incontinencia fecal (condición en que usted no siempre puede controlar cuándo obrar).

El estreñimiento puede tener muchas causas. Por ejemplo, es común que falten fibra y agua en la dieta. Otras causas son los viajes, la falta de ejercicio, aguantarse cuando se necesita obrar, ciertas medicinas, dolor debido a las hemorroides y el uso excesivo de laxantes. También puede causar constipación el síndrome del intestino delicado (vea la página 53).

Los niños pueden olvidarse de obrar por estar muy entretenidos jugando o haciendo otras actividades. Los niños y los adultos pueden estreñirse por no querer usar un excusado fuera de la casa. En niños pequeños, la tensión al aprender a usar el excusado (retrete, inodoro) también puede contribuir al estreñimiento.

Prevención

- Coma alimentos con mucha fibra, como frutas, verduras y granos integrales. Otras formas de añadir fibra a la dieta incluyen:

  - Comer un tazón de cereal de salvado (con 10 gramos de salvado por porción)

  - Añadir dos cucharadas de salvado de trigo al cereal o sopa.

  - Tomar dos cucharadas de silicio (esta sustancia se encuentra en medicinas como Metamucil y otras parecidas que ayudan a aumentar el volumen del excremento).

Vea más información sobre la fibra en la página 294.

- Evite comidas que tengan mucha grasa y azúcar.

- Tome de 1½ a 2 litros de agua y otros líquidos cada día. (Sin embargo, tome en cuenta que a algunas personas las estriñe la leche.)

- Haga más ejercicio. Puede empezar con un programa de caminatas. Vea la página 279.

- Vaya al baño cuando sienta la necesidad. Sus intestinos (tripas) mandan señales cuando hay necesidad de obrar. Si usted no hace caso, la necesidad desaparecerá y con el tiempo el excremento se pondrá seco y será difícil de pasar.

Tratamiento en casa

- Fíjese a qué horas obra generalmente y trate de estar relajado a esas horas. Muchas veces dan ganas de obrar después de las comidas. Puede que le ayude a usted establecer una rutina diaria, como por ejemplo, después del desayuno.

- Tome de dos a cuatro vasos extras de agua al día, sobre todo por la mañana.

- Coma más frutas, verduras y comidas con mucha fibra, como cereal de salvado, frijoles de olla o ciruelas pasas.

- Si es necesario, tome medicina para ablandar el excremento o un laxante muy suave como la leche de magnesia. No use aceite mineral ni cualquier otro laxante por más de dos semanas sin consultar a su doctor. Vea la página 338.

Para bebés y niños de hasta dos años:

- Asegúrese de que le está poniendo la cantidad correcta de agua a la leche en polvo de su bebé.

- Dele una a dos onzas de agua antes de alimentarlo.

- Después de los seis meses de edad, dele de ½ cucharadita hasta 2 onzas de jugo de ciruela pasa (aumente la cantidad poco a poco). A la edad de nueve meses, añádale a lo que come de 1 ½ a 3 cucharadas de ciruelas pasas coladas al día.

Cuándo llamar a Kaiser Permanente

- Si todavía tiene estreñimiento agudo después de seguir el tratamiento señalado durante una semana (si se trata de un adulto) o tres días (si es un niño).

- Si hay mucha sangre (más de unas cuantas rayas de color rojo vivo) o si la sangre es de color rojo oscuro o café (marrón).

- Si todavía hay sangre más de dos o tres días después de que el estreñimiento ha mejorado.

- Si hay dolor agudo o fuerte en el abdomen.

- Si hay estreñimiento y cambia su rutina de obrar por más de dos semanas, sin una razón específica.

- Si pierde el control para obrar (incontinencia fecal).

- Si no puede obrar sin usar laxantes.

Deshidratación

La deshidratación ocurre cuando el cuerpo pierde demasiada agua. Cuando usted deja de tomar agua o pierde mucho líquido porque tiene diarrea, vómitos o suda mucho, las células de su cuerpo reabsorben los líquidos de la sangre y otros tejidos del cuerpo. Cuando se pierde mucha agua, los vasos sanguíneos pueden sufrir un colapso. Sin atención médica, usted puede morir.

La deshidratación es muy peligrosa para los bebés, los niños pequeños y las personas mayores de edad. Fíjese muy bien por si aparecen las primeras señales de deshidratación con cualquier enfermedad que cause fiebre alta, vómitos o diarrea. Las primeras señas son:

- Boca seca y saliva pegajosa

- La persona orina menos y su orina es de color amarillo oscuro

Prevención

- El tratamiento inmediato en casa de las siguientes enfermedades que

Bebidas de rehidratación

Cuando usted tiene diarrea o vómitos, su cuerpo puede perder mucha agua y minerales esenciales llamados electrolitos. Si usted no puede comer por unos días, también estará perdiendo sustancias nutritivas. Esto ocurre más rápido y es más grave en bebés, niños pequeños y personas mayores.

Una bebida de rehidratación (Pedialyte, Lytren, Rehydralyte) no sólo repone los líquidos sino también los electrolitos en las cantidades que el cuerpo aprovecha mejor. Las bebidas de deportistas (Gatorade, All Sport) y otras bebidas azucaradas reponen los líquidos, pero muchas contienen demasiada azúcar (lo cual puede empeorar la diarrea) y no contienen suficientes de los otros elementos. El agua sola no provee ninguna de las sustancias nutritivas ni electrolitos.

Las bebidas de rehidratación no harán que la diarrea y el vómito desaparezcan más rápido, pero evitarán que dé una deshidratación grave.

Usted puede hacer en casa una bebida de rehidratación barata. Sin embargo, *no les dé* esta bebida casera a los niños menores de 12 años de edad.

Combine:

- 1 litro de agua

- ½ cucharadita de bicarbonato de sodio

- ½ cucharadita de sal

- 3 a 4 cucharadas de azúcar

- Si tiene substituto de sal (llamado Lite Salt), añada ¼ de cucharadita.

causan diarrea, vómitos o fiebre le ayudarán a evitar la deshidratación.

○ Diarrea, página 50.

○ Vómito, página 55.

○ Diarrea y vómito en niños, página 185.

○ Infección intestinal, página 56.

○ Fiebre o calentura, página 39.

○ Fiebre o calentura en niños, página 187.

• Beba de 8 a 10 vasos de líquido (agua, bebida de rehidratación o ambas) al día, para prevenir la deshidratación en climas muy calurosos y al hacer ejercicio. Tome agua extra antes de hacer ejercicio y cada media hora durante la actividad.

Tratamiento en casa

• El tratamiento para la deshidratación leve consiste en evitar que se pierdan más líquidos y en reponer poco a poco los líquidos que ya se perdieron.

• Para parar el vómito o la diarrea, no coma nada, al menos por cuatro horas. Tome con frecuencia traguitos de agua o de una bebida de rehidratación.

• Cuando ya no tenga vómitos ni diarrea, tome agua, consomé diluido o bebidas de deportistas a traguitos hasta que su estómago pueda aguantar cantidades más grandes.

• Si el vómito o la diarrea dura más de 24 horas, tome traguitos de una bebida de rehidratación para reponer las sales y sustancias nutritivas que ha perdido. En la página 48 explicamos cómo hacer una de estas bebidas en casa. No le dé esta bebida

casera de rehidratación a niños menores de 12 años de edad.

• Fíjese si hay señales más serias de deshidratación. (Éstas aparecen más adelante.)

Para bebés y niños menores de cuatro años:

• Deles traguitos de una bebida de rehidratación (por ejemplo Pedialyte o Lytren) si el vómito o la diarrea sigue por más de dos a cuatro horas. También vea la página 185.

Cuándo llamar a Kaiser Permanente

• Si, después de 12 horas de no comer o beber, la persona no puede aguantar en el estómago ni siquiera pequeños tragos de líquidos.

• Si el vómito dura más de 24 horas en un adulto, 12 horas en un niño menor de cuatro años, o de dos a cuatro horas en un bebé menor de seis meses.

• Si aparecen las siguientes señales de deshidratación grave:

○ Ojos hundidos

○ Hundimiento en la mollera (fontanela) del bebé

○ Poca o ninguna orina por ocho horas

○ Piel pastosa que no rebota a su lugar cuando se pellizca

○ Presión (de la sangre) baja y latidos del corazón rápidos

○ Desgano o apatía

Diarrea

Una persona tiene diarrea cuando tiene que obrar más seguido y/o su excremento está suelto y aguado. La persona con diarrea también puede tener calambres en la barriga y náuseas.

La diarrea ocurre cuando los intestinos (tripas) pasan los excrementos muy rápido sin darle al cuerpo la oportunidad de reabsorber el agua que llevan. Ésta es la manera en que el cuerpo se deshace rápidamente de cualquier virus o bacteria.

La mayoría de las diarreas se deben a las infecciones intestinales causadas por virus (gastroenteritis). Algunas medicinas, sobre todo los antibióticos, también pueden trastornar el sistema digestivo y causar diarrea. A algunas personas les causan diarrea la ansiedad y los "nervios" o las comidas que no les caen bien. El síndrome del intestino delicado (vea la página 53) también puede producir diarrea.

Otra causa de la diarrea es el parásito *Giardia lamblia*. Este parásito puede hallarse en agua no purificada que usted tome. La diarrea aparece de una a cuatro semanas después de tomar agua contaminada.

Como la mayoría de las diarreas son causadas por un virus, se curan en unos cuantos días con buen tratamiento en casa.

Para el tratamiento en casa de la diarrea en bebés y niños menores de cuatro años, vea la página 185.

Tratamiento en casa

- Descanse el estómago. Tome sólo líquidos transparentes hasta que empiece a sentirse mejor (hasta por 24 horas).

- Como la diarrea puede ayudar al cuerpo a deshacerse de la infección más rápido, no tome medicinas contra la diarrea durante las primeras seis horas. Después de eso, úselas sólo si no hay otras señas de enfermedad, como fiebre, o si sigue teniendo molestias o calambres. Vea medicinas para la diarrea en la página 334.

- Al día siguiente—o antes, dependiendo de cómo se sienta—empiece a comer alimentos ligeros como arroz, galletas o pan tostado seco, plátanos y puré de manzana. No coma cosas picantes ni frutas y no beba alcohol ni café sino hasta 48 horas después de que hayan desaparecido las señas de diarrea. Evite los productos de leche durante tres días.

- Tenga cuidado de no deshidratarse. Vea la página 48.

Cuándo llamar a Kaiser Permanente

- Si la diarrea es negra o tiene sangre. Sin embargo, recuerde que el Pepto-Bismol y otras medicinas que contienen bismuto pueden hacer que el excremento se vea negro.

- Si además de la diarrea tiene dolor en la barriga o molestias muy fuertes que no se le quitan cuando obra o pasa gas.

- Si además de la diarrea tiene fiebre de 101 grados o más, escalofríos, vómito o desmayos.

- Si aparecen señas de deshidratación grave. Vea la página 49.

- Si una diarrea fuerte dura dos días o más en un adulto, un día en un niño menor de cuatro años, u ocho horas en un bebé menor de seis meses de edad.

- Si una diarrea leve continúa por una o dos semanas sin que tenga una causa obvia.

- Si la diarrea aparece después de tomar agua sin purificar.

Acidez o agruras

La acidez (agruras, indigestión) ocurre cuando los ácidos del estómago llegan hasta la parte de abajo del esófago, que es el tubo que va desde la boca hasta el estómago. Los ácidos producen un ardor y malestar entre las costillas, justo abajo del esternón. Otra señal de la enfermedad es un líquido agrio o amargo que llega a la boca o a la garganta. La acidez puede ocurrir después de comer demasiado o a veces es una reacción a ciertas medicinas.

No se preocupe si le da acidez de vez en cuando; eso es común para la mayoría de la gente (al 25 por ciento de las mujeres embarazadas les da a diario). Por otro lado, una acidez que dure meses puede dañar los tejidos del esófago.

Prevención

La mayoría de los casos de acidez se pueden evitar siguiendo en casa los siguientes consejos.

- Deje de fumar. Esto es de especial importancia porque el tabaco produce acidez.

- Evite el alcohol, pues irrita el estómago y el esófago y puede hacer que sus molestias empeoren.

Tratamiento en casa

- Coma en menores cantidades y no coma botanas (refrigerios) por la noche, cuando ya sea tarde.

- Evite las comidas que le causen acidez. El alcohol, la cafeína, el chocolate, el jugo de naranja y de tomate, las comidas con sabor a menta y yerbabuena, las comidas grasosas o fritas y los refrescos (gaseosas) pueden empeorar la acidez.

- Deje de fumar. Muchas veces esto alivia la acidez por completo.

- Si pesa de más, baje de peso, aunque sea sólo unas cuantas libras. El pesar de más puede empeorar la acidez.

- No se ponga ropa ni cinturones apretados.

- Eleve la cabeza de su cama seis pulgadas (15 centímetros). Para hacerlo puede poner una cuña de hule espuma o directorios de teléfono gruesos debajo del colchón. O puede poner los directorios debajo de las patas de la cabecera.

- No se acueste muy pronto después de comer. Trate de estar erguido por lo menos dos o tres horas después de cada comida. No coma mucho ni coma botanas antes de acostarse.

- Cuando necesite un analgésico, tome acetaminofeno en vez de aspirina, ibuprofen u otra medicina antiinflamatoria, ya que éstas últimas pueden provocar acidez.

• Tome un antiácido como Maalox, Mylanta, TUMS, Gelusil o Gaviscon. Pídale a su farmacéutico o boticario que le ayude a escoger un antiácido y siga las direcciones de fábrica.

Cuándo llamar a Kaiser Permanente

• Si tiene dolor junto con respiración rápida y corta o cualquier otras señas que pudieran indicar un problema del corazón. Vea Dolor en el pecho en la página 109.

• Si sigue teniendo acidez después de tratar de curarla en casa durante una o dos semanas. Llame antes si tiene señas muy fuertes o si no le hacen ningún efecto los antiácidos. Vea Úlceras en la página 58.

• Si su excremento es de color rojo oscuro, negro o si aparece alquitrán. Un poquito de sangre color rojo vivo en el excremento o en el papel de baño probablemente sólo se debe a un rasguño en el ano.

• Si sospecha que la acidez se debe a una medicina que le han recetado. Los antihistamínicos, el Valium, las píldoras anticonceptivas y las medicinas anti-inflamatorias como la aspirina y el ibuprofen a veces causan acidez.

Hemorroides o almorranas

Una persona tiene hemorroides cuando se hinchan e inflaman las venas alrededor del ano. Las hemorroides pueden dar dentro o fuera del ano. Una manera en que suceden es cuando uno trata de pasar excrementos muy duros y apretados.

Las señas de las hemorroides son dolor o molestia y, a veces, sangrado. Puede haber una pequeña bolita en la abertura del ano. Por lo general, las hemorroides duran varios días y muchas veces regresan.

La comezón en el recto generalmente se debe a otras causas. Uno puede tener comezón en el ano si no cuida de que siempre esté limpio. Cuando hay diarrea, la piel puede irritarse si se escurre aunque sea un poco de excremento. Por otro lado, si uno trata de mantener el área demasiado limpia, frotándola con papel de baño seco o usando demasiado jabón, también puede dañar la piel.

Prevención

• Para que su excremento siempre esté blando, beba bastante agua y coma frutas y verduras frescas y granos integrales. Además añada dos cucharadas de salvado de trigo o de Metamucil a su dieta cada día. Vea también Estreñimiento en la página 46.

• Evite estar sentado mucho tiempo ya que esto dificulta la circulación de la sangre alrededor del ano.

• Trate de no esforzarse al obrar. Tómese su tiempo y nunca aguante la respiración.

Tratamiento en casa

• Mantenga limpia el área alrededor del ano. Los baños tibios limpian y calman el área, sobre todo después de obrar. Trate de usar toallitas húmedas (de bebé) en vez de papel de baño.

- Use ropa interior de algodón y póngase ropas sueltas.

- Úntese óxido de zinc (en pasta o polvo) o vaselina en el área que le duele, después de secarse. Así no se le irritará más el área y podrá obrar más fácilmente.

- Para calmarse la comezón, póngase compresas frías en el ano, cuatro veces al día, por 10 minutos cada vez.

- También ayudan los baños de asiento, que son baños calientes apenas con suficiente agua para cubrir el área del ano.

- Use supositorios con medicamento para aliviar el dolor.

- Le pueden ayudar las siguientes preparaciones que se consiguen sin receta: Tucks, Balneol o medicinas para ablandar el excremento. No use ungüentos para el ano que tengan un anestésico local (como Preparation H), ya que pueden causar reacciones alérgicas. Los nombres de estos ungüentos o de sus ingredientes terminan en "-caína" ("-*caine*", en inglés). Para la comezón pruebe una crema con 0.5% de hidrocortisona.

Cuándo llamar a Kaiser Permanente

- Si sangra mucho (más de unas pocas rayas de sangre color rojo vivo), o si la sangre es de color rojo oscuro o café (marrón).

- Si cualquier sangrado dura más de una semana, a pesar del tratamiento en casa.

- Si el dolor es fuerte o dura más de una semana.

- Si hay sangrado sin una causa aparente, y el sangrado no es por haberse esforzado al obrar.

Síndrome del intestino delicado

El síndrome o mal del intestino delicado es uno de los problemas más comunes del sistema digestivo. Las señas de este síndrome incluyen:

- Hinchazón, dolor y gases en el abdomen (barriga)

- Las señas empeoran después de comer o cuando uno está tenso

- Mocos en el excremento

- Sensación de no haber terminado de obrar

- Hábitos irregulares para obrar, con estreñimiento, diarrea o ambos

Este síndrome es un trastorno de las funciones del intestino. Esto quiere decir que las funciones del sistema digestivo se dañan. Pero no hay señas físicas de esta enfermedad, ni existen pruebas para su diagnóstico.

Este mal puede persistir por muchos años. Un ataque puede ser más leve o más fuerte que el anterior, pero el mal en sí no empeora con el tiempo. Este síndrome tampoco lleva a enfermedades más severas como el cáncer.

Prevención

No hay forma de prevenir el síndrome del intestino delicado. Pero como las señas muchas veces mejoran o empeoran con la dieta, tensión, medicinas, ejercicio o por razones desconocidas, usted puede aprender a evitar o disminuir los ataques hallando y controlando sus causas.

Tratamiento en casa

Usted puede mantener las señas de este mal bajo control, y quizás hasta prevenir que ocurran, controlando cuidadosamente su dieta y todo aquello que le cause angustia o tensión.

Si el estreñimiento es el problema principal:

• Pruebe un suplemento de fibra o una sustancia para abultar el excremento que contenga semillas molidas de silicio o metilcelulosa. Algunos ejemplos son: Metamucil, Fiberall y Citrucel. Todos éstos se consiguen sin receta.

• Coma más alimentos ricos en fibra. (Hágalo poco a poco para que así no empeoren los gases o los calambres.) Para una lista de alimentos con mucha fibra, vea la página 294.

• Sólo use laxantes (como por ejemplo Feen-A-Mint, Correctol) si se los recomienda un médico.

Si la diarrea es el problema principal:

• Evite comidas que empeoren la diarrea. Vaya eliminando una a la vez y luego vuelva a añadirla poco a poco a su dieta. Si un alimento no parece afectar el problema, no hay necesidad de evitarlo. Muchas personas descubren que las siguientes comidas y bebidas empeoran el problema:

  ○ Las bebidas alcohólicas, la cafeína, la nicotina

  ○ Los frijoles, el bróculi (brécol), las manzanas

  ○ Las comidas sazonadas o picantes

  ○ Alimentos con mucho ácido, como las frutas cítricas (limones, naranjas, etc.)

  ○ Alimentos grasosos, incluyendo la manteca de cerdo, el tocino, las salchichas, la mantequilla, los aceites y cualquier comida frita, como frijoles refritos, las papas fritas y el chorizo

• Evite los productos de leche que contengan lactosa (azúcar de leche) si parece que éstos empeoran el problema. Pero asegúrese de tomar otros alimentos con calcio. El yogur puede ser una buena opción porque parte de la lactosa ya ha sido digerida por los cultivos activos del yogur. Las tortillas de maíz hechas con cal también son ricas en calcio.

• Evite el sorbitol, una sustancia artificial que se usa para endulzar algunos dulces y gomas de mascar sin azúcar.

• Coma más alimentos con almidones (pan, arroz, tortillas, papas o patatas, fideos o tallarines).

• Si la diarrea no se le quita, puede ayudarle la loperamida (Imodium), una medicina que se compra sin receta. Hable con su doctor si la está usando dos veces o más al mes.

Para reducir la tensión (estrés):

• Escriba en un diario todas las señas de su problema, al igual que los eventos en su vida que ocurren con las señas. Esto puede ayudarle a descubrir una conexión entre las señas y las situaciones tensas o de estrés. Una vez que haya identificado ciertos eventos o situaciones que hacen que aparezcan las señas, usted puede hallar formas menos tensas de lidiar con sus situaciones.

• Para reducir la tensión nerviosa, haga ejercicio fuerte regularmente. Por ejemplo, usted podría nadar, correr o trotar, o caminar rápido.

• Para más consejos de cómo controlar la tensión, vea la página 286.

Cuándo llamar a Kaiser Permanente

Llame a su doctor para pedir una cita urgente:

• Si tiene un dolor continuo, de regular a agudo, que se fije o concentre en cualquier parte determinada de la barriga, acompañado por una fiebre de 100.5 grados o más, que no se deba a ninguna otra razón (como una infección intestinal) y escalofríos o un color amarillento en los ojos y la piel (ictericia).

• Si el dolor es tan fuerte que se necesita tratamiento, o si las señas empeoran poco a poco o de repente.

• Si tiene sangre en el excremento y no le ha dicho un doctor que padezca de hemorroides.

• Si su médico le ha dicho que tiene el síndrome del intestino delicado y sus señas cambian mucho.

Si usted no tiene ninguna de las señas más serias, trate de descartar otras de las causas de los problemas del estómago (por ejemplo, haber probado una comida nueva, "nervios", infección intestinal). Pruebe el tratamiento en casa por una o dos semanas. Si no se mejora, o si sus señas empeoran, llame para hacer una cita.

Náusea y vómito

La náusea (basca) es una sensación muy desagradable en la boca del estómago. Una persona que tiene náusea puede sentirse débil y sudorosa y producir mucha saliva. La náusea fuerte muchas veces produce vómito, lo que obliga a lo que esté en el estómago a subir por el esófago y salir por la boca. El tratamiento casero le ayudará a que se le pasen las molestias. La náusea y el vómito pueden deberse a:

• Infecciones intestinales de virus o envenenamiento con comida (intoxicación); vea la página 56.

• Medicinas (sobre todo antibióticos y aspirina)

• Tensión o "nervios"

• Embarazo (vea la página 200)

• Diabetes

• Jaqueca o migraña (vea la página 144)

• Golpe en la cabeza (vea la página 254)

La náusea y el vómito también pueden ser señas de otras enfermedades graves.

Tratamiento en casa

• Para tratar en casa el vómito en niños menores de cuatro años, vea la página 185.

• Si el vómito es fuerte y no se quita, no tome nada por la boca durante varias horas o hasta que se sienta mejor. Beba sólo traguitos de agua o una bebida de rehidratación (vea la página 48).

• Durante 12 a 24 horas, beba solamente líquidos claros sin gas como agua, té aguado, jugo diluído o consomé. Comience con unos cuantos traguitos y auméntelos poco a poco.

• Si el vómito dura más de 24 horas, beba a traguitos una bebida de rehidratación para devolverle al cuerpo los líquidos y sustancias nutritivas que haya perdido. Vea la página 48.

- Descanse en la cama hasta que se sienta mejor.

- Fíjese si aparecen las primeras señales de la deshidratación (vea la página 48) y trátelas. Los bebés, los niños y las personas mayores pueden deshidratarse rápidamente con el vómito.

- Coma sólo sopas claras, comidas ligeras y líquidos cuando empiece a sentirse mejor, hasta que todas las señas hayan desaparecido por 12 a 48 horas, según como se sienta. Le recomendamos la gelatina (Jell-O), el pan tostado, las galletas saladas y la avena u otro cereal caliente.

Cuándo llamar a Kaiser Permanente

- Si el vómito sale con fuerza o en grandes cantidades.

- Si hay sangre en el vómito. Puede verse como asientos de café rojos o negros.

- Si el vómito da con fiebre y dolor que aumenta en la parte de abajo y de la derecha del abdomen. Vea Apendicitis en la página 45.

- Si tiene dolor que se fija en un área del abdomen en vez de calambres por toda la barriga.

- Si el vómito ocurre con dolor de cabeza muy fuerte, sueño, mucho cansancio, o si tiene también el cuello tieso.

- Si el vómito dura más de 24 horas en un adulto, 12 horas en un niño menor de cuatro años u ocho horas en un bebé menor de seis meses.

- Si aparecen señas de deshidratación grave. Vea la página 49.

- Si la náusea y el vómito siguen por más de dos horas después de lastimarse la cabeza, o si el vómito violento dura más de 15 minutos. Un poco de náusea o vómito al principio usualmente no es serio. Vea Golpes en la cabeza en la página 254.

- Si usted sospecha que alguna medicina le está causando el problema. Los antibióticos y las medicinas anti-inflamatorias (la aspirina, el ibuprofen, etc.) pueden causar náusea y vómitos. Sepa cuáles de sus medicinas pueden causar estos problemas.

Infecciones intestinales y envenenamiento con alimentos

Las infecciones intestinales y el envenenamiento (intoxicación) con alimentos son trastornos diferentes con diferentes causas. Sin embargo, mucha gente confunde estos dos problemas porque tienen señas muy parecidas. La mayoría de las personas que se intoxican con alimentos piensan que la náusea, vómito, diarrea y dolor de estómago que sufren se deben a una infección intestinal repentina, y al revés. Las señas molestas le quitan a uno las ganas de comer hasta que el problema desaparece.

Las infecciones intestinales usualmente son causadas por un virus que ataca el sistema digestivo. Para prevenir una infección intestinal, usted debe evitar el contacto con el virus, lo cual no siempre es fácil de hacer.

La intoxicación con alimentos es causada por bacterias que crecen en alimentos que no se manejan o guardan apropiadamente. Las bacterias pueden crecer rápidamente cuando ciertos alimentos, sobre todo las carnes y los productos de leche, no se preparan cuidadosamente o se dejan a temperaturas de entre 40 y 140 grados. Las bacterias producen un veneno (toxina) que causa una inflamación aguda de los intestinos (tripas).

La mayoría de los casos de intoxicación ocurren en fiestas o picnics, cuando la gente come carnes frías, pavo relleno, salsas de crema o mayonesa y otras comidas que han estado fuera del refrigerador mucho tiempo y se han echado a perder.

Sospeche que tiene intoxicación cuando las señas sean iguales a las de otras personas que comieron los mismos alimentos, o después de haber comido alimentos que no estaban refrigerados. Las señas de envenenamiento con comida pueden tardarse de 6 a 48 horas en empezar, después de comer. La náusea, el vómito y la diarrea pueden durar de 12 a 48 horas en un caso común y corriente de intoxicación.

El botulismo es un tipo de envenenamiento con comida que es raro, pero que con frecuencia causa la muerte. Por lo general, el botulismo ocurre cuando la gente envasa o enlata mal en casa ciertas comidas bajas en ácido como el elote y los ejotes. Las bacterias que sobreviven este proceso pueden crecer y producir venenos en los frascos. Las señas del botulismo incluyen visión borrosa o doble, debilidad de los músculos y dolor de cabeza.

Prevención

Para prevenir la intoxicación con alimentos:

- Siga la regla del 2-40-140. No coma carnes, relleno de pavo, ensaladas u otras comidas que hayan estado por más de dos horas, a una temperatura de entre 40 y 140 grados.

- Sea cuidadoso sobre todo con las carnes cocidas muy grandes, como el pavo navideño, que toma mucho tiempo en enfriarse. Algunas partes gruesas de la carne pueden estar a más de 40 grados el tiempo suficiente para permitir que las bacterias crezcan.

- Use un termómetro para revisar su refrigerador. Debe estar entre 34 y 40 grados.

- Descongele las carnes en el refrigerador o rápidamente en el horno de microondas, no sobre el mostrador de la cocina.

- Lávese las manos a menudo. También lave seguido las tablas de cortar y los mostradores. Después de manejar carne cruda, lávese las manos y lave los utensilios antes de preparar otras comidas.

- Cuando vaya a recalentar una carne que haya cocido antes, asegúrese de que suba a más de 140 grados por 10 minutos para matar cualquier bacteria. Aún así, es posible que quede el veneno producido por las bacterias.

- No coma hamburguesas que no estén bien cocidas (por fuera y por dentro).

- Cuando cocine carne o pollo en el horno de microondas, tápelo para que se caliente su superficie (la parte de afuera).

- No coma huevos crudos o salsas hechas con huevos crudos.

- En las fiestas, ponga la comida sobre hielo para que se mantenga fría.

- Tire a la basura cualquier lata o frasco que tenga la tapa hinchada o que esté escurriendo por cualquier lado.

- Cuando salga a comer, no coma carne cruda ni poco cocida. Cómase pronto las carnes frías y cualquier cosa que tome de la barra de ensaladas (antes de que se empiecen a calentar).

- Siga cuidadosamente las instrucciones para envasar y congelar alimentos en casa. Puede llamar a la Oficina de Agricultura de su condado (*County Agricultural Extension Office*) para pedir información. (Si usted no habla inglés necesitará ayuda para hacer la llamada.)

Tratamiento en casa

- Las infecciones intestinales causadas por virus usualmente tardan de 24 a 48 horas en desaparecer. Un buen tratamiento en casa puede ayudarle a recuperarse pronto. Vea Náusea y Vómito en la página 55 y Diarrea en la página 50.

- Fíjese si aparecen las primeras señas de deshidratación (vea la página 48) y trátelas pronto. Los bebés, los niños y las personas mayores pueden deshidratarse rápidamente a causa de la diarrea y el vómito.

- Si usted sospecha que se ha envenenado con algún alimento, hable con otras personas que (quizás) hayan comido lo mismo que usted. Si puede, guarde una muestra de la comida para que pueda ser analizada en caso de que usted no se mejore.

Cuándo llamar a Kaiser Permanente

- Si el vómito dura más de 24 horas en un adulto, 12 horas en un niño menor de cuatro años u ocho horas en un bebé menor de seis meses.

- Si una diarrea fuerte dura más de dos días en un adulto, un día en un niño menor de cuatro años u ocho horas en un bebé menor de seis meses.

- Si aparecen señas de deshidratación grave. Vea la página 49.

- Si usted sospecha que se ha envenenado con una comida enlatada, o si tiene señas de botulismo (visión borrosa o doble, dificultad para tragar o respirar). Si usted todavía tiene un poco de la comida, traiga una muestra consigo para que la analicen.

Úlceras

Una úlcera (úlcera péptica) es una llaga en la capa que cubre la parte de adentro del intestino delgado o del estómago. Cuando las úlceras dan en el estómago se llaman úlceras gástricas. Cuando dan en la parte de arriba del intestino delgado se llaman úlceras duodenales. Las úlceras se forman cuando algo daña la capa protectora y permite que el ácido del estómago la vaya deshaciendo. Hay ciertas cosas que aumentan el riesgo de tener una úlcera, incluyendo:

- El uso regular de aspirina, ibuprofen y otras medicinas anti-inflamatorias sin esteroides, como indometacina, naproxen, clinoril, etc.

- El fumar tabaco

- Una infección con la bacteria llamada *Helicobacter pylori*

Una de las señas de una úlcera es un dolor ardiente o agudo, que da en la barriga entre el ombligo y la punta del esternón. El dolor muchas veces da entre comidas y puede despertar a la persona de noche. El dolor usualmente se alivia comiendo algo o tomando un antiácido. Las úlceras pueden causar acidez, náusea o vómito y una sensación de estar lleno o hinchado durante o después de las comidas.

Las úlceras pueden hacer que sangre el estómago, lo cual a su vez puede hacer que los excrementos se pongan negros o como alquitrán. Sin tratamiento, las úlceras a veces pueden hacer que el intestino se tape o pueden perforar (agujerear) las membranas del estómago.

El sangrado y la perforación son condiciones graves que requieren tratamiento inmediato.

Tratamiento en casa

- Evite las comidas que causen o empeoren sus molestias. No es necesario dejar de comer ningún alimento en particular (aunque la leche y sus productos deben evitarse porque hacen que la úlcera se tarde más en sanar).

- No tome bebidas alcohólicas, cafeína o alimentos muy sazonados o picantes si parecen empeorar sus molestias.

- Trate de comer comidas más pequeñas, pero más seguido. Si esto no le ayuda, regrese a su dieta normal.

- Deje de fumar. Las personas que fuman tienen el doble de probabilidad de tener una úlcera que las personas que no fuman. El fumar también hace que las úlceras se tarden más en sanar.

- En vez de aspirina o ibuprofen tome acetaminofeno (Tylenol).

- Los antiácidos usualmente se necesitan para combatir el ácido en el estómago y permitir que la úlcera sane. Hable con su doctor sobre la mejor dosis. Es posible que necesite dosis grandes y frecuentes. Muchas veces los antiácidos que mejor sirven son los que no se absorben, como el Maalox, Mylanta y Gelusil. Si su médico le ha recomendado que evite comer mucha sal, hable con su doctor o con un farmacéutico antes de escoger un antiácido. Algunos antiácidos tienen mucho sodio (sal).

- Una úlcera se puede tardar más en sanar si usted regularmente está muy tenso o nervioso. Practique las técnicas de relajación de la página 286.

Cuándo llamar a Kaiser Permanente

- Si además del dolor, usted tiene respiración corta u otras señas que podrían indicar un problema del corazón. Vea Dolor del pecho en la página 109.

- Si el dolor se fija en un área del abdomen (barriga).

- Si el dolor va aumentando en la parte de abajo y de la derecha del abdomen y ocurre con vómito y fiebre. Vea Apendicitis en la página 45.

- Si su excremento es rojo oscuro, negro o como alquitrán. Esto usualmente indica que hay sangre en el excremento. Las úlceras son una de

las muchas causas de esta condición,
que necesita ser evaluada.

• Si usted tiene una úlcera y le da de
repente un dolor fuerte en la barriga
que no se le quita con su tratamiento
usual en casa.

• Si usted sospecha que tiene una
úlcera, pero no se mejora después de
dos semanas de tratamiento en casa.
Su doctor puede evaluar las señas de
su problema y recetarle un plan de
tratamiento que podría incluir antiácidos u otras medicinas.

• Si quiere hablar con su doctor sobre
el uso de medicinas anti-inflamatorias que le hayan sido recetadas.

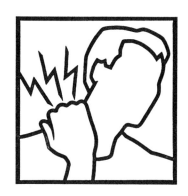

Capítulo 5

Dolor de espalda y de cuello

A pesar de que los dolores de la espalda y del cuello por lo general se pueden evitar, la mayoría de nosotros sufrirá de uno o ambos tipos de dolores en alguna ocasión. Por suerte, nueve de diez problemas agudos de la espalda se curarán solos en 8 a 12 semanas.

Usted podrá recuperarse de la mayoría de los dolores de la espalda y del cuello, y podrá evitar que le den de nuevo, siguiendo las guías de prevención y tratamiento en casa de este capítulo.

Dolor de espalda

Éstas son las partes que forman su espalda:

• Los huesos de la columna vertebral o espina (vértebras que apoyan el peso del cuerpo)

• Las coyunturas o articulaciones de las vértebras (que guían el movimiento de la espina)

• Los discos (que separan las vértebras y absorben los choques o las sacudidas de sus movimientos)

• Los músculos y los ligamentos que detienen todo junto.

Usted se puede lastimar una o más de estas partes:

• Se puede jalar o torcer los ligamentos o los músculos al usarlos demasiado o al hacer un movimiento falso o repentino.

• Usted también se puede dañar así los discos, haciendo que se estiren o que se desgarren. Si un desgarro es bastante grande, puede aplastar un nervio. El nervio también se puede irritar debido a la hinchazón o inflamación de otras partes de la espalda.

Cualquiera de estas lesiones puede causar dolor agudo e hinchazón por dos o tres días. Después, la parte

Primeros auxilios para el dolor de espalda

Al primer instante en que sienta que se ha lastimado la espalda, siga estas recomendaciones para evitar o reducir el dolor. Estos son los tratamientos caseros más importantes que se deben usar durante los primeros días de dolor de espalda. También vea "Tratamiento en casa" en la página 69.

Recomendación #1: Hielo

Tan pronto como pueda, póngase hielo o una compresa fría en la parte que se haya lastimado (10 a 15 minutos cada hora). El frío controla la hinchazón, calma el dolor y acelera la recuperación.

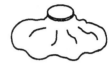

Hielo

Recomendación #2: Ejercicio para estirar la parte baja de la espalda

Este ejercicio mueve la columna suavemente y estira la cintura.

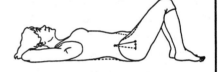

Ejercicio para estirar la parte baja de la espalda

• Acuéstese boca arriba con las rodillas dobladas y los pies planos sobre el piso.

• Apriete lentamente los músculos de la barriga y empuje la cintura contra el piso. Mantenga esta posición por 10 segundos (no aguante la respiración). Relájese lentamente.

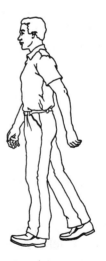

Recomendación #3: Camine

Dé una caminata corta (de tres a cinco minutos) por terreno plano (sin subidas ni bajadas), cada tres horas. Camine sólo distancias que no le causen dolor, sobre todo dolor en una pierna.

Camine

lesionada sanará lentamente, y el dolor se irá quitando poco a poco. El dolor puede dar en la cintura, en las nalgas, o por la pierna (a este dolor a veces se le llama ciática). Las metas del cuidado propio son aliviarse del dolor, recuperarse y no volver a lastimarse.

Además de las lesiones que hemos mencionado, el dolor de espalda también se puede deber a otras condiciones. Un ejemplo es el dolor de la artritis, que puede ser un dolor constante, a diferencia del dolor agudo y punzante de las lesiones de los músculos, ligamentos y discos. Si piensa que la artritis es la causa de su dolor de espalda, siga las recomendaciones para tratar el dolor de espalda en casa, junto con las recomendaciones para la artritis que aparecen en la página 79. Otro ejemplo es la osteoporosis, que debilita los huesos de la columna. Esto a su vez puede causar que se vayan deshaciendo los huesos y puede producir dolor de leve a agudo. Vea la página 88.

Ciática

La ciática es una irritación del nervio ciático, el cual se extiende desde la cintura a través de las nalgas hasta los pies. Este dolor puede dar cuando un disco lesionado apachurra un nervio. La seña principal de la ciática es el dolor que hemos descrito, entumecimiento o una debilidad que puede ser peor en la pierna que en la espalda. Además del "Tratamiento en casa" para el dolor de espalda que aparece en la página 69, las siguientes recomendaciones pueden ayudarle:

- Evite sentarse si es posible, a menos que le sea más cómodo que estar parado.

- Túrnese entre estar acostado y dando caminatas cortas. Aumente la distancia según vaya pudiendo sin causarse dolor.

- El hielo o una compresa fría probablemente le hará el mayor provecho si se lo pone en medio de la cintura. Vea la página 95.

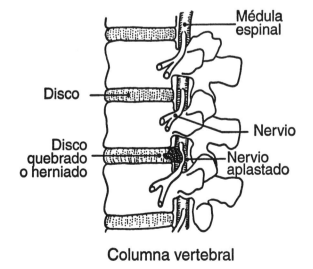

Columna vertebral

Médula espinal
Disco
Disco quebrado o herniado
Nervio
Nervio aplastado

Prevención

El dolor de espalda se ha vuelto mucho más común en todos los países industriales. Mientras más tiempo pasemos sentados frente a escritorios, en automóviles, o frente al televisor, más tendremos que hacer para evitar el dolor de espalda. El mover el cuerpo correctamente y tener buena postura reduce la tensión en la espalda. El ejercicio de todo tipo nos ayuda a mantenernos flexibles, a fortalecer los músculos que sostienen nuestra columna y a mantenernos en buen estado en general. Y si nos cuidamos de no engordar, nuestra cintura se beneficia porque tiene una carga más liviana.

Postura de la espalda

Una postura incorrecta causa mucha tensión en la espalda y puede producir incomodidad o inclusive una lesión. La clave de la buena postura es arquear la cintura justo lo necesario. Si usted la arquea demasiado o muy poco, puede tener problemas. Cuando la cintura tiene justo la curvatura debida se dice que está en "posición neutral".

Cómo pararse y cómo caminar correctamente

Para lograr una buena postura al pararse y caminar, su oreja, hombro, cadera y tobillo deben estar en línea recta. No trabe las rodillas. Arquee la cintura correctamente.

Cómo sentarse

Cuando se siente, mantenga los hombros hacia atrás y hacia abajo, la barbilla hacia atrás, la barriga metida y la cintura apoyada en posición neutral. El sentarse agachado puede causar tensión en los ligamentos y los músculos de la cintura.

- Evite estar sentado en una misma posición por más de una hora a la vez. Levántese o cambie de posición con frecuencia.

- Si tiene que estar sentado por mucho tiempo, los ejercicios en la página 67 son de especial importancia para usted.

- Si su silla no le da suficiente apoyo, use un cojincito o una toalla enrollada para apoyarse la cintura.

- Vea el dibujo de la página 73 que muestra la postura correcta para sentarse.

- Para levantarse de una silla, mantenga la espalda en posición neutral y arrímese hasta el borde de la silla. Use los músculos de las piernas para pararse sin doblar la cintura hacia adelante.

- Para manejar, ajuste su asiento de modo que los pedales y el volante le queden a una distancia cómoda. Sus antebrazos deben estar paralelos al piso del carro. Haga paradas frecuentes para estirarse y caminar un poco.

Cómo dormir correctamente

Una cama firme es mejor que un colchón blando o una cama de agua. Acuéstese de modo que su espalda esté en posición neutral.

- Si duerme boca arriba, quizás quiera usar una toalla enrollada para apoyarse la cintura o una almohada bajo las rodillas.

- Si duerme de lado, pruebe ponerse una almohada entre las rodillas.

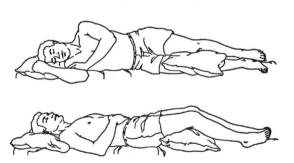

Posiciones para dormir

• Para levantarse de la cama, acuéstese de lado, doble ambas rodillas y deje caer los pies de la cama al mismo tiempo que se empuja con los brazos para sentarse. Arrímese hasta el borde de la cama y acomode los pies en el suelo en línea con sus nalgas. Párese, manteniendo su espalda en posición neutral

Movimiento o mecánica del cuerpo

Para lograr una buena mecánica del cuerpo, hay que aprender a tener buena postura durante todas las actividades diarias. Usted debe mover su cuerpo correctamente todo el tiempo, no sólo cuando tenga dolor de espalda.

• Mantenga la espalda en posición neutral.

• Cuando haga actividades que requieran que usted esté en una misma posición por mucho tiempo, tome descansos regularmente para estirarse y ayudarle a su espalda a volver a la posición neutra.

• Si tiene que estar parado mucho tiempo, ponga un pie sobre un banquito.

Cómo levantar objetos

• Doble las rodillas y use las piernas para levantar el peso. Apriete las nalgas y la barriga para darle aún más apoyo a la espalda. Deje que los brazos y las piernas hagan el esfuerzo. No doble la cintura hacia adelante para levantar objetos.

• Mantenga la parte superior de la espalda derecha y la cintura en posición neutral.

• Mantenga el objeto tan cerca de su cuerpo como pueda, aunque el objeto no pese mucho.

• No voltee ni tuerza el cuerpo mientras sostiene un objeto pesado. Mueva los pies, no la espalda.

• Nunca levante un objeto pesado más arriba de sus hombros.

• Acérquese a los objetos que quiera alcanzar. Use un banco o una escalera para las cosas que estén por arriba de su cabeza. Mantenga la escalera o el banco cerca de lo que está haciendo.

• Use una carretilla pequeña para mover objetos pesados o difíciles de agarrar; o pídale a alguien que le ayude.

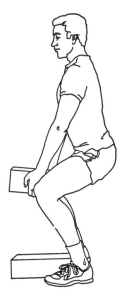

Posición correcta para levantar un objeto

Ejercicios para evitar el dolor de espalda

Tanto los ejercicios en este capítulo como el ejercicio aeróbico (caminar, nadar o montar en bicicleta) son importantes para evitar lesiones y dolor de espalda. Los ejercicios también le ayudarán a recuperarse más rápido de lesiones que ya tenga y a disminuir el dolor crónico.

No se recomienda hacer estos ejercicios durante un ataque de dolor o un espasmo en la espalda. En vez de esto, vea "Primeros auxilios para el dolor de espalda" en la página 62.

- No necesita hacer cada uno de los ejercicios. Haga los que le ayuden más.

- Si cualquiera de los ejercicios hace que su dolor de espalda siga o aumente, deje de hacerlo y pruebe otra cosa. Deje de hacer cualquier ejercicio que cause que el dolor se extienda de la columna hacia las nalgas o las piernas, ya sea durante o después de los ejercicios.

- Comience con cinco repeticiones, de tres a cuatro veces al día. Aumente las repeticiones poco a poco hasta llegar a 10. Haga todos los ejercicios lentamente.

Los tipos de ejercicios que pueden ayudar a su espalda son: de flexión, de extensión, de estiramiento y de fortalecimiento.

Los ejercicios de flexión estiran los músculos de la parte baja de la espalda y fortalecen los músculos de la barriga.

Los ejercicios de extensión fortalecen los músculos de la parte baja de la espalda y estiran los músculos y ligamentos de la barriga.

Ejercicios de flexión

1. Ejercicio para fortalecer la barriga

Este ejercicio fortalece los músculos de la barriga, que junto con los músculos de la espalda apoyan la columna vertebral.

- Acuéstese boca arriba con las rodillas dobladas (a un ángulo de 60 grados), los pies planos sobre el piso y los brazos cruzados sobre el pecho. No enganche los pies en nada.

- Levante la cabeza y los hombros lentamente hasta que sus escápulas apenas dejen de tocar el piso. Mantenga la cintura contra el piso. Para evitar problemas del cuello, acuérdese de levantar los hombros y no fuerce la cabeza hacia arriba o hacia adelante. Mantenga esta posición de 5 a 10 segundos (no aguante la respiración). Luego baje los hombros y la cabeza muy lentamente.

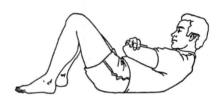

1. Ejercicio para fortalecer la barriga

2. Rodilla al pecho

Este ejercicio estira los músculos de la parte baja de la espalda y de la parte trasera de los muslos. También alivia la presión que afecta a las vértebras donde se unen unas con otras.

- Acuéstese boca arriba con las rodillas dobladas y los pies cerca de las nalgas.

- Levante una rodilla al pecho, manteniendo el otro pie firme en el piso o la otra pierna estirada (haga lo que sienta más cómodo en la cintura). Aguante de 5 a 10 segundos.

- Relájese y baje la rodilla a la posición inicial. Repita del otro lado.

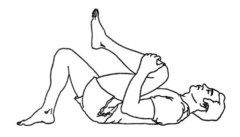

2. Rodilla al pecho

Ejercicios de extensión

3. Ejercicio de extensión para la espalda

Comience y termine cada grupo de ejercicios con unas cuantas repeticiones de éste (vea el dibujo).

- Acuéstese boca abajo con las manos junto a los hombros y las palmas de las manos planas contra el piso.

- Levante un poco el pecho, apoyándose en los codos. Mantenga relajada la parte inferior del cuerpo. Empuje el pecho hacia adelante, si lo puede hacer cómodamente.

- Mantenga las caderas contra el suelo. Sienta cómo se estira la parte baja de su espalda.

- Baje el pecho al piso. Repita el ejercicio lentamente de 3 a 10 veces.

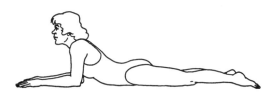

3. Ejercicio para estirar la espalda

4. Ejercicio para fortalecer la espalda

Este ejercicio fortalece los músculos que apoyan la columna vertebral.

- Acuéstese boca arriba con los brazos junto al cuerpo y la cabeza apoyada con una almohada pequeña.

- Empuje la cabeza y los brazos lo más que pueda contra el piso—sin causarse dolor. No aguante la respiración.

5. Arcos hacia atrás

Haga este ejercicio por lo menos una vez al día y siempre que trabaje agachado hacia adelante.

- Párese derecho con los pies un poco separados. Recárguese de espaldas contra un mostrador para tener mayor soporte y estabilidad.

- Apóyese la cintura por atrás con las manos y dóblese hacia atrás con cuidado. Vea el dibujo. Mantenga las rodillas derechas (pero no las trabe) y doble sólo la cintura.

- Mantenga esta posición de uno a dos segundos.

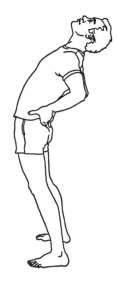

5. Arcos hacia atrás

Ejercicios de fortalecimiento y estiramiento

6. Ejercicio para fortalecer las nalgas

Es importante fortalecer los músculos de las nalgas porque éstos apoyan la espalda y ayudan a las piernas cuando usted las usa para levantar algo.

- Acuéstese boca abajo con los brazos junto al cuerpo.

- Apriete lentamente los músculos de las nalgas. Manténgase así de 5 a 10 segundos (no aguante la respiración). Relájese lentamente.

- Quizás necesite ponerse una almohadita bajo el estómago para estar más cómodo.

7. Ejercicio para estirar la parte baja de la espalda

Vea la explicación y el dibujo en la página 62.

8. Estiramiento de la parte trasera del muslo

Este ejercicio estira los músculos de la parte trasera del muslo que le permiten doblar la pierna, mientras mantiene la espalda en posición neutral. Vea el dibujo.

- Acuéstese boca arriba cerca de un portal. Coloque una pierna a través del portal. Enderezca y suba la otra pierna de modo que el talón quede recargado contra la pared junto al portal.

- Sin doblar la pierna, suba poco a poco el talón contra la pared hasta que sienta un pequeño jalón en la parte trasera del muslo. No estire el muslo demasiado.

- Relájese en esa posición por 30 segundos y luego doble la rodilla para aflojar el muslo. Repita con la otra pierna.

9. Estiramiento de los músculos que doblan la cadera

Este ejercicio estira los músculos del frente de la cadera. Esto es importante porque cuando estos músculos están muy apretados pueden causar un problema de la espalda en que la cintura se hunde demasiado (lordosis).

- Ponga una rodilla en el suelo y coloque el pie del otro lado frente a usted. Doble la otra pierna. Mantenga la espalda en posición neutral. (Vea el dibujo.)

- Pase su peso poco a poco hacia el pie de enfrente, mientras mantiene la espalda en posición neutral. Manténgase así por 10 segundos. Usted debe sentir un estiramiento en la ingle del lado en que esté arrodillado. Repita con la otra pierna.

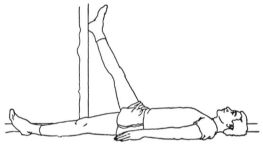

8. Estiramiento de la parte trasera del muslo

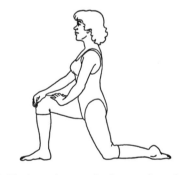

9.Estiramiento de los músculos que doblan la cadera

¿Cuáles ejercicios le convienen a usted?

- Si no tiene dolor de espalda, quizás le gustaría probar algunos de los ejercicios de prevención en las páginas 65 a 68.

- Si se acaba de lastimar la espalda en las últimas dos semanas o si tiene más dolor en la pierna que en la espalda o nalgas, vea "Tratamiento en casa" y "Cuándo llamar a Kaiser Permanente" en las páginas 69 y 70. *No haga* los ejercicios de prevención si usted acaba de lastimarse la espalda hace poco.

- Deje de hacer cualquier ejercicio que le empeore el dolor.

- Poco a poco vaya haciendo más cualquier ejercicio que lo haga sentirse mejor.

Ejercicios que deben evitarse

Muchos ejercicios aumentan el riesgo de tener dolor en la cintura. Evite los siguientes:

- Sentadillas con las piernas derechas

- Sentadillas con las piernas dobladas cuando tenga dolor muy fuerte de espalda. (Este ejercicio puede ser apropiado si la espalda se mantiene en posición neutral.)

- Levantamiento de piernas (levantar ambas piernas mientras está acostado boca arriba)

- Levantar pesas grandes por arriba de la cintura

- Estirarse de cualquier manera cuando está sentado con las piernas en forma de V

- Estando parado, tocarse los dedos de los pies sin doblar las piernas

Tratamiento en casa

Durante los primeros dos o tres días: Inmediatamente después de una lesión y durante los días siguientes, es muy importante que haga esto en casa:

- Acomódese en una posición confortable y póngase hielo en el área lesionada. Vea las recomendaciones para el uso de hielo en la página 95. Durante los primeros tres días, póngase hielo o compresas frías, por 15 ó 20 minutos, de tres a cuatro veces al día, o hasta una vez por hora. El frío disminuye la inflamación, la hinchazón y el dolor.

- Siéntese o acuéstese en las posiciones que le sean más cómodas y que le reduzcan el dolor, sobre todo el dolor en las piernas.

- No se siente cuando esté en cama y evite sillones blandos y posiciones torcidas. Evite hacer cosas que empeoren su problema, como sentarse por ratos largos sin cambiar de posición. Siga las recomendaciones ya descritas para la buena postura y el movimiento correcto del cuerpo.

- Haga los ejercicios de primeros auxilios que aparecen en la página 62, de tres a cuatro veces al día.

- El guardar reposo en cama puede ayudar a aliviar el dolor de espalda, pero no siempre acelera la recuperación. Haga lo que le ayude a sentirse mejor. A menos que tenga un dolor muy fuerte de la pierna, uno a tres días de reposo deben aliviarle el dolor. No se recomienda descansar más de tres días ya que esto inclusive puede retrasar la recuperación. Pruebe una de las siguientes posiciones (vea los dibujos en la página 64):

○ Acuéstese boca arriba con las rodillas dobladas y apoyadas con almohadas grandes, o acuéstese en el piso con las piernas sobre el asiento de un sofá o de una silla.

○ Acuéstese de lado con las rodillas y las caderas dobladas y una almohada entre las piernas.

• Tome aspirina o ibuprofen regularmente, siguiendo las instrucciones del envase (llame a su doctor si le han dicho que debe evitar este tipo de medicinas). O use acetaminofeno. Tome estas medicinas con prudencia; la dosis máxima recomendada le calmará el dolor. Si usted se quita el dolor por completo, es más fácil que haga algo que lo vuelva a lastimar.

• Dé paseos cortos (tres a cinco minutos cada tres horas) por caminos planos (sin subidas ni bajadas) tan pronto como pueda, para mantener fuertes sus músculos. Sólo camine distancias que no le causen dolor, sobre todo dolor de pierna.

• Relaje los músculos. Vea las instrucciones para la relajación muscular progresiva en la página 287.

Después de darse tratamiento en casa durante dos o tres días:

• Siga dando caminatas a diario (aumente a 5 ó 10 minutos, de tres a cuatro veces al día). Y siga haciendo los ejercicios descritos en la página 62.

• Si puede, nade, ya que es provechoso para la espalda. Quizás le cause dolor si su lesión es reciente. Pero muchas veces el nadar vueltas o patalear con aletas ayuda a evitar que vuelva el dolor.

• Cuando su dolor haya mejorado, comience a hacer ejercicios sencillos que no le aumenten el dolor. Quizás le sirvan uno o dos de los ejercicios de la sección de Prevención (páginas 65 a 68). Comience con 5 repeticiones, dos veces al día y vaya aumentando hasta llegar a 10 repeticiones, según le sea posible.

Cuándo llamar a Kaiser Permanente

• Si usted pierde el control para orinar y/u obrar. El estreñimiento y la necesidad de orinar seguido o con urgencia son frecuentes en las personas que tienen dolor en la cintura. Pero si usted tiene cualquier problema nuevo con el control de la orina o el excremento, debe discutirlo con su doctor.

• Si tiene algún nuevo entumecimiento en el área de los genitales o del recto.

• Si tiene debilidad en una pierna que no sólo se deba a dolor. Muchas personas con dolor en la cintura dicen que sienten las piernas débiles. Pero una debilidad notable en una pierna debe ser evaluada, sobre todo si usted no puede doblar el pie hacia arriba, levantarse de una silla o subir escaleras.

• Si usted tiene un nuevo dolor o un dolor más fuerte en la espalda, junto con una fiebre que no puede explicarse y/o dolor al orinar, u otras señas de infección de las vías urinarias. Vea la página 213.

• Si le aumenta mucho su dolor crónico de espalda, sobre todo si esto no tiene nada que ver con una nueva actividad o un cambio en sus actividades.

> ## Cirugía de la espalda
>
> Hoy en día, los doctores recomiendan las operaciones para la espalda mucho menos que antes. El descanso, los cambios de postura y el ejercicio pueden aliviar el 90 por ciento de los problemas de la espalda, incluyendo los problemas de los discos.
>
> La cirugía puede ser necesaria para algunos problemas que no se mejoran con los tratamientos usuales. Si a usted lo van a operar, sigue siendo importante que siga las recomendaciones de este capítulo para lograr una buena postura y aprender a mover el cuerpo correctamente. También es importante que haga los ejercicios apropiados. El tener una espalda fuerte y flexible le ayudará a recuperarse de la operación más pronto.

- Si ha padecido de cáncer o tiene el virus del SIDA (VIH) y le da un nuevo dolor de espalda o le aumenta un dolor que ya tenía.

- Si tiene un nuevo dolor de espalda que no mejora después de una semana de tratamiento en casa, llame a su doctor y pregúntele qué le aconseja.

- Si le da un nuevo dolor muy fuerte en la cintura que no aumenta cuando usted se mueve y no se debe a "nervios" o ansiedad, ni a tensión muscular.

- Si un dolor crónico de espalda no mejora después de dos semanas de tratamiento en casa.

Médicos

Además de determinar la causa del dolor de espalda y de evaluar las lesiones de la espalda, un médico también puede:

- Ayudarle a crear su propio plan de ejercicio y tratamiento en casa. También puede recomendarle cambios en su horario, actividades o tipo de trabajo, si es necesario.

- Recetarle medicinas para aflojarle los músculos, reducir la hinchazón y calmar el dolor. Precaución: si su médico le receta una medicina fuerte para la tensión o el dolor, tenga mucho cuidado de evitar posturas y actividades que le puedan volver a lastimar la espalda.

- Recomendarle terapia física.

- Recomendarle una operación para su espalda.

Terapeutas físicos

Después de las acciones de primeros auxilios, un terapeuta físico con experiencia en tratamiento ortopédico puede ayudarle a:

- Identificar problemas específicos de los músculos o discos.

- Hallar otras terapias si usted no se mejora.

- Ayudarle a mejorar su postura y a diseñar un programa de ejercicio para su recuperación y protección a largo plazo.

Otros profesionales

Los quiroprácticos, acupunturistas, masajistas y otros profesionales también pueden aliviarle sus molestias temporalmente.

Dolor de cuello

Cuando hay dolor y rigidez en el cuello, esto generalmente se debe a una lastimadura o a un espasmo en los músculos del cuello, o a una inflamación de las coyunturas del cuello. A veces también se puede deber a la artritis o a un daño de los discos entre las vértebras del cuello. A la persona le puede ser difícil voltear la cabeza—por lo general más de un lado que del otro. A menudo, cuando hay problemas del cuello, también dan dolores de cabeza.

Los dolores del cuello y de la cabeza algunas veces están relacionados con la tensión en los músculos trapecios, que se extienden desde la parte de atrás de la cabeza hasta la parte de atrás de los hombros. Cuando usted tenga dolor de cuello, quizás también note que estos músculos se sienten tiesos y adoloridos.

Los problemas del cuello con frecuencia causan dolor en el hombro, en la espalda (parte de arriba), o en el brazo.

Los músculos del cuello se pueden lastimar por cualquiera de estas causas:

- Cabeza echada hacia adelante

- Dormir sobre una almohada muy alta, muy plana, o que no le apoya bien la cabeza

- Dormir boca abajo o con el cuello torcido o doblado

- Pasar mucho tiempo en una posición como ésta: el codo recargado sobre una mesa, el antebrazo erguido con la mano doblada hacia atrás y la frente recargada en la mano

- Ver televisión o leer acostado, con el cuello en mala posición

- Tensión o "nervios"

- Tener que trabajar con el cuello en una posición molesta (por ejemplo, debido a la forma en que están acomodados los muebles y el equipo en una oficina)

- Otras presiones en los músculos del cuello

- Lesión causada por un movimiento repentino de la cabeza y del cuello o por un golpe en el cuello

- Actividad pesada con el torso y los brazos

La meningitis es una enfermedad grave que hace que el cuello se ponga muy tieso, y que da dolor de cabeza y fiebre. Si a usted le dan estas tres señas al mismo tiempo, vaya a un doctor de inmediato.

Prevención

Para evitar el dolor del cuello, es importante tener una buena postura, moverse correctamente y hacer ejercicio. La mayoría de los dolores de cuello se pueden evitar completamente, a excepción de los que se deben a artritis o a una lesión.

Si el dolor es peor al final del día, fíjese cómo acomoda y mueve su cuerpo durante el día.

- Siéntese derecho en la silla con la cintura bien apoyada. No se siente por mucho rato sin levantarse o cambiar de posición. Para que no se le entiesen los músculos del cuello, estírelos varias veces cada hora.

- Si usted trabaja con una computadora, ajuste la pantalla de modo que la parte de arriba quede al nivel de sus ojos. Use un sostén que sujete sus papeles al mismo nivel que la pantalla.

- Si habla mucho por teléfono, quizás sea buena idea que use audífonos o un teléfono con portavoz.

- Si trabaja en una fábrica (por ejemplo ensamblando, soldando, etc.), asegúrese de tener los objetos con que trabaje al nivel de los ojos y de no estar con el cuello doblado por mucho tiempo.

- Ajuste el asiento de su auto de modo que le apoye bien la cabeza y la cintura.

Si las molestias del cuello son peores por la mañana, fíjese en qué posición duerme (y piense en sus actividades del día anterior).

- Busque maneras de apoyar mejor su cuerpo al dormir. Quizás le ayude un colchón duro o un cojincito especial para apoyar el cuello (pruebe estas cosas antes de comprarlas). O puede hacerse una almohadita doblando

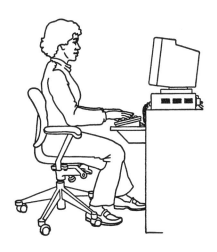

Postura correcta para estar sentado

una toalla a lo largo hasta que quede de un ancho de cuatro pulgadas. Enróllesela alrededor del cuello y préndala con un seguro para que le dé buen apoyo.

- No use almohadas que le doblen la cabeza hacia adelante, cuando esté acostado boca arriba.

- Cuando duerma de lado, asegúrese de que su nariz esté en línea con el centro de su cuerpo.

- Si la tensión es una causa de su dolor de cuello, practique los ejercicios de relajación de los músculos, que aparecen en la página 287.

- Fortalezca y proteja su cuello haciendo ejercicios una vez al día. Vea la página 74.

Tratamiento en casa

Una gran parte del tratamiento para el dolor de espalda también es útil para el dolor de cuello, incluyendo las recomendaciones para la buena postura y movimiento del cuerpo y el uso de hielo. También vea la página 69.

- Póngase hielo sobre los músculos adoloridos, de 10 a 15 minutos a la vez. Haga esto hasta una vez por hora. Ayudará a disminuir cualquier dolor, espasmo muscular o hinchazón. Si el problema está cerca del hombro o de la parte de arriba de la espalda, usualmente le ayudará más ponerse el hielo en la nuca.

- Mantenga la cabeza y el cuello en una posición neutral sobre el cuerpo. No se desaliñe ni eche la cabeza hacia adelante.

- La aspirina, el ibuprofen o el acetaminofeno pueden ayudar a calmarle el dolor.

Ejercicios para el cuello

Deje de hacer cualquier ejercicio que le cause más dolor. Comience con cinco repeticiones, dos veces al día. Haga cada ejercicio despacio.

1. Ejercicio para estirar la nuca: siéntese o párese bien derecho, con la mirada hacia enfrente. Meta la barbilla (mentón) lentamente, al mismo tiempo que mueve la cabeza hacia atrás, sin mover el cuerpo. (Vea el dibujo). Cuente hasta 5 en esta posición y luego relájese. Repita de 6 a 10 veces. Este ejercicio estira la nuca. Si siente dolor, no mueva la cabeza tanto hacia atrás. A algunas personas este ejercicio se les hace más fácil cuando están acostadas boca arriba, con hielo en el cuello.

2. Mueva la cabeza hacia atrás, hacia adelante y de lado a lado contra un poco de resistencia que usted mismo se ponga con las manos. Mantenga cada posición por varios segundos. Repita de 6 a 10 veces.

3. Ejercicio para estirar el pecho y los hombros: siéntese o párese derecho y mueva la cabeza hacia atrás como en el primer ejercicio. Levante ambos brazos hasta que las manos le queden junto a las orejas. A medida que suelte el aire, baje los codos hacia atrás. Sienta cómo las escápulas bajan y se acercan. Mantenga esta posición por unos cuantos segundos. Relájese y repita el ejercicio. (Vea el dibujo).

4. Haga de 6 a 10 de los ejercicios para fortalecer la espalda, como se explica en la página 67.

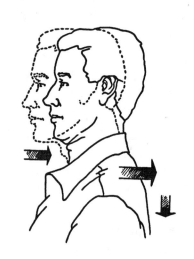

Ejercicio para estirar la nuca

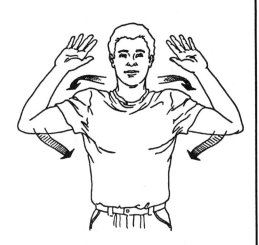

Ejercicio para estirar el pecho y los hombros

- Caminar también es bueno para aliviar y evitar el dolor de cuello. El suave meneo de los brazos a menudo alivia el dolor. Comience con caminatas cortas de 5 a 10 minutos, tres a cuatro veces al día.

- Los ejercicios de la página 74 le ayudarán a mantenerse fuerte y flexible. Comience con 5 repeticiones, dos veces al día. Aumente poco a poco hasta llegar a 10 repeticiones.

- Si el dolor de cuello le da con dolor de cabeza, vea "Dolor de cabeza por tensión" en la página 145.

- Una vez que el dolor se calme, haga los ejercicios de prevención cada dos o tres horas. Deje de hacer cualquier ejercicio que le cause dolor.

Cuándo llamar a Kaiser Permanente

- Llame a su doctor de inmediato si se le pone tiesa la nuca y además le da dolor de cabeza y fiebre. También vea "Encefalitis y meningitis" en la página 115.

- Si el dolor se extiende a un brazo, o si las manos se le entumecen o le hormiguean.

- Si le da una debilidad nueva en los brazos o las piernas.

- Si un golpe o lesión en el cuello le causa un nuevo dolor.

- Si no puede controlar el dolor con tratamiento en casa.

- Si el dolor le ha durado dos semanas o más, sin mejorar para nada, a pesar del tratamiento en casa.

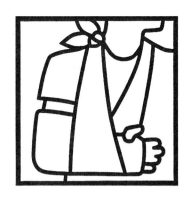

Capítulo 6

Problemas de los huesos, músculos y coyunturas

Nuestros dolores y aflicciones nos recuerdan que la vida no siempre es fácil. Pero el dolor se puede controlar. En este capítulo hablamos sobre todo tipo de dolores y sus causas, desde la artritis hasta las torceduras de tobillo. Hacemos menos hincapié en reducir el dolor y más en limitar el impacto que ese dolor puede tener sobre nuestras vidas. Como para la mayoría de los capítulos de este libro, esperamos que usted sólo tenga que referirse a estas páginas de vez en cuando. Pero cuando lo haga, esperamos que estas recomendaciones ayuden a que su vida sea más agradable.

Artritis o reumas

Se le da el nombre de artritis a una variedad de problemas de las coyunturas (articulaciones) que causan dolor, hinchazón y rigidez. En pocas palabras, artritis quiere decir inflamación de una coyuntura. La artritis puede dar a cualquier edad, pero afecta sobre todo a las personas de edad avanzada.

Hay más de 100 tipos diferentes de artritis, y cada tipo tiene síntomas específicos. Se sabe muy poco sobre las causas de la mayoría de los tipos de artritis. Algunos tipos parecen ser de familia. Otros parecen estar relacionados con desequilibrios de las sustancias químicas del cuerpo o con problemas del sistema inmunológico (el sistema de defensas del cuerpo).

En la página siguiente describimos los tres tipos más comunes de artritis. La osteoartritis es el tipo más común y generalmente se puede tratar con éxito en casa. La artritis reumatoide y la gota mejorarán con una combinación de tratamiento en casa y atención médica profesional.

Prevención

Aunque la artritis no se pueda prevenir, usted puede evitarse muchos dolores cuidándose bien las coyunturas. Esto es especialmente importante si ya tiene artritis.

• No haga actividades que le causen choques y sacudidas repetidas a su cuerpo, como los ejercicios aeróbicos de alto impacto.

• Controle su peso.

• Haga ejercicio regularmente.

Mientras que las actividades que causan choques y sacudidas repetidas pueden aumentar el dolor en las coyunturas, el ejercicio regular puede aliviarlo o prevenirlo. El ejercicio es importante porque les trae a los cartílagos de las coyunturas las sustancias que necesitan para estar fuertes y sanos, y ayuda a remover los productos de desecho. También fortalece los músculos que rodean las coyunturas. Los músculos fuertes sostienen las coyunturas y ayudan a evitar las lesiones debidas al cansancio. Los ejercicios de estiramiento le ayudarán a seguir doblando y moviendo diferentes partes del cuerpo a todo su alcance normal, sin que tenga dolor.

Tipos comunes de artritis

Los tres tipos más comunes de artritis son la **osteoartritis,** la **artritis reumatoide** y la **gota.**

En la **osteoartritis** se daña el cartílago de las coyunturas. Algunas de las señas de este mal son dolor, rigidez e hinchazón. La osteoartritis afecta con más frecuencia los dedos de las manos, las caderas y las rodillas. Es el tipo de artritis más común, tanto en las mujeres como en los hombres entre los 45 y 90 años de edad.

La **artritis reumatoide** se debe a una inflamación de la membrana (un tipo de capa) que recubre una coyuntura. Los síntomas incluyen dolor, rigidez e hinchazón en varias coyunturas; las coyunturas pueden estar rojas y "calientes". Esta artritis con frecuencia afecta las manos, las muñecas y los pies. Generalmente da entre los 30 y 40 años de edad y es más común en las mujeres.

La **gota** es un tipo de artritis que da cuando se forman cristales de ácido úrico dentro de una coyuntura. Algunas de las señas son un ardor repentino, rigidez e hinchazón. Con frecuencia da en el dedo gordo del pie, los tobillos, las rodillas, las muñecas y los codos. La gota es más común entre los hombres mayores de 40 años. A veces empeora cuando la persona toma bebidas alcohólicas o come hígado, riñones y otras vísceras.

Tratamiento en casa

- Cuídese cualquier coyuntura que tenga adolorida. Evite por varios días actividades que le pongan peso a la coyuntura o que la jalen o la fuercen. Tómese descansos cortos varias veces al día.

- Estire suavemente cada una de sus coyunturas a todo su alcance normal, una o dos veces al día.

- Si la coyuntura no está hinchada, póngale calor húmedo de 20 a 30 minutos, dos o tres veces al día. No le aplique calor a una coyuntura que esté hinchada o inflamada. Un baño caliente en la tina o la regadera puede ayudar a aflojarle las coyunturas por la mañana. Trate de no estar quieto después de un baño caliente.

- Póngase compresas frías en las coyunturas que tenga inflamadas o hinchadas, de 10 a 15 minutos, una vez por hora. El frío ayudará a calmar el dolor y a reducir la inflamación (aunque quizás sea molesto durante los primeros minutos).

- Es importante hacer ejercicio regularmente para mantener la fuerza y flexibilidad de los músculos y coyunturas.

- Los ejercicios de fortalecimiento ayudan a evitar que los músculos se deterioren de tal forma que con el tiempo dejen de funcionar. Pruebe actividades que no le causen al cuerpo muchos choques ni sacudidas, como nadar, andar en bicicleta, caminar o hacer ejercicios aeróbicos en el agua.

- El acetaminofeno puede calmar el dolor de la osteoartritis, sin peligro. La aspirina y el ibuprofen también pueden calmar el dolor, pero pueden causarle molestias del estómago. No use más de una medicina anti-inflamatoria a la vez (ya sea aspirina, ibuprofen, naproxen, etc.). Vea la página 338 para información sobre las dosis y las señas de una sobredosis de aspirina.

- Inscríbase en un programa de automanejo para la artritis. Desafortunadamente, la mayoría de estos programas son en inglés, pero quizás encuentre uno en español en su área. Por lo general, los participantes de estos programas tienen menos dolor y pueden hacer más actividades.

- Para obtener diferentes materiales en español sobre el automanejo de la artritis, incluyendo un manual muy completo, llame gratis al 1-800-725-9424.

Cuándo llamar a Kaiser Permanente

- Si le salen ronchas (salpullido) o le da fiebre y además tiene un dolor agudo en las coyunturas.

- Si el dolor es tan fuerte que no puede usar la coyuntura.

- Si una coyuntura de repente se le pone hinchada, roja o adolorida sin que usted sepa por qué.

- Si tiene varias coyunturas muy adoloridas o hinchadas.

- Si de repente le da un dolor de espalda al mismo tiempo que se le entumecen las piernas o que pierde el control para obrar u orinar.

- Si después de seis semanas sigue teniendo el problema y el tratamiento en casa no ayuda.

- Si las grandes dosis de aspirina u otras medicinas para la artritis que esté tomando le causan efectos secundarios (dolor de estómago, náusea, acidez o agruras que no se quitan, o excrementos oscuros que parecen alquitrán). No tome más de la dosis recomendada de una medicina que compre sin receta, a menos que su médico se lo haya aconsejado.

Juanetes y dedos engarrotados

Un **juanete** es una hinchazón de la coyuntura en la base del dedo gordo del pie. El dedo gordo del pie puede desviarse hacia los otros dedos y montarlos. Un **dedo engarrotado** (dedo en martillo) es un dedo del pie que tiene la coyuntura de en medio permanentemente doblada. Ambas condiciones generalmente empeoran si la persona usa zapatos demasiado pequeños o angostos. Estos problemas algunas veces son de familia.

Prevención

• Use zapatos sin tacón (o con tacón bajo) y con suficiente espacio para los dedos. Con frecuencia, los mejores zapatos son los de tenis o baloncesto. Asegúrese de que los zapatos le queden bien. Los zapatos apretados o de tacón alto aumentan el riesgo de que tenga juanetes o dedos engarrotados y empeoran el problema si ya lo tiene.

Tratamiento en casa

Una vez que usted tenga un juanete o un dedo engarrotado, será muy difícil que corrija el dedo completamente. El tratamiento en casa ayudará a que el problema no empeore.

• Use zapatos de tacón bajo, con suficiente espacio para los dedos y buen apoyo para el arco del pie.

• A un par de zapatos viejos, córteles la parte que quede sobre el juanete o el dedo engarrotado, y úselos en casa. O use chanclas cómodas que no le aplasten el área molesta.

• Acolchone el juanete o el dedo engarrotado con una tela adhesiva especial (llamada *moleskin* en inglés) o un cojincito en forma de anillo, para que el calzado no lo talle ni lo irrite.

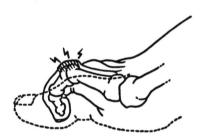

Dedo engarrotado

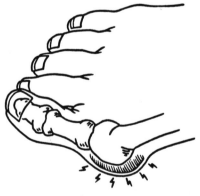

Juanete

• Tome aspirina, ibuprofen o acetaminofeno para calmar el dolor. El hielo y las compresas frías también pueden ayudar.

Cuándo llamar a Kaiser Permanente

• Si le viene de repente un dolor agudo en el dedo gordo del pie y a usted no le han dicho que tenga gota.

• Si el dolor no se mejora con el tratamiento en casa en dos o tres semanas.

• Si el dolor le dificulta o impide caminar o hacer sus actividades diarias.

• Si el dedo gordo del pie empieza a montarse sobre el segundo dedo.

• Si padece de diabetes o de cualquier problema de la circulación. La piel sobre un juanete o un dedo engarrotado puede infectarse fácilmente en las personas que padecen de estos males.

Problemas de los huesos, músculos y coyunturas

Muchas veces usted podrá encontrar la causa de un problema de los huesos, músculos y coyunturas si piensa en cómo le empezó el dolor.

Las lesiones traumáticas (por ejemplo, torcerse un tobillo o doblarse la rodilla) usualmente **causan una torcedura, o hacen que un músculo se jale o que un hueso se rompa (fractura)**. Vea la página 92.

El usar demasiado una coyuntura, ya sea en diferentes ocasiones o una sola vez, puede causar **bursitis o tendinitis**. Vea esta página.

El dolor de las coyunturas que da poco a poco y que no está relacionado con ninguna lesión en particular, puede deberse a **artritis** (vea la página 77) o a mala postura (vea la página 64).

Bursitis y tendinitis

Una bolsa sinovial es un pequeño saco con líquido que ayuda a los músculos a deslizarse fácilmente sobre otros músculos o huesos. Cuando una persona se lastima o usa demasiado una coyuntura o un tendón, la bolsa sinovial se puede poner adolorida, roja, caliente e inflamada. A esto se le llama bursitis. A menudo, la bursitis se desarrolla rápidamente—en unos pocos días—por lo general después de lastimarse o usar mucho cierta parte del cuerpo.

Los tendones son fibras duras, como cuerdas, que conectan los músculos a los huesos. Si una persona usa mucho o se lastima una parte del cuerpo, los tendones de esa área o los tejidos a su alrededor se pueden poner sensibles, adoloridos e inflamados. A esto se le llama tendinitis.

Tanto la bursitis como la tendinitis pueden deberse a trabajos, deportes o actividades caseras que requieran que la persona tuerza una coyuntura repetidamente o que mueva una coyuntura rápidamente, una y otra vez.

La bursitis y la tendinitis pueden dar en diferentes partes del cuerpo y también pueden dar juntas en una misma área. Se recomienda el mismo tratamiento en casa para ambos problemas.

Prevención

Hechos regularmente, los ejercicios de calentamiento y estiramiento pueden ayudar a prevenir la bursitis y la tendinitis. Haga suficientes ejercicios de calentamiento antes de comenzar el ejercicio de otro tipo. Aumente poco a poco la intensidad de la actividad y estírese al terminar. Más adelante, damos consejos para evitar problemas con ciertas coyunturas específicas.

Tratamiento en casa

La bursitis y la tendinitis generalmente se quitan, o por lo menos se calman, en unos cuantos días o semanas, si se evita la actividad que las causó.

El error más común en la recuperación es pensar que el problema ha desaparecido cuando se quita el dolor. Lo más seguro es que la bursitis o la tendinitis le vuelva a dar si usted no toma las medidas necesarias para fortalecer y estirar los músculos alrededor de las coyunturas y si no cambia la manera en que hace ciertas actividades.

• Deje que el área inflamada descanse. Cambie la manera en que hace la actividad que le produce dolor para que pueda hacerla sin molestias. Vea más adelante las recomendaciones para ciertas coyunturas específicas. Para mantenerse en buena forma, haga otras actividades que no molesten el área inflamada.

• Tan pronto como sienta dolor, póngase hielo o compresas frías por períodos de 10 minutos, una vez por hora, durante 72 horas. Siga poniéndose hielo (de 15 a 20 minutos, tres veces al día) mientras que le siga calmando el dolor. Vea la página 95.

Aunque se sienta muy bien darse baños calientes o usar un cojín eléctrico, es mejor usar hielo o compresas frías porque le bajarán la hinchazón y le ayudarán a recuperarse más pronto.

• La aspirina o el ibuprofen pueden ayudar a calmarle el dolor y la hinchazón, pero no tome medicina para aliviar el dolor al mismo tiempo que sigue usando demasiado una coyuntura. Para las dosis de las medicinas vea la página 338.

• Para que una coyuntura no se le ponga tiesa, muévala varias veces al día a todo el alcance que tenga—sin causarse dolor. A medida que el dolor desaparezca, siga haciendo ejercicios de estiramiento y añada ejercicios para fortalecer los músculos afectados.

• Haga ejercicios de calentamiento antes de una actividad y de estiramiento después de la actividad. Después de hacer ejercicio, póngase hielo en el área lesionada para evitar el dolor y la hinchazón.

• Cuando vaya a comenzar una actividad de nuevo, empiece con mucha calma. Aumente la actividad poco a poco y sólo si no le vuelve a causar dolor.

Además de la información general sobre la prevención y el tratamiento en casa para la bursitis y la tendinitis que ya le hemos dado, los siguientes consejos le serán útiles si usted tiene un problema con una coyuntura en particular.

El **dolor de muñeca** se puede deber a una tendinitis en la muñeca. Vea el tratamiento en casa para el "Síndrome del túnel del carpo" en la página 84.

El **dolor de codo** se puede deber a una tendinitis del antebrazo.

• Fortalezca los músculos de la muñeca, el brazo, el hombro y la espalda para ayudar a proteger el codo.

• Una tablilla, férula o codera puede ayudar a calmarle el dolor.

• Use herramientas con mangos más grandes.

• Use las dos manos cuando mezcle o combine grandes cantidades de ingredientes en la cocina.

• Evite golpear raíces muy fuertes en labores de jardinería. Trate de escarbar primero alrededor de las raíces para poder sacarlas de la tierra.

• No haga tiros de pelota que requieran que tuerza el codo (como los tiros de lado o las curvas en el béisbol).

• Use un cabestrillo para apoyarse el codo adolorido durante uno o dos días, pero no más. Para que el codo no se le entiese, haga a diario ejercicios que lo muevan a todo su alcance.

El **dolor de hombro** en la parte de afuera del brazo con frecuencia se debe a una tendinitis o bursitis en la coyuntura del hombro. El dolor de hombro cerca de la base de la nuca, a menudo se debe a tensión en los músculos trapecios. Estos músculos se extienden desde la parte trasera de la cabeza hasta la punta de los hombros. Vea Dolor de cuello en la página 72.

• Use las técnicas apropiadas para lanzar una pelota en deportes como el béisbol y el fútbol americano.

• Use una brazada diferente al nadar: de pecho o de lado en vez de mariposa o crol.

• No cargue cosas pesadas, como sacos o bolsas llenas, en un solo hombro.

• No deje que su hombro adolorido descanse en un cabestrillo por más de dos días. Mantenga el codo a su lado, no frente al cuerpo. Para que el hombro no se le ponga tieso, haga ejercicios para moverlo a todo su alcance, 10 veces al día.

Dolor de cadera: Si una persona tiene tendinitis o bursitis en la cadera, puede sentir dolor a un lado de la misma cuando se levanta de una silla y da unos cuantos pasos, cuando sube escalones, o al manejar. Si el dolor es muy fuerte, también puede ser molesto dormir de lado. El dolor en la cadera también puede deberse a artritis. Vea la página 77.

• Use zapatos con buen soporte y no use tacones altos.

• Cuando suba y baje escaleras, hágalo de escalón en escalón, colocando primero la pierna fuerte, hasta que el dolor se le quite.

• Evite las actividades que le obliguen a tener un lado de la pelvis más alto que el otro. Ejemplos de actividades como éstas pueden ser trabajar inclinado en una ladera, o cargar en una cadera a un niño por ratos largos. Mantenga la pelvis nivelada.

• Duerma del lado que no esté lastimado, con una almohada entre las rodillas, o boca arriba con una almohada bajo las rodillas.

• Vea los ejercicios de estiramiento para la cadera en la página 68. Estírese después de estar activo, antes de que se le enfríen los músculos.

El **dolor en la rodilla** se puede deber a bursitis o tendinitis. Vea Problemas de la rodilla en la página 86.

El **dolor en el talón o el pie** puede deberse a una fascitis en la planta del pie o a una inflamación del tendón de Aquiles. Vea la página 90. Para información sobre el dolor en la espinilla, vea la página 87.

Cuándo llamar a Kaiser Permanente

• Si le da fiebre y una coyuntura se le pone roja y se le hincha rápidamente, o si no puede usar una coyuntura.

• Si sigue teniendo dolor muy fuerte, a pesar de ponerse hielo en la coyuntura y de tenerla en reposo.

• Si el problema es grave y usted no puede pensar en ninguna lesión o actividad que lo haya podido causar.

• Si el dolor sigue por dos semanas o más, a pesar del tratamiento en casa. Su doctor o terapeuta físico puede ayudarle a diseñar su propio plan de ejercicio y tratamiento casero. Para los casos muy graves se pueden tomar medicinas. Entérese de los riesgos y alternativas antes de aceptar cualquier tratamiento.

Síndrome del túnel del carpo

El túnel del carpo es una vía angosta de hueso y ligamento en la muñeca. El nervio que controla la sensación en sus dedos y algunos músculos de la mano pasa a través de este túnel, junto con algunos tendones de los dedos. Cuando una persona mueve o usa la mano o la muñeca una y otra vez, los tendones se pueden inflamar y aplastar al nervio contra el hueso.

Cuando esto sucede, hay dolor y entumecimiento en la mano y los dedos. A este problema se le llama síndrome del túnel del carpo.

Los síntomas de este síndrome incluyen:

• Entumecimiento o cosquilleo en todos los dedos, excepto el meñique, en una o ambas manos.

• Dolor de muñeca que también puede afectarle los dedos y extenderse hasta el brazo.

• Dolor en la mano o en la muñeca que con frecuencia es peor en la noche y en la madrugada.

El síndrome del túnel del carpo puede ser causado por cualquier cosa que produzca una hinchazón que afecte el nervio; por ejemplo, la artritis reumatoide o un quiste en el tendón. Pero en la mayoría de los casos, este síndrome se debe a la inflamación producida por el uso excesivo de los tendones. Usualmente la inflamación se debe a movimientos repetitivos de las manos y los dedos con la muñeca doblada. El embarazo, la diabetes, una tiroides que funciona menos de lo normal y las píldoras anticonceptivas aumentan el riesgo de padecer de este síndrome.

Prevención

• Evite movimientos repetitivos con la muñeca doblada. Mantenga la muñeca recta al:

  ○ Dibujar o escribir a mano o a máquina

  ○ Manejar

  ○ Usar herramientas eléctricas, pinzas o tijeras

∘ Tocar el piano u otros instrumentos musicales

∘ Tejer, bordar, coser

• Cuando haga este tipo de actividades, tome descansos frecuentes (cinco minutos cada hora). Estire todos los dedos y cámbielos de posición con frecuencia.

• Aprenda a escribir a máquina, o a tejer, suavemente.

• Mantenga una buena postura. No se jorobe ni se desaliñe.

Tratamiento en casa

• Si siente dolor en la muñeca, hágale caso. Si puede, deje de hacer la actividad que le causó el problema. Si las molestias disminuyen, empiece a hacer la actividad otra vez, poco a poco, tratando aún más de mantener la muñeca recta.

• Si no puede dejar de hacer la actividad, trate de hacerla de otra manera para no agravar más el problema. Si puede, a ratos haga tareas diferentes para que así no pase más de una o dos horas haciendo una actividad con las manos.

• Antes de comenzar a trabajar, prepárese las manos. Haga movimientos circulares con la muñeca y estírese los dedos y las muñecas. Repita esto cada hora.

• Use un cojín largo y angosto para apoyarse las muñecas cuando use el teclado de su computadora. El cojín le ayudará a mantener la muñeca en línea recta. Sin embargo, no use el apoyo del cojín constantemente. También puede usar un cojincillo si realiza labores en una línea de ensamblaje con piezas pequeñas, como de computadora.

• Tome aspirina, ibuprofen, o acetaminofeno para calmar el dolor.

• Póngase hielo o compresas frías sobre la muñeca del lado de la palma. Vea "Hielo y compresas frías" en la página 95.

• Una tablilla que mantenga la muñeca recta o un poco extendida (no más de 15 grados), puede ayudar a calmarle el dolor. Aunque use la tablilla, haga también un verdadero esfuerzo por cambiar las actividades que le causen el dolor. Use la tablilla por la noche o cuando levante cosas pesadas. Las tablillas se consiguen en algunas farmacias y en tiendas que venden artículos para hospitales.

• Cuando ya no tenga dolor, comience a hacer ejercicios de fortalecimiento para los brazos y el torso. Así podrá mantener una buena postura y detener la muñeca recta sin ayuda de una tablilla.

• A algunas personas se les calma el dolor si toman 50 mg de vitamina B_6, dos veces al día. (Hable con su médico antes de tomar vitamina B_6).

• El comer menos sodio (vea la página 301), puede ayudarle a retener menos agua en el cuerpo. Esto a su vez puede hacer que baje la hinchazón en la muñeca.

• No duerma sobre sus manos.

Cuándo llamar a Kaiser Permanente

Un profesional de la salud puede confirmar el diagnóstico, ajustarle una tablilla a su medida o en casos graves, recomendarle una operación. Llame a un profesional de la salud:

- Si el dolor o entumecimiento es agudo y no se alivia con reposo, cambios de posición, hielo o una dosis normal de aspirina, ibuprofen o acetaminofeno.

- Si la mano se le pone débil y no puede agarrar objetos con fuerza.

- Si tiene molestias leves que no mejoran después de un mes de prevención y tratamiento en casa.

- Si queda cualquier entumecimiento después de un mes de tratamiento en casa. El entumecimiento prolongado puede producir una pérdida permanente en algunas funciones de la mano.

Problemas de la rodilla

La rodilla es una coyuntura fácil de lastimar. Básicamente, consiste de dos huesos largos de la pierna unidos con ligamentos y músculos. Los problemas resultan cuando esforzamos demasiado la coyuntura. Los tres problemas más comunes de la rodilla son:

- Lastimaduras de los ligamentos y músculos causadas por un golpe en la rodilla, que la hace doblarse de un modo anormal. Vea Músculos jalados, torceduras y huesos rotos en la página 92.

- Dolor de la rótula. Este problema causa dolor cuando la persona corre de bajada, cuando sube o baja escaleras, o después de estar sentada por un buen rato.

- Tendinitis patelar. Ésta es una inflamación del tendón que conecta la rótula (o patela) con la tibia. Este problema es común en los jugadores de baloncesto y de vóleibol.

Prevención

- La mejor manera de evitar los problemas de la rodilla es estirando y fortaleciendo los músculos de la pierna. Los ejercicios que fortalecen y estiran los músculos de la parte trasera de la pierna y los músculos del muslo son especialmente útiles. Vea la página 282.

- No haga sentadillas hasta el suelo.

- No corra de bajada, a menos que esté en plena forma física.

- No use zapatos de taco cuando haga deportes toscos como el fútbol americano.

- Use zapatos que le apoyen bien el arco del pie. Use un nuevo par de zapatos de correr cada 300 a 500 millas (500 a 800 kilómetros).

- No use zapatos de tacón alto.

- También vea Bursitis y tendinitis en la página 81.

Dolores de crecimiento

A los niños de 6 a 12 años de edad muchas veces les dan "dolores de crecimiento" en las piernas durante la noche. No se conoce la causa de estos dolores, pero no son dañinos. Un cojín eléctrico, el acetaminofeno y los masajes suaves en las piernas pueden aliviar las molestias.

Tratamiento en casa

- Póngase hielo en la rodilla. Vea "Hielo y compresas frías" en la página 95.

- Reduzca por lo menos a la mitad las actividades que le causen dolor.

- Una rodillera o venda elástica, con una abertura para la rótula, que ayude a mantenerla en su lugar, puede calmarle el dolor durante la actividad. Usted puede comprar una en cualquier farmacia o en una tienda de artículos deportivos.

- Estire los músculos de la parte delantera y trasera del muslo justo después de hacer ejercicio (antes de que los músculos se enfríen). Vea la página 282.

- También vea Torceduras en la página 92 y Bursitis y tendinitis en la página 81.

- Si el dolor de la rodilla no se debe a una lesión reciente o pasada ni está relacionado con el ejercicio, vea Artritis en la página 77.

Cuándo llamar a Kaiser Permanente

- Si la rodilla se bambolea de lado a lado o le falla.

- Si cuando se lastimó la rodilla, usted oyó o sintió un tronido, e inmediatamente después de la lesión la rodilla se le hinchó.

- Si no puede enderezar la rodilla o si la coyuntura se le "traba".

- Si la rodilla está roja, caliente, hinchada y le duele al tocársela.

- Si el dolor es muy fuerte o no mejora bastante dentro de dos a cinco días.

Calambres musculares y dolor de pierna

Los calambres en la pierna y en los músculos (como el "dolor de caballo") son bastante comunes. Con frecuencia dan al hacer ejercicio, sobre todo de noche o cuando hace mucho calor. Los calambres se pueden deber a la deshidratación o a una baja en los niveles de potasio del cuerpo. Otra causa es usar un músculo sin estirarlo bien.

También puede dar dolor en la espinilla, sobre todo cuando una persona acaba de aumentar el ejercicio que hace.

La artritis también puede causar dolor en la pierna (vea la página 77). El dolor que baja por la parte trasera de la pierna desde las nalgas hasta el pie, se puede deber a la ciática. Vea la página 63.

La flebitis, que es una inflamación de una vena, también puede causar dolor en una pierna (generalmente no en ambas). Esta condición puede ser grave si los coágulos que se forman en la vena se desprenden y se alojan en los pulmones. Es más común después de una operación o de estar en cama mucho tiempo. El endurecimiento de las arterias (arteriosclerosis) en la pierna también puede causar dolor que es peor cuando la persona está activa y que se mejora con reposo.

Prevención

- Haga suficientes ejercicios de calentamiento y estiramiento antes de cualquier actividad. Estírese después de hacer ejercicio para evitar que los músculos calentados se encojan y se acalambren.

- Tome agua extra antes y durante el ejercicio, sobre todo cuando haga calor o el aire esté muy húmedo.

- Coma suficientes alimentos ricos en potasio, como plátanos, jugo de naranja y papas.

- Para que no le den calambres en el estómago al hacer ejercicio, estire bien los costados antes de empezar su rutina y aprenda a respirar profundo. Vea la página 286.

- Si los calambres lo despiertan por la noche, dese un baño caliente y haga algunos ejercicios de estiramiento antes de acostarse. Tápese bien las piernas cuando duerma para que no se le enfríen.

Tratamiento en casa

Si sólo tiene dolor, hinchazón o pesadez en una pantorrilla, u otras señas que le hagan pensar que tiene flebitis (vea "Cuándo llamar a Kaiser Permanente", más adelante), llame a su doctor antes de intentar tratarse en casa.

- Siga las guías de prevención.

- Estire el músculo acalambrado cuidadosamente. Sóbese el área del calambre.

- Enderece la pierna, agárrese el pie y jálelo hacia usted para estirar la pantorrilla.

- Tome más agua. La deshidratación muchas veces causa calambres.

- Si tiene dolor en la espinilla, lo mejor que puede hacer es ponerse hielo, tomar aspirina, ibuprofen o

acetaminofeno y descansar una o dos semanas. Luego empiece a hacer ejercicio otra vez, poco a poco. Si su recuperación va muy lenta, piense en probar el tratamiento en casa para las fracturas por estrés. Vea la página 93.

Cuándo llamar a Kaiser Permanente

- Si usted tiene los siguientes síntomas:

  o Dolor en lo profundo de la pierna o la pantorrilla

  o Sensación de calor, enrojecimiento, o dolor a lo largo de una vena de la pierna

  o Hinchazón de una pierna

  o Una pierna está blanca o azul y fría

  o Respiración corta o dolor en el pecho

- Si los calambres de la piernas empeoran o siguen a pesar de darse tratamiento en casa y tomar medidas de prevención.

- Si los calambres o los dolores en la pierna ocurren una y otra vez cuando hace ejercicio, aunque sea algo ligero como caminar, y aunque se le quiten cuando descansa.

Osteoporosis

La osteoporosis o "huesos quebradizos" es una condición que afecta al 25 por ciento de las mujeres mayores de 60 años. Es mucho menos común y menos grave en los hombres. La osteoporosis se debe a la pérdida del material y la fuerza de los huesos. Es más frecuente durante la menopausia, cuando el cuerpo tiene menos estrógeno (hormona femenina). Los huesos debilitados por la osteoporosis se rompen o se fracturan fácilmente. Corren un mayor riesgo de padecer de osteoporosis las personas delgadas, las de raza asiática o caucásica, las personas que no hacen ejercicio y las que tienen parientes con osteoporosis. Las mujeres que fuman o toman bebidas alcohólicas también corren un mayor riesgo.

La osteoporosis es una enfermedad silenciosa; puede que no haya ningún síntoma hasta que la persona se rompa un hueso y las radiografías muestren que tiene la enfermedad. La primera seña puede ser un dolor en la cadera o la cintura, o una hinchazón dolorosa en la muñeca después de una caída.

Prevención

Hay que comenzar a fortalecer los huesos desde la niñez. Los huesos alcanzan su mejor condición entre los veinte y cuarenta años de edad. Estos consejos pueden ayudarle a crecer con huesos fuertes y a mantenerlos así durante toda su vida.

• Haga el tipo de ejercicio que hace que su cuerpo aguante su propio peso, como por ejemplo caminar. Hecho regularmente, el ejercicio ayuda a mantener los huesos fuertes. Vea el Capítulo 17.

• Coma bastantes alimentos ricos en calcio. En promedio, los norteamericanos consumen más o menos 500 mg de calcio al día, pero se recomiendan 1.000 mg. Las mujeres embarazadas o las madres que están dando pecho deben tomar unos 1.200 mg al día. Después de que se ha levantado la regla (menopausia), se recomiendan de 1.000 a 1.500 mg. La mejor fuente de calcio son los productos hechos con leche descremada (como el yogur, queso y requesón). Vea la página 300.

• Si usted no puede conseguir suficiente calcio en lo que come, tome a diario dos o tres tabletas de carbonato de calcio (por ejemplo, tabletas TUMS) con sus comidas o con leche. No tome más de cuatro o seis tabletas al día y beba mucha agua, ya que le pueden causar estreñimiento.

• No fume, y si toma bebidas alcohólicas, hágalo sólo en pequeñas cantidades (no más de una copa al día).

Cuándo llamar a Kaiser Permanente

• Si usted corre riesgo de que le dé osteoporosis y se está acercando a la menopausia, hable con un doctor sobre la posibilidad de que le recete estrógeno u otras hormonas (terapia de reemplazo hormonal). Esta es la forma más efectiva de evitar la osteoporosis. Vea la página 206.

• Si una caída le causa dolor en la cadera o si no se puede levantar después de una caída.

• Si tiene un dolor de espalda repentino y sin explicación, que no mejora después de dos o tres días de tratamiento en casa.

Fascitis plantar

La planta del pie está cubierta de una capa gruesa y fibrosa de tejido, llamada fascia. Cuando esta capa se inflama y se pone adolorida, se dice que la persona tiene fascitis plantar. Este problema es más común entre los atletas (sobre todo los corredores), las personas gordas y las que tienen entre 40 y 60 años de edad. Ciertos ejercicios repetitivos, como por ejemplo los deportes en que hay que correr y saltar mucho, pueden causar dolor en el talón y fascitis plantar.

El ladear el pie hacia adentro demasiado al caminar, también puede causar dolor en el talón y fascitis plantar. Esta forma incorrecta de caminar puede deberse a diferentes causas: zapatos que no apoyan bien el arco del pie, zapatos gastados, los músculos de la pantorrilla están tiesos o la persona corre de bajada o sobre terreno disparejo.

La inflamación del tendón de Aquiles puede causar dolor en la parte trasera del talón.

Cuando se forma un depósito de calcio donde el tejido de la planta del pie se une al talón, se dice que la persona tiene una "espuela" en el talón. Para este problema se usa el mismo tratamiento en casa que para la fascitis plantar.

Prevención

• Estire el tendón de Aquiles y los músculos de la pantorrilla varias veces al día (vea la página 282). Estirarse es importante tanto para los atletas como para las personas que no lo son.

• Mantenga un peso razonable de acuerdo a su estatura.

• Use buenos zapatos de deporte con suelas bien acolchonadas y buen soporte para el arco. Cómprese nuevos zapatos varias veces al año, porque después de unos meses se gastan y ya no protegen bien los pies.

• Acostúmbrese a seguir ciertos buenos hábitos cuando haga ejercicio. Aumente lentamente el número de millas que corre, no entrene ni corra demasiado en subidas, y en vez de correr por el pavimento, busque superficies más blandas (como pasto o tierra).

• No sólo corra. Combine este ejercicio con otros deportes (como nadar o andar en bicicleta).

Tratamiento en casa

El tratar las primeras señas de la fascitis plantar con hielo y descanso puede ayudar a evitar que el dolor del talón se vuelva crónico.

• Haga actividades de pie, como correr o caminar, sólo mientras que no le causen dolor.

• Póngase hielo en el talón. Vea "Hielo y compresas frías" en la página 95.

• Si quiere, pruebe uno de los soportes para el arco del pie que se compran sin receta médica (por ejemplo, el de marca Spenco).

• No camine descalzo hasta que el dolor se le quite por completo. Apóyese los arcos de los pies para cualquier actividad que haga de pie, inclusive para caminar al baño en la noche. Use zapatos o chanclas con soportes para el arco.

- Para calmarse el dolor a corto plazo, tome aspirina o ibuprofen.

- Estire los músculos de la pantorrilla. Vea la página 282.

- Si tiene inflamación del tendón de Aquiles, vea si le ayuda ponerse cuñas en ambos zapatos para alzarse los talones. Use las cuñas sólo hasta que el dolor se le quite (siga con otros cuidados).

- No siga corriendo si siente dolor. Haga su actividad sólo de tal forma que no le cause dolor. Para curarse más pronto pruebe actividades como nadar o andar en bicicleta.

- No vuelva a hacer actividades que le causen choques y sacudidas al cuerpo (como correr) hasta que haya pasado una semana sin dolor. Cuando comience de nuevo, hágalo poco a poco y póngase hielo en el talón cuando termine. Siga todo este proceso cada vez que el dolor le vuelva a dar.

Cuándo llamar a Kaiser Permanente

- Si el dolor en el talón le da con fiebre, o si el talón también se pone rojo o caliente, o si tiene entumecimiento o cosquilleo en el talón.

- Si el dolor sigue aún cuando usted no está parado o poniéndole peso al talón.

- Si el dolor en el talón no se le quita en una o dos semanas más, a pesar del tratamiento en casa.

Lesiones deportivas

Las lesiones son comunes entre las personas que hacen mucho ejercicio. La mayoría de las lesiones deportivas se deben a cosas como golpes y torceduras (lesiones traumáticas) o al uso excesivo de una parte del cuerpo. Se pueden evitar con acondicionamiento, entrenamiento y el equipo apropiado.

Lesiones traumáticas:

Vea Músculos jalados, torceduras y huesos rotos en la página 92.

Vea Fracturas por estrés en la página 93.

Vea Dedo trabado en la página 93.

Lesiones por uso excesivo:

Vea Dolor de codo en la página 83.

Vea Tendinitis patelar en la página 86.

Vea Bursitis y tendinitis en la página 81.

Vea Inflamación del tendón de Aquiles en la página 90.

Vea Fascitis plantar en la página 90.

Prevención

- Haga ejercicios de calentamiento antes de comenzar su rutina de ejercicios. Es más fácil que los músculos y los ligamentos se lastimen cuando están fríos y tiesos. Termine su rutina poco a poco y vaya haciendo menos esfuerzo hacia el final. Después de terminar, haga ejercicios de estiramiento. Vea la página 282.

- Aumente poco a poco la intensidad y duración de las actividades y del ejercicio. A medida que su condición física vaya mejorando, usted podrá hacer ejercicios más pesados sin lastimarse.

- Use las técnicas y el equipo deportivo apropiado. Por ejemplo, para correr o caminar use zapatos bien acolchonados con buen soporte; cuando vaya a patinar use rodilleras y coderas; si le gusta andar en bicicleta, asegúrese de que el asiento y el manubrio estén a un buen ángulo y altura para usted.

- Varíe sus sesiones largas y pesadas de ejercicio con sesiones más cortas y calmadas para dejar que su cuerpo descanse. Por ejemplo, si usted corre, combine carreras largas y pesadas con unas más fáciles y cortas. Si levanta pesas, no ejercite los mismos músculos dos días seguidos.

- Haga diferentes tipos de actividades regularmente para que sus músculos puedan descansar. Por ejemplo, si un día corre, otro día nade o ande en bicicleta.

- Hágales caso a sus dolores y aflicciones. Si al sentir las primeras señales de dolor, usted descansa o hace menos actividad por unos cuantos días, quizás pueda evitar problemas más serios.

Tratamiento en casa

El mayor reto del tratamiento en casa para las lesiones deportivas es el de descansar lo suficiente para poder recuperarse, sin perder uno su buena condición física. Aquí tiene algunas sugerencias para lograrlo:

- Mantenga el resto de su cuerpo en buena condición haciendo actividades que no le fuercen el área lesionada. Por ejemplo, nade o ande en bicicleta si tiene dolor en los tobillos o en los pies; camine o ande en bicicleta si se lastimó los hombros o los codos. También haga ejercicios en el piso.

- No se apure por volver a hacer la actividad que le causó la lesión. Las otras actividades pueden ayudarle a mantenerse en buena condición física.

- Regrese a su rutina normal poco a poco. Comience a un paso lento y tranquilo y auméntelo sólo si no tiene dolor.

- Separe su deporte en partes. Por ejemplo, si puede tirar una pelota a una distancia corta sin dolor, trate de tirarla más lejos. Si puede caminar sin problemas, vea cómo se siente si trota. Si esto tampoco le causa problemas, empiece a correr otra vez, poco a poco.

- También vea Bursitis y tendinitis en la página 81.

- La siguiente sección explica cómo saber si un hueso está roto.

Músculos jalados, torceduras y huesos rotos (fracturas)

Uno se puede lastimar un músculo si hace una actividad que lo **jala o estira demasiado**.

Una **torcedura** es otro tipo de lesión que afecta a un músculo y a los ligamentos, tendones o tejidos alrededor de una coyuntura.

Una **fractura** es un hueso roto.

Estos tres tipos de lesiones causan dolor e hinchazón. Muchas veces es difícil saber si uno tiene un músculo jalado, una torcedura o un hueso roto. Por lo general, una lesión es peor cuando hay hinchazón rápida. Muchas veces, uno se lastima de las tres formas a la vez.

La mayoría de los músculos jalados y torceduras leves pueden tratarse en casa. Pero para las torceduras severas y las fracturas hay que recibir cuidado profesional. Dese tratamiento en casa mientras espera ver a su doctor.

Puede que usted tenga una torcedura grave o un hueso roto si:

• Se nota que el área lesionada está hinchada.

• El área lesionada está torcida o doblada de un modo que no es normal, o un hueso ha roto la piel.

• El área lesionada está morada.

• El dolor de la lesión no le permite mover la parte herida como de costumbre (por ejemplo, quizás no pueda caminar).

Una **fractura por estrés** (sobrecargo) es una pequeña rajadura en un hueso causada por uso constante y excesivo. Este tipo de rotura da comúnmente en los huesitos del pie de las personas que entrenan mucho para correr y jugar baloncesto u otros deportes. La seña principal es un dolor en el pie que no se quita y una sensibilidad que aumenta al usar el pie. Puede que no se note ninguna hinchazón.

Un "dedo trabado" es un tipo de torcedura que sucede cuando un dedo del pie o de la mano se dobla mal o se golpea.

Cómo entablillar

Las tablillas sirven para mantener fijo un hueso que pueda estar roto—para así evitar que se dañe más. Hay dos formas de entablillar: sujetando la parte lesionada a un objeto rígido o sujetándola a otra parte del cuerpo.

Para el primer método, use una cuerda o cinturón para atar la parte lesionada a periódicos o revistas enrolladas, a una tablilla, un palo o cualquier cosa rígida.

Coloque la tablilla de modo que la parte lesionada no se pueda doblar. Una regla general es entablillar desde la coyuntura que queda arriba de la fractura hasta la siguiente coyuntura que queda más abajo de la fractura. Por ejemplo, entablille el antebrazo desde más arriba del codo hasta más abajo de la muñeca.

Para el segundo método, vende un dedo roto del pie junto con otro sano o si una persona tiene el brazo roto, crúceselo sobre el pecho y áteselo allí.

Prevención

• No suba escaleras con las dos manos llenas. Asegúrese de que siempre pueda ver por dónde va caminando.

• No cargue cosas demasiado pesadas.

• Use un banco o una escalera para alcanzar algo. No se pare en sillas u otros objetos.

Vea los consejos para la prevención de lesiones deportivas en la página 91.

Tratamiento en casa

Por lo general, el tratamiento básico para las lesiones de los músculos, ligamentos, tendones o huesos es el mismo. El tratamiento tiene dos etapas. El propósito de la primera etapa es tratar el dolor agudo o la lesión con descanso, hielo, compresión y alzamiento. El propósito de la segunda etapa es ayudar a la lesión a sanar completamente y evitar problemas en el futuro. Eso se logra por medio de movimiento, fortalecimiento y actividades que no fuerzan la parte lesionada. Para la mayoría de las lesiones hay que comenzar de inmediato la primera etapa. Si usted cree que se ha roto el hueso, entablille la parte afectada para evitar que se lastime más. Si se ha torcido un dedo o parte de la mano, quítese todos los anillos de inmediato. Vea la página 96.

Descanso. No ponga peso en la coyuntura lesionada, por lo menos durante 24 a 48 horas.

- Use muletas si tiene una torcedura grave de la rodilla o el tobillo.

- Si tiene una muñeca, un codo o un hombro torcido, use un cabestrillo. Aunque sea una molestia, vale la pena, porque así la lesión sanará más rápido.

- Si se ha torcido un dedo de la mano o del pie, enróllelo junto con un dedo sano, con tela adhesiva. Así el dedo lastimado podrá descansar.

Para sanar, un músculo, ligamento o tendón lesionado necesita tiempo y descanso. Las fracturas causadas por estrés necesitan de dos a cuatro meses de descanso.

Hielo. El frío calma el dolor, baja la hinchazón y estimula la recuperación. El calor es agradable, pero hace más daño que provecho si se usa antes de que baje toda la hinchazón.

- Póngase hielo o compresas frías de inmediato para evitar la hinchazón lo más posible. Para las lesiones que son difíciles de alcanzar, las compresas sirven mejor. Vea la página 95.

Compresión. Vende la parte lesionada con una venda elástica (de marca *Ace*, por ejemplo) para apretar la torcedura y evitar que se mueva. Es importante que la venda no quede muy apretada, porque eso puede causar aún más hinchazón. Afloje la venda si se pone muy apretada. Si la venda está muy apretada quizás usted sienta que puede seguir usando la coyuntura. Pero con o sin la venda, la coyuntura necesita un descanso total por uno o dos días.

Alzamiento. Ponga en alto (sobre almohadas) la parte lastimada mientras le aplica hielo o siempre que esté sentado o acostado. Trate de mantener la lesión al nivel del corazón o más arriba para ayudar a limitar la hinchazón.

- La aspirina o el ibuprofen puede ayudar a calmar la hinchazón y el dolor. No use medicinas para ocultar el dolor mientras usted sigue usando la coyuntura lastimada. No les dé aspirina a los niños o jóvenes menores de 20 años. Vea las guías para dar aspirina en la página 338.

- Algunos expertos recomiendan el uso de calor (compresas o lienzos calientes, cojín eléctrico) después de usar hielo o compresas frías durante

Hielo y compresas frías

El hielo puede calmar el dolor, la hinchazón y la inflamación. Cuando usted tenga una lesión, use el hielo de un modo consistente. Use una compresa fría comercial o haga una en casa así:

- Toalla helada: moje una toalla con agua fría y escúrrala hasta que quede apenas húmeda. Doble la toalla, métala en una bolsa de plástico y congélela por 15 minutos. Saque la toalla de la bolsa y póngala en el área afectada.

- Paquete de hielo: ponga una libra (medio kilo) de hielo en una bolsa de plástico. Añádale agua hasta que apenas cubra el hielo. Sáquele el aire a la bolsa y ciérrela bien. Envuelva la bolsa en una toalla mojada y póngala en el área afectada.

- Compresa fría casera: vea las instrucciones en la página 329.

Use compresas frías por lo menos tres veces al día. Durante las primeras 72 horas, ponga las compresas 10 minutos cada hora. Después úselas de 15 a 20 minutos, tres veces al día: en la mañana, en la tarde después de la escuela o del trabajo, y media hora antes de acostarse. También póngase hielo o compresas frías después de hacer una actividad muy larga o ejercicio pesado.

Siempre ponga una toalla húmeda entre la piel y la compresa y empuje con firmeza contra todas las curvas del área afectada. No use hielo por más de 15 ó 20 minutos a la vez y no se quede dormido con el hielo sobre la piel.

48 horas. Pero otros expertos piensan que el calor puede aumentar la hinchazón y no lo recomiendan. Si usted decide usar calor, no se ponga nada que sea tan caliente que lo sienta incómodo.

Comience la segunda etapa del tratamiento tan pronto como se le pasen el dolor y la hinchazón. Esto puede ser en dos días o hasta en una semana o más, dependiendo del lugar y la gravedad de la lesión. Vuelva a hacer deportes y actividades poco a poco. Cualquier aumento de dolor querrá decir que usted necesita descansar un poco más tiempo.

Movimiento. Después de una lesión, trate de empezar a mover la parte que se haya lastimado a todo su alcance, tan pronto como pueda. Después de uno o dos días de descanso, comience a mover la coyuntura. Si una actividad le causa dolor, deje que la coyuntura descanse más. Si usted estira con cuidado la parte lastimada mientras se recupera, no perderá nada del movimiento a largo plazo.

Fortalecimiento. Una vez que la parte lesionada no esté hinchada y haya recuperado todo su movimiento, empiece poco a poco a fortalecerla de nuevo.

Otras actividades. Después de los primeros días, pero mientras la parte lesionada aún esté sanando, comience a hacer ejercicio regularmente otra vez. Pero escoja actividades o deportes que no fuercen la parte lesionada. Vea la página 92.

Cómo quitarse un anillo

Si usted no se quitó un anillo antes de que un dedo torcido se le hinchara, pruebe el siguiente método para quitárselo:

- Pase por debajo del anillo, hacia la mano, la punta de un pedacito de hilo resbaloso, como por ejemplo seda dental.

- Enrolle el hilo alrededor del dedo hacia afuera, empezando del lado del anillo que queda junto al dedo (no la mano). Enrolle el hilo más allá del nudillo del dedo. El hilo no debe quedar muy apretado—aunque sí ajustado—y cada vuelta del hilo debe estar justo junto a la anterior.

- Agarre la punta del hilo que está estirada bajo el anillo y comience a desenrollarlo. Vaya empujando el anillo hacia donde va desenrollando el hilo, hasta que el anillo libre el nudillo.

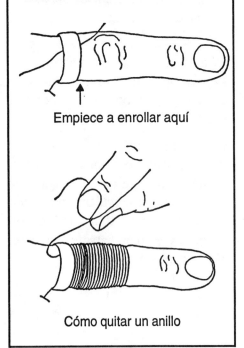

Empiece a enrollar aquí

Cómo quitar un anillo

Cuándo llamar a Kaiser Permanente

- Si usted cree que tiene una torcedura grave o una fractura (vea la página 93), llame para conseguir una cita de cuidado urgente o una cita para ese mismo día. Si usted entablilla la lesión y le pone hielo, una pequeña demora en ver a un profesional médico no afectará el resultado.

- Si una coyuntura torcida está muy inestable, no soporta el peso de su cuerpo o se mueve de lado a lado.

- Si el dolor sigue siendo muy fuerte, después de dos días de tratamiento en casa.

- Si una torcedura no mejora después de cuatro días de tratamiento en casa.

Debilidad y fatiga

Tener una **debilidad** quiere decir no tener suficiente fuerza para mover como de costumbre un brazo, una pierna u otros músculos.

La **fatiga** es una sensación de cansancio, de estar exhausto o de no tener energía.

Una debilidad de los músculos, sin una causa conocida, usualmente es algo más serio. Se puede deber a un problema del metabolismo, como la diabetes (vea la página 306), a problemas de la tiroides o de los riñones o a una embolia o derrame cerebral. Llame a su doctor de inmediato.

En cambio, la fatiga con frecuencia se puede tratar eficazmente en casa. En la mayoría de los casos, la fatiga se

Síndrome de fatiga crónica

El síndrome de fatiga crónica es una enfermedad parecida a la gripe que causa una fatiga grave durante más de seis meses. Otras señas son: fiebre moderada, dolor de garganta, dolor de los nodos linfáticos, debilidad y dolor muscular, dolores de cabeza y problemas para dormir.

Este síndrome es difícil de diagnosticar. No hay una prueba de laboratorio definitiva que apunte al problema. Muchas otras enfermedades, como la depresión, los problemas de la tiroides o la mononucleosis causan síntomas parecidos. Un diagnóstico de este síndrome sólo se puede hacer después de que la fatiga y otros síntomas hayan durado por lo menos seis meses y otras posibles causas hayan sido descartadas.

La fatiga y los otros síntomas usualmente le dan de repente a una persona, que hasta entonces se había sentido bien. Las bases del tratamiento son un descanso adecuado, una dieta balanceada y ejercicio ligero. No hay medicinas que curen el síndrome de fatiga crónica. Pero se pueden tratar diferentes síntomas específicos y esto puede ser de ayuda. Para el tratamiento de la depresión, la cual afecta más o menos a la mitad de las personas con este síndrome, vea la página 317.

Llame a su doctor si le da una fatiga fuerte sin razón, que no le permite hacer sus actividades por una semana o más, a pesar del tratamiento en casa.

debe a falta de ejercicio, mucha tensión o demasiado trabajo, desvelo, depresión, preocupaciones o aburrimiento. La gripe y el catarro a veces pueden causar fatiga y debilidad, pero éstas se quitan a medida que la enfermedad va pasando.

Prevención

- La mejor manera de evitar la fatiga es haciendo ejercicio regularmente. Si siente que está demasiado cansado para hacer ejercicio pesado, trate de caminar un poco.

- Coma una dieta bien balanceada. Vea el Capítulo 18.

- Mejore sus hábitos de dormir. Vea la página 321.

- Resuelva las causas de su depresión y angustias. Vea la página 317.

Tratamiento en casa

- Siga las guías de prevención y tenga paciencia. Puede tardarse en recuperar su energía.

- Hágale caso a su cuerpo. Alterne el descanso con el ejercicio.

- Limite las medicinas que puedan ser parte de la causa. Los tranquilizantes y las medicinas para la gripe y las alergias son de los medicamentos que con más frecuencia causan fatiga.

- Tome menos bebidas alcohólicas y cafeína (café, té negro y algunos refrescos). No fume.

- Vea menos televisión. Mejor use su tiempo para estar con amigos, hacer nuevas actividades o ir de paseo o de viaje.

Cuándo llamar a Kaiser Permanente

- Si tiene una debilidad de los músculos en algún área del cuerpo, sin una causa conocida.

- Si de repente pierde peso, sin saber por qué.

- Si a pesar del tratamiento en casa, no puede hacer sus actividades usuales.

- Si no tiene más energía después de seis semanas de tratamiento en casa.

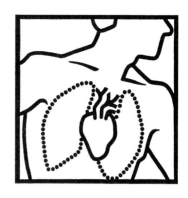

Capítulo 7

Problemas del pecho y de la respiración

Los problemas del pecho pueden ser tan leves como un catarro o tan serios como un ataque al corazón. Este capítulo le ayudará a decidir qué hacer en casa y cuándo llamar al doctor para la mayoría de los problemas del pecho. Este capítulo también incluye el tratamiento de alergias, catarro (resfriado), dolor de garganta, sinusitis y amigdalitis ("anginas"), ya que muchas veces estas condiciones están relacionadas con problemas del pecho y de la respiración.

Para empezar, le recomendamos que vea el cuadro de la página siguiente. Éste le indicará dónde encontrar la información que necesita para tratar problemas tan variados como el asma y la pulmonía, o los ataques al corazón y la acidez (agruras). Si usted no encuentra lo que busca, por favor vea el índice (la lista de temas al final del libro).

Alergias

Hay alergias de todo tipo. La alergia más común es la fiebre del heno o "catarro alérgico". Cuando a una persona le da esta alergia, los ojos le lloran y le pican, la nariz le escurre o se le tapa, o le da comezón; la persona estornuda, no puede oler y tiene dolor de cabeza y cansancio. Quizás también le salgan ojeras y sienta un goteo por la parte de atrás de la garganta. Un niño con alergias puede roncar, despertarse con dolor de garganta, respirar por la boca y tallarse frecuentemente la nariz. Muchas veces, los síntomas de las alergias son como los del catarro, pero por lo general duran más tiempo.

Las causas más comunes de las alergias son diferentes cosas pequeñísimas que flotan en el aire, como el polen, un tipo de ácaros chiquititos que viven en el polvo de la casa, el moho y la caspa de los animales. Las

Problemas respiratorios y del pecho, nariz y garganta

Síntomas respiratorios o del pecho	Posibles causas
Dificultades o silbidos al respirar	Vea Alergias, pág. 99; Asma, pág. 103; Bronquitis, pág. 108; Pulmonía, pág. 117.
Respiración forzada, rápida y corta	Vea Pulmonía, pág. 117.
Dolor del pecho con tos, fiebre y flema de color verde amarillento o gris	Vea Bronquitis, pág. 108; Pulmonía, pág. 117.
Molestia, dolor o ardor detrás del esternón	Vea Acidez, pág. 51; Dolor de pecho, pág. 109
Dolor del pecho con sudores y pulso rápido	Posible ataque al corazón. Llame para pedir ayuda. Vea RCP, pág. 234.
Tos	Vea Tos, pág. 113.

Síntomas de la nariz y de la garganta	Posibles causas
Nariz tapada o que escurre con ojos llorosos, estornudos	Vea Alergias, pág. 99; Catarros, pág. 111.
Señas de catarro con fiebre, dolor de cabeza, dolores en el cuerpo	Vea Gripe, pág. 114.
Moco espeso verde, amarillo o gris con fiebre y dolor en la cara	Vea Sinusitis, pág. 118.
Mal olor que sale de la nariz; tejidos de la nariz hinchados e inflamados	Vea Objetos en la nariz, pág. 261; Sinusitis, pág. 118.
Tejidos de la nariz pálidos y azulosos	Vea Alergias, pág. 99.
Dolor de garganta	Vea Dolor de garganta, pág. 119; Amigdalitis, pág. 123.
Dolor de garganta con manchas blancas en las anginas, nodos hinchados, fiebre de 101 grados o más	Vea Infección de estreptococos en la garganta (*strep throat*, en inglés), pág. 119.
Anginas o amígdalas hinchadas, dolor de garganta, fiebre	Vea Amigdalitis, pág. 123.
Hinchazón de los nodos linfáticos en el cuello	Vea Nodos linfáticos hinchados, pág. 122; Amigdalitis, pág. 123.
Ronquera, pérdida de la voz	Vea Laringitis, pág. 116.

alergias parecen ser una condición de familia. Cuando los padres tienen fiebre del heno, muchas veces sus niños también padecen de alergias. Por lo general, la fiebre del heno da a principios de la adolescencia, pero puede aparecer a cualquier edad.

A menudo uno puede descubrir la causa de una alergia, fijándose cuándo dan las molestias. Las molestias que siempre dan en la misma temporada del año (sobre todo en la primavera, a principios del verano o a principios del otoño) generalmente se deben a ciertas hierbas o zacates, o al polen de ciertos árboles. Las alergias que parecen durar todo el año pueden deberse a los ácaros que viven en el polvo, al moho o a la caspa de los animales. Las alergias a los animales son fáciles de detectar; desaparecen cuando la persona se mantiene alejada de los animales.

Alergias graves que pueden causar la muerte (choque alérgico o anafilaxis)

Algunas personas son muy alérgicas a los piquetes de algunos insectos, a ciertas medicinas (sobre todo la penicilina) y a algunos alimentos. Estas personas tienen reacciones alérgicas muy fuertes y repentinas; les pueden causar dificultades para respirar y una baja de la presión de la sangre (choque alérgico o anafiláctico).

El choque alérgico es una emergencia médica que requiere de atención inmediata. Si usted ha tenido una reacción de este tipo, los doctores recomiendan que lleve siempre consigo una de las jeringas de adrenalina (como las de marca Epipen o Ana-kit) que están diseñadas para que usted mismo se dé una inyección para disminuir la gravedad de la reacción. Si usted ha tenido una reacción alérgica a una medicina, use una pulsera especial (*MedicAlert*) que les advierta a los profesionales de la salud que usted tiene esa alergia, en caso de que usted mismo no pueda hacerlo.

Prevención

• No hay una manera práctica de prevenir la fiebre del heno. Trate de evitar la sustancia que le causa las reacciones alérgicas. Para mayor información sobre las alergias a alimentos, vea la página 304.

• Si usted o su pareja padecen de alergias, piense en amamantar a sus bebés. Hay evidencia de que el alimentar a un bebé con pura leche de pecho durante los primeros seis meses de vida puede reducir el riesgo de que el bebé tenga alergias a los alimentos.

Tratamiento en casa

Si usted puede descubrir las causas de sus alergias, el mejor tratamiento será evitar lo que las provoca. Tome apuntes de sus síntomas y de las cosas que parecen causarlos, como por ejemplo, diferentes plantas, animales, alimentos o productos químicos.

Si sus molestias le dan en ciertas temporadas del año y parecen deberse al polen:

• Siempre tenga cerradas las puertas y ventanas de su casa y automóvil. No abra las ventanas de su recámara por la noche.

• No esté afuera mucho tiempo cuando haya mucho polen en el aire.

Tome en cuenta que los perros y otros animales domésticos pueden traer mucho polen a la casa.

Si usted tiene molestias todo el año, que parecen deberse al polvo:

- Mantenga los cuartos donde más está (como por ejemplo la recámara donde duerme) lo más limpios que pueda (es decir, sin polvo).

- No use alfombras, muebles tapizados ni cortinas pesadas porque acumulan polvo. Las aspiradoras no se deshacen de los ácaros.

- Cubra los colchones de su cama con un forro de plástico y límpielo una vez a la semana. No use cobertores de lana o plumón ni almohadas de plumas. Lave toda la ropa de cama con agua caliente cada semana.

- Piense en usar un aparato de aire acondicionado o un purificador de aire con un filtro especial de alta eficiencia (*HEPA* o *high efficiency particulate air filter*, en inglés). Alquile uno antes de comprarlo para ver si le ayuda.

Si usted tiene molestias todo el año, pero le empeoran durante la época de lluvias, su alergia se puede deber al moho:

- Tenga la casa bien ventilada y seca. Mantenga una humedad de menos del 50 por ciento. Use un aparato para secar el aire (deshumidificador de ambiente) cuando sea necesario.

- Use un aparato de aire acondicionado, ya que eliminará las esporas de moho del aire. Cambie o limpie con frecuencia los filtros de sus aparatos de calefacción y enfriamiento.

- Limpie a menudo el baño y la cocina con cloro, para quitar el moho.

Si usted es alérgico a un perro, gato u otro animal:

- Mantenga al animal afuera, o por lo menos, fuera del cuarto donde usted duerme.

- Si tiene molestias muy fuertes, quizás la mejor solución sea regalar el animal.

Sugerencias para evitar sustancias irritantes:

- No haga trabajos en el jardín que levanten el polen y el moho (rastrillar hojas, cortar el pasto o césped). Si tiene que hacerlo, use una mascarilla y tome un antihistamínico antes de empezar.

- No fume y evite el humo de otros fumadores.

- No use aerosoles, perfumes, desodorantes de ambiente, productos de limpieza u otras sustancias que puedan agravar el problema.

- Los antihistamínicos y los descongestionantes pueden aliviar algunos síntomas de la alergia. Use estas medicinas con cuidado. Vea la página 335.

- Para mayor información sobre las alergias, incluyendo la inmunoterapia, llame al Departamento de Alergias o al Centro de Educación para la Salud.

¿Y la inmunoterapia?

La inmunoterapia consiste en una serie de inyecciones que hacen que el cuerpo reaccione menos a un alérgeno (la sustancia que produce la alergia). Los tratamientos regulares de inmunoterapia pueden necesitarse hasta por tres o cuatro años. Dado el tiempo y dinero que esto implica, usted debe entender bien los beneficios de la inmunoterapia antes de consentir al tratamiento.

La inmunoterapia es efectiva en un 98 por ciento de los casos, para las alergias a piquetes de abeja o a los venenos de otros insectos. Para la mayoría de las personas, la inmunoterapia también es efectiva contra el polen de los zacates, de árboles y de maleza. También es efectiva contra el polvo, un tipo de ácaro muy pequeño que vive en el polvo, y la caspa de perros y gatos. El tratamiento sólo da resultado cuando el alérgeno ha sido identificado a través de una prueba de sensibilidad.

Es más probable que la inmunoterapia sea efectiva para usted bajo las siguientes condiciones:

1. Sus síntomas le han molestado mucho, por lo menos durante dos años.

2. Ha usado tratamientos en casa sin éxito.

3. Ha probado medicinas sin y con receta, y no le han dado resultado.

Recuerde que la inmunoterapia sólo es efectiva para los alérgenos identificados por las pruebas de la piel.

Cuándo llamar a Kaiser Permanente

• Vaya *de inmediato* a la Sala de Emergencia si tiene una reacción alérgica muy fuerte, sobre todo poco después de tomar una medicina, comer algún alimento o ser picado por un insecto. Las siguientes son señas de una reacción fuerte:

○ La respiración le silba o tiene dificultad para respirar

○ Hinchazón alrededor de los labios, la lengua o la cara, o bastante hinchazón alrededor del área donde el insecto le picó (por ejemplo, todo el brazo o toda la pierna está hinchada)

○ Salpullido, comezón, sensación de calor o ronchas

• Llame a Kaiser si los síntomas empeoran con el tiempo y el tratamiento en casa no le ayuda. Su doctor le puede recomendar una medicina más fuerte o inyecciones "antialérgicas". Estas inyecciones pueden ayudarle a volverse menos sensible, o sea menos alérgico, a ciertas sustancias. Vea a la izquierda.

Asma

Asma en griego quiere decir jadeo. Una persona que tiene un ataque de asma de verdad tiene que jadear para alcanzar cada suspiro de aire. El asma es un problema que hace que las vías del aire se hinchen y se tapen. Los músculos que rodean los tubos de aire de los pulmones (tubos bronquiales o bronquiolos) se aprietan, la membrana que cubre el interior de los tubos se hincha y se empiezan a acumular mocos. Se vuelve muy difícil respirar.

El asma usualmente da en ataques o episodios. Durante un ataque, a la persona le puede silbar la respiración, y le puede dar mucha tos, a veces con moco.

Muchas de las cosas que causan alergias, como el polvo, el polen, el moho y la caspa de los animales, también pueden provocar un ataque de asma. Para muchas personas, las infecciones son la causa más común de los ataques. Otras cosas que pueden producir asma son el ejercicio; el humo de cigarro o de leña; cambios en el clima; catarros o gripes; vapores de productos químicos que se usan en el hogar (como los limpiadores) o el trabajo; medicinas para el dolor (sobre todo la aspirina); preservativos y colorantes de alimentos; y los "nervios" o las angustias.

El asma usualmente da en la niñez, pero también puede empezar años más tarde. Con frecuencia, el primer episodio da después de un catarro o una gripe. El asma es más común entre los niños que viven con alguien que fuma cigarros. Al crecer, muchos niños dejan de tener asma. Pero siempre corren el riesgo de que les vuelva a dar ya de adultos.

La mayoría de los niños y los adultos pueden controlar el asma, evitando lo que les provoca ataques y tomando las medicinas para tratar los síntomas. Los ataques agudos por lo general se pueden tratar con medicinas que se inhalan o se inyectan. Los ataques de asma casi nunca causan la muerte si se atienden rápidamente.

Cómo usar un inhalador y un espaciador

1. Sacuda bien el inhalador por cinco segundos. Quítele la tapa protectora y meta la boquilla del inhalador en una punta del espaciador. Sostenga el inhalador con el dedo índice por arriba y el pulgar apoyando la base.

2. Suelte el aire lo más que pueda para vaciarse los pulmones. Incline la cabeza hacia atrás y métase la boquilla del tubo del espaciador en la boca. Cierre los labios con la boquilla adentro.

3. Empuje la parte de arriba del inhalador para que suelte una bocanada de medicina. Respire lenta y hondamente, para llenar los pulmones con la mayor cantidad de aire que pueda. Si oye un sonido musical, usted está inhalando demasiado rápido. Aguante la respiración cuando menos 10 segundos y luego suelte el aire.

4. Todavía con la boquilla en la boca y los labios cerrados tome aire profundamente dos o tres veces más, aguantando cada respiración por 10 segundos. Para sacar el mayor provecho, espere uno a dos minutos antes de tomar la siguiente bocada.

5. Cada semana, lave la boquilla, el espaciador y las tapas protectoras del inhalador con agua y jabón suave y deje que se sequen solos.

Prevención

Fíjese cuáles son las cosas que le producen ataques y evítelas:

- Vuelva a leer las sugerencias para el tratamiento casero de las alergias, en la página 101.

- Evite el humo de todo tipo. No fume y evite el humo de otros fumadores. Coma, trabaje, viaje y descanse en lugares donde no haya humo. También evite las estufas de leña.

- Evite el aire muy contaminado. No salga cuando haya mucho "smog".

- Evite olores fuertes, gases y perfumes.

- No respire aire muy frío y seco. Cuando haga frío, respire por la nariz y cúbrase la nariz y la boca con un pañuelo o mascarilla para el frío. Este tipo de mascarilla se vende en las farmacias.

- Escoja una mascota que pueda estar afuera, o animales como peces o una tortuga.

- Para ayudar a prevenir el catarro o la gripe, lávese las manos con frecuencia.

Fortalézcase los pulmones y las vías respiratorias:

- Haga ejercicio regularmente. La natación o los ejercicios aeróbicos en el agua pueden ser una buena alternativa, porque es menos probable que el aire húmedo cause un ataque. Si el ejercicio pesado le produce ataques de asma, hable con su médico. Podría hacerle provecho un ajuste o cambio en sus medicinas y su rutina de ejercicio.

- Practique respirar "en ondas" como se explica en la página 286.

Tratamiento en casa

- Usted puede revisarse las vías de aire, usando un medidor de flujo máximo (*peak-flow meter*, en inglés). Éste es un aparatito que le indica cuánto aire puede soltar usted en una sola exhalación. Entre más fuertes y destapadas estén sus vías de aire, más aire podrá usted soltar. Si usted usa este aparatito regularmente, podrá medir cómo va mejorando su habilidad para respirar. El aparato también le ayudará a saber cuándo le va a dar un ataque de asma para que usted pueda tomar las medidas apropiadas.

- Si usted padece mucho de asma o tiene asma grave, pídale a su doctor un plan de cuidado por escrito que le indique cuándo y cómo aumentar las dosis y el tipo de medicinas según lo necesite.

- Si a su niño le da un ataque de asma, mantenga la calma. Dele la medicina recomendada y ayude al niño a relajarse. Asegúrese de que el niño, sus maestros y todas las personas que lo cuiden sepan qué hacer en caso de un ataque.

- Aprenda a usar un inhalador. Estos aparatitos envían la cantidad correcta de medicina a las vías de aire. Pero para que funcionen bien, hay que aprender a usarlos correctamente. Hoy en día se recomienda usar otro aparatito llamado espaciador (*spacer*, en inglés) junto con el inhalador. Enséñele a su doctor cómo usa usted el inhalador y el espaciador para que le diga si lo hace bien.

- Pregúntele a su doctor sobre los inhaladores anti-inflamatorios.

- Párese o siéntese bajo una regadera caliente por 5 a 10 minutos si siente el pecho "apretado". Las personas con asma muchas veces se sienten mejor en lugares donde el aire está caliente y húmedo, en vez de frío y seco.

- Tome más líquidos para aflojar el moco de los bronquios.

- La aspirina y el ibuprofen pueden causar reacciones muy fuertes en algunas personas que sufren de asma. Use estas medicinas con cuidado y hable sobre este problema con su doctor. Si usted piensa que estas medicinas le causan problemas, no las tome.

- No use medicinas comunes y corrientes para el catarro o la tos, a menos que se lo recomiende su doctor.

- Practique los ejercicios de relajación que aparecen en las páginas 286 a 288.

- Siga los consejos de prevención ya descritos.

- Trabaje en asociación con su doctor para controlar su asma lo más posible.

- Para obtener mayor información sobre cómo controlar el asma, llame al Departamento de Alergias o al Centro de Educación para la Salud de su centro médico.

Cuándo llamar a Kaiser Permanente

- Si le dan síntomas agudos de asma por primera vez.

- Si el problema no mejora con su tratamiento usual, o si el ataque es muy fuerte (flujo máximo de menos del 50 por ciento).

- Si el moco que tose cambia de color, sobre todo si se vuelve verde, amarillo o sale con sangre.

- Si la persona que tiene asma o sus familiares no han aprendido cómo dar el tratamiento, o si no tienen la medicina necesaria a la mano.

- Para aprender exactamente qué hacer cuando comienza un ataque. Una persona con asma puede tratar hasta los ataques agudos sin ayuda profesional, si tiene entrenamiento, confianza en sí misma y las medicinas apropiadas.

- Si usted comienza a usar su medicina para el asma más de lo usual. Esto puede ser una seña de que su asma está empeorando.

- Para que lo refieran a un grupo de apoyo. El hablar con otras personas que padecen de asma quizás le ayude a conseguir más información y a sentir más confianza en sí mismo para que pueda manejar mejor su condición.

Infecciones de bacterias

Las infecciones de las vías respiratorias causadas por bacterias muchas veces son difíciles de distinguir de aquellas causadas por virus. En particular, puede ser difícil distinguir entre un caso fuerte de gripe y una infección bacteriana. A veces, las bacterias atacan el sistema debilitado de una persona que tiene catarro o gripe. (Es decir, a veces una infección bacteriana da justo después de una infección de virus.)

Las infecciones bacterianas más comunes son las infecciones del oído y las de estreptococos en la garganta. La bronquitis, sinusitis y pulmonía también pueden ser causadas por bacterias.

Algunas de las señas de una infección bacteriana son:

• Fiebre de 104 grados o más, que no baja con dos horas de tratamiento en casa.

• Fiebre persistente. Muchas de las infecciones virales, especialmente la gripe, causan fiebres de 102 grados o más, por períodos cortos (de hasta 12 a 24 horas). Llame al doctor si la fiebre permanece alta:

  ○ De 102 grados o más por 2 días enteros

  ○ De 101 grados o más por 3 días enteros

  ○ De 100 grados o más por 4 días enteros

Infecciones: ¿De virus o bacterias?

Infecciones de virus:

• Generalmente afectan diferentes partes del cuerpo: dolor de garganta, nariz que escurre, dolor de cabeza y de los músculos. Cuando los virus afectan la barriga, pueden causar náusea y diarrea.

• Algunas infecciones virales comunes son el catarro, la gripe y las infecciones intestinales.

• Los antibióticos *no ayudan.*

Infecciones de bacterias:

• Pueden dar después de una infección viral que no se mejora.

• Usualmente se concentran en un solo lugar del cuerpo: los senos paranasales, el oído o los pulmones.

• Algunas infecciones bacterianas comunes son: la infección de estreptococos en la garganta y las infecciones del oído.

• Los antibióticos *sí ayudan.*

• Si el moco de la nariz cambia de ser transparente a ser de color marrón, verde, gris o rojizo después de tener catarro o gripe de 5 a 7 días, y si otros síntomas también empeoran. Si la flema que tose es verde desde el principio y sigue así por más de 7 a 10 días, llame al doctor.

• Tos que le dura por más de 10 a 14 días, después de que las otras molestias se le hayan quitado—sobre todo si la tos produce flema.

• Dolor de oído que es algo más que una congestión y que dura más de 24 horas, sobre todo si le da en un solo lado. Vea la página 132.

• Dolor en la cara arriba y debajo de los ojos (en los senos paranasales) que no se le quita a pesar de darse tratamiento en casa, de dos a cuatro días—y sobre todo si el moco de la nariz no es transparente. Vea la página 118.

• Señas de catarro o resfriado que duran más de dos semanas sin mejorarse.

Los antibióticos no combaten las infecciones virales. Son efectivos contra las infecciones bacterianas, pero sólo cuando las infecciones ya han aparecido. Es decir, en general, los antibióticos no son medicinas preventivas. Una excepción es cuando se usan para prevenir que se repita una sinusitis o una infección del oído. Aún así, la mayoría de los doctores no recetan antibióticos para las infecciones comunes de las vías respiratorias. Para información importante sobre los antibióticos, vea la página 341.

Cuándo llamar a Kaiser Permanente

Las infecciones bacterianas las tiene que diagnosticar y tratar un doctor. Llame si le dan señas de una infección bacteriana.

Bronquitis

La bronquitis es una inflamación de los bronquios en los pulmones (parte de la red de tubos por donde se respira). Casi siempre se debe a virus o bacterias. Pero el humo de cigarro y la contaminación del aire también pueden causar bronquitis. Esta enfermedad muchas veces da después de un catarro o una infección respiratoria que no se curó por completo.

Cuando se inflaman, los bronquios producen un moco pegajoso. A los pelitos de los bronquios (llamados cilios) les cuesta mucho trabajo sacar ese moco de los pulmones. Es por eso que con la bronquitis da una tos con flema. Ése es el intento del cuerpo de deshacerse del moco. Otras señas de la bronquitis son: una sensación de tener el pecho apretado, cansancio, fiebre baja, dolor de garganta, nariz que escurre y a veces un silbido al respirar. Los casos graves de bronquitis pueden convertirse en pulmonía.

La bronquitis se puede volver crónica, sobre todo en las personas que fuman o trabajan en aire contaminado. El 75 por ciento de las personas con bronquitis crónica fuman mucho (o fumaron mucho en el pasado).

La bronquitis crónica puede dar con enfisema o asma crónica. Cualquier combinación de estas condiciones se conoce como enfermedad crónica de obstrucción pulmonar.

Prevención

- Trate en casa los problemas respiratorios leves como el catarro y la gripe. Vea las páginas 111 y 114.

- Deje de fumar. Los fumadores y las personas que viven con ellos tienen episodios más frecuentes de bronquitis.

- Evite el aire contaminado.

Tratamiento en casa

La meta principal del tratamiento en casa es deshacerse del moco de los pulmones. Aquí tiene algunas sugerencias que pueden ayudarle a sanar más pronto.

- Tome mucha agua y otros líquidos—de 8 a 12 vasos al día (hasta que comience a orinar más de lo usual). Los líquidos ayudan a aflojar el moco en los pulmones, para que así la tos lo pueda expulsar.

- Incluya ajos y cebollas en su dieta.

- Deje de fumar y evite el humo de otros fumadores. El humo irrita los pulmones y retrasa el proceso de recuperación.

- Respire el aire húmedo de un vaporizador, de una ducha caliente o de un lavamanos lleno de agua caliente. El calor y la humedad aflojarán el moco. Esto le ayudará a expulsar la flema al toser.

- Descanse más. Use sus energías para sanarse.

- Pídale a alguien que le sobe los músculos del pecho y de la espalda. El masaje aumenta la circulación al pecho y le ayuda a relajarse.

- Tome aspirina o acetaminofeno para bajar la fiebre y calmar los dolores del cuerpo.

- Si tiene una tos seca que no lo deja dormir, tome un jarabe para la tos que contenga dextrometorfán. No use productos que contengan más de un ingrediente activo. Vea la página 337.

Cuándo llamar a Kaiser Permanente

- Si la tos dura más de dos semanas sin mejorar.

- Si aparecen señas de una infección de bacterias. Vea la página 107.

- Si la respiración se le dificulta, si le silba el pecho o si siente la respiración corta.

- Si el enfermo es un bebé, una persona mayor o alguien que tiene una enfermedad crónica, sobre todo si la enfermedad le causa problemas de los pulmones.

Dolor de pecho

LLAME AL 911 U OTROS SERVICIOS DE EMERGENCIA INMEDIATAMENTE si el dolor en el pecho se siente como si algo lo aplastara o apretara, si se vuelve más fuerte, o si da con cualquiera de las señas de un ataque al corazón:

- **Sudores fríos**

- **Respiración corta**

- **Dolor que se extiende al brazo, al cuello o a la quijada**

- **Náusea o vómito**

- **Mareo**

- **Pulso rápido o irregular—o ambas cosas**

El dolor en el pecho es una seña importante de un ataque al corazón, pero también puede deberse a otras causas.

El dolor que aumenta cuando usted aprieta la parte afectada, probablemente es un dolor en la pared del pecho. Este dolor se puede deber a que se haya jalado algún músculo o ligamento del pecho. Un dolor punzante que dure unos pocos segundos, o un dolor rápido al final de un suspiro profundo por lo general no es nada de que preocuparse. La hiperventilación (respirar demasiado rápido y profundo) también puede causar dolor en el pecho. Vea la página 256.

El dolor de pecho también puede dar con otras condiciones. Por ejemplo, si tiene pleuresía o pulmonía (vea la página 117), el dolor empeorará al respirar profundo o al toser; esto no sucede con el dolor en el corazón. Una úlcera (vea la página 58) puede causar un dolor de pecho que empeora cuando el estómago está vacío. Un dolor de la vesícula biliar puede empeorar después de una comida o en medio de la noche. La acidez (agruras) o la indigestión también pueden causar dolor de pecho. Vea la página 51.

Las señas de **angina de pecho** son: dolor, presión, pesadez y entumecimiento que dan detrás del esternón o por todo el pecho. Este tipo de angina se debe a una mala circulación al corazón. Las molestias de la angina de pecho se pueden extender al cuello, quijada, hombros, brazos o muñecas. Este problema puede resultar a causa de angustias, tensión nerviosa o agotamiento físico y se alivia con reposo. La angina de pecho puede durar desde unos pocos minutos hasta 20 minutos y generalmente *no da* con sudores, náusea o respiración corta.

Un **ataque al corazón** ocurre cuando no llega suficiente sangre al corazón porque la circulación está bloqueada. Las señas de un ataque al corazón son parecidas a las señas de la angina de pecho, pero son más fuertes y duran más de 20 minutos. También incluyen las señas que aparecen al principio de esta sección (sudores, náusea, etc.). A diferencia de la angina de pecho, las señas de un ataque al corazón no se quitan con el descanso.

Algunos de sus hábitos o condiciones de salud pueden aumentar su riesgo de sufrir un ataque al corazón. Algunos ejemplos son:

- Fumar

- No hacer suficiente ejercicio

- Presión alta de la sangre

- Colesterol alto

- Mucha angustia o tensión nerviosa

Llame al Departamento de Educación para la Salud de su centro médico para conseguir más información sobre los factores que aumentan su riesgo.

Tratamiento en casa

Para el dolor de pecho causado por músculos o ligamentos jalados:

- Tome aspirina, ibuprofen, acetaminofeno u otra medicina para el dolor.

- Los ungüentos como Ben-Gay o Vicks VapoRub pueden aliviarle los dolores de los músculos.

- No haga actividades que le fuercen los músculos del pecho.

Cuándo llamar a Kaiser Permanente

LLAME AL 911 O A LOS SERVICIOS DE EMERGENCIA INMEDIATAMENTE si hay señas de un ataque al corazón (vea la página 109). Vea Resucitación cardiopulmonar (RCP, o *CPR*, en inglés) en la página 234.

- Si un médico le ha dado el diagnóstico para su dolor de pecho y le ha recetado un plan de tratamiento casero, sígalo. Llame al 911 o a los servicios de emergencia si el dolor empeora, o si le da cualquiera de las señas mencionadas de un ataque al corazón.

- Si piensa que tiene angina de pecho, pero no le han hecho un diagnóstico, llame a su doctor de inmediato.

- Si los síntomas de la angina de pecho no se alivian con el tratamiento que le hayan recetado, o si los síntomas cambian.

Si tiene un dolor de pecho leve, sin ninguna de las señas de un ataque al corazón, llame a un profesional de la salud:

- Si ha padecido de algún problema del corazón o de coágulos (cuajarones) de sangre en los pulmones.

- Si el dolor de pecho es constante, molesto y no se quita con el descanso.

- Si el dolor de pecho da junto con señas de pulmonía. Vea la página 117.

- Si cualquier dolor en el pecho dura 48 horas sin mejorarse.

Catarros (resfriados)

Hay unos 200 virus que pueden causar el catarro común y corriente. Las señas del catarro son: nariz que escurre, ojos rojos, estornudos, dolor de garganta, tos seca, dolor de cabeza y dolores o malestar del cuerpo. Generalmente, el catarro comienza a dar poco a poco en uno o dos días. A medida que el catarro empeora, los mocos de la nariz pueden volverse más espesos. Esta es la etapa justo antes de que el catarro se alivia. El catarro usualmente dura una o dos semanas.

Los catarros pueden dar en cualquier temporada del año, pero son más comunes a fines del invierno y a principios de la primavera.

En promedio, a los niños les dan seis catarros al año y a los adultos les dan menos.

Los enjuagues para la boca no sirven para los catarros y los antibióticos no los curan. De hecho, no hay una cura para el catarro común y corriente. Si a usted le da catarro, trátese las molestias.

A veces un catarro puede convertirse en algo más serio. Por ejemplo, después de un catarro puede dar una infección bacteriana (vea la página 107), como bronquitis o pulmonía. Si usted usa un buen tratamiento para el catarro, podrá evitarse estas complicaciones.

Si parece que usted o su niño siempre están acatarrados, o si los síntomas del resfriado duran dos semanas o más, puede que lo que tenga sea alergias (vea la página 99) o sinusitis (vea la página 118).

Prevención

• Coma una buena dieta, descanse lo suficiente y haga ejercicios para mantener su resistencia.

• Lávese las manos con frecuencia, sobre todo cuando esté con personas acatarradas.

• No se lleve las manos a la nariz, los ojos ni la boca.

• Deje de fumar.

• Piense en amamantar a su bebé. Los bebés que se alimentan con leche materna parecen tener menos catarros o catarros menos fuertes.

Tratamiento en casa

El tratamiento casero para el catarro ayudará a aliviarle sus molestias y a evitarle complicaciones.

• Descanse después del trabajo o la escuela un poco más de lo usual. Tome su rutina diaria con un poco más de calma. No es necesario que se quede en cama, pero trate de no contagiar a otras personas.

• Beba muchos líquidos. El agua caliente, té de hierbas o sopa de pollo le harán provecho.

• Tome aspirina o acetaminofeno para bajarse la fiebre y calmarse el malestar general. No les dé aspirina a los niños o a jóvenes menores de 20 años. Vea las precauciones en la página 338.

• Use un vaporizador en el cuarto donde duerma y tome duchas calientes para destaparse la nariz un poco.

• Fíjese si le escurre moco por la parte de atrás de la garganta. Si ve rayas de moco, haga gárgaras para que no le dé dolor de garganta.

• Use pañuelos desechables ("Kleenex"), en vez de pañuelos de tela, para no pasarle el virus a otras personas.

• Si la nariz se le pone roja y adolorida de tanto tallársela con los pañuelos desechables, póngase un poquito de vaselina donde tenga la molestia.

• No use los remedios que combinan medicinas para tratar varios síntomas diferentes. Estos productos con frecuencia contienen descongestionantes, antihistamínicos y calmantes. Trate cada síntoma por separado. Tome un descongestionante para la congestión y una medicina de tos para la tos. Vea el tratamiento en casa para la tos en la página 113.

• No use antihistamínicos. Estas medicinas no sirven para tratar el catarro.

• Use gotas para la nariz por un máximo de tres días. Si las usa más de eso, pueden tener un efecto contrario al deseado. Es decir, pueden hacer que las membranas de la nariz se hinchen aún más que antes de usar las gotas. Vea la página 336, donde se explica cómo puede hacer usted sus propias gotas en casa.

Cuándo llamar a Kaiser Permanente

- Si aparecen señas de una infección de bacterias. Vea la página 107.

- Si aparecen señas de una infección de estreptococos en la garganta. Vea la página 119.

Tos

La tos es la forma en que el cuerpo trata de sacar de los pulmones el moco o cualquier cosa que no deba estar allí (como polvo o una basurita). Hay diferentes tipos de tos que usted puede aprender a reconocer.

La **tos con flema** es una tos provechosa, que por lo general no se debe tratar de calmar. Al contrario, se necesita para sacar el moco de los pulmones.

La **tos seca**, sin flema, puede dar hacia el final de un catarro o después de respirar algo que irrite a los pulmones, como el polvo o el humo.

Prevención

- No fume. La tos seca ("de fumador") indica que sus pulmones están irritados constantemente.

- Tome más agua, hasta 8 ó 10 vasos diarios. Usted está tomando lo suficiente si orina más seguido de lo usual.

Tratamiento en casa

- Tome mucha agua. El agua ayuda a aflojar la flema y a hacer que una garganta irritada se sienta mejor. La tos seca se calma con miel mezclada en agua caliente, té o jugo de limón. (No dé miel a los bebés menores de un año de edad.)

- Incluya ajos y cebollas en su dieta.

- Las pastillas que se chupan para la tos pueden aliviar una garganta irritada, pero no curan la tos. Las pastillas que saben a medicina y son más caras, no son mejores que las pastillas más baratas, con sabor a fruta o menta, o los caramelos.

- Una tos que da después de una enfermedad viral puede durar hasta varias semanas y es común que empeore de noche. Le puede ayudar levantarse la cabeza con más almohadas por la noche.

- Si tiene una tos seca, que no lo deja dormir, use un jarabe para la tos que contenga dextrometorfán. Si tiene una tos con flema, no se la calme a tal punto que no pueda sacar moco de los pulmones. Vea Medicinas para la tos en la página 337.

- Si la tos es causada por respirar sustancias que irritan los pulmones (como humo, polvo u otras materias contaminantes), evite estas sustancias o use una mascarilla.

Tipos de tos y sus causas

Tipos de tos	Posibles causas
Tos fuerte, como los ruidos que hacen las focas	Vea Crup (garrotillo), pág. 183.
Tos seca por la mañana que se mejora durante el día	Aire seco; el fumar. Tome más líquidos. Use un vaporizador en su recámara. Deje de fumar. Vea Tos, pág. 113.
Tos seca, sin flema	Goteo por la parte trasera de la garganta; el fumar. Tome más líquidos. Pruebe un descongestivo. Deje de fumar. Vea Tos, pág. 113.
Tos con flema que da después del catarro o la gripe	Vea Sinusitis, pág. 118; Bronquitis, pág 108; Pulmonía, pág. 117.
Tos seca, repentina, que da después de que la persona casi se atraganta; más frecuente en un bebé o un niño chiquito.	Objeto atorado en la garganta. Vea Atragantamiento, pág. 245.

Cuándo llamar a Kaiser Permanente

- Si la flema se pone verde o color café (marrón), o si tose sangre.

- Si además de la tos tiene dificultades para respirar, si tiene una respiración corta o con silbidos o si siente el pecho apretado. Vea Pulmonía en la página 117.

- Si le dan señas de una infección de bacterias. Vea la página 107.

- Si una tos con flema le dura más de 7 a 10 días sin mejorarse. Una tos seca puede durar hasta varias semanas después de una enfermedad viral.

Gripe

La gripe, también llamada "influenza" (o *flu*, en inglés) es una enfermedad viral que generalmente da en el invierno. En muchos casos, la gripe afecta a muchas personas a la vez (epidemia).

Las señas de la gripe son parecidas a las del catarro, pero por lo general son más graves y aparecen de repente.

La gente comúnmente considera que la gripe es una enfermedad respiratoria, pero ésta puede afectar todo el cuerpo. Las señas incluyen debilidad, fatiga, dolores en los músculos, dolores de cabeza, fiebre (de 101 a 102 grados), escalofríos, estornudos y nariz que escurre. Estas molestias pueden durar de cinco a siete días. La mayoría de los otros virus, como los del catarro, causan molestias más leves que no duran tanto tiempo.

Aunque una persona con gripe se siente muy enferma, raramente padecerá de complicaciones más serias. La gripe por lo general sólo es peligrosa para los bebés, las personas mayores y la gente con enfermedades crónicas.

Prevención

- Vacúnese contra la gripe cada otoño si usted es mayor de 65 años o si tiene una enfermedad crónica como asma, algún mal del corazón o diabetes. También vacúnese si usted es un trabajador de la salud que tiene contacto con personas agripadas, o bien si puede contagiar a pacientes cuando a usted le da la gripe.

- Para mantener su resistencia contra las infecciones, coma una buena dieta, descanse bastante y haga ejercicio regularmente.

- Trate de no entrar en contacto con el virus. Lávese las manos con frecuencia y no se las lleve a la nariz, los ojos ni la boca.

Tratamiento en casa

- Descanse bastante.

- Tome más líquidos; por lo menos un vaso de agua o jugo cada hora que esté despierto.

- Tome acetaminofeno, aspirina o ibuprofen para aliviar la fiebre y los dolores de cabeza y de los músculos. (No dé aspirina a los niños y jóvenes menores de 20 años de edad.)

Encefalitis y meningitis

La encefalitis es una inflamación del cerebro que puede dar después de una infección viral, como la viruela loca o varicela, gripe, sarampión, paperas o las llagas en la boca causadas por el herpes simple. Un tipo grave de encefalitis, transmitida por mosquitos, da en la región este y sureste de los Estados Unidos.

La meningitis es una enfermedad viral o bacteriana que causa inflamación alrededor de los tejidos que rodean el cerebro y la médula espinal. Puede dar después de una infección como la sinusitis o una infección del oído, o después de una enfermedad viral.

La encefalitis y la meningitis son enfermedades graves que tienen señas parecidas. Ambas requieren atención médica *de inmediato*. Llame a un profesional de la salud si le dan los siguientes síntomas, sobre todo si aparecen después de una enfermedad viral o un piquete de mosquito:

- Dolor de cabeza muy fuerte con la nuca tiesa, fiebre, náusea y vómito

- Mucho sueño, desgano, confusión o delirio

- Mollera o fontanela abultada en un bebé (cuando el bebé no está llorando)

Cuándo llamar a Kaiser Permanente

- Si le dan señas de una infección de bacterias. Vea la página 107.

- Si empieza a mejorarse y luego empeora de nuevo.

- Si le dan señas de gripe o le salen ronchas rojas de cuatro días a tres semanas después de que lo pique una garrapata. Vea la página 169.

Laringitis

La laringitis es una infección o irritación de la laringe, que es el órgano donde se produce la voz. Las causas más comunes de la laringitis son las infecciones virales y el catarro. Este problema también se puede deber a una alergia, a hablar, cantar o gritar demasiado, o al humo del cigarro. Además, cuando los ácidos del estómago suben a la garganta la pueden irritar y causar laringitis. Las señas de este problema incluyen ronquera o pérdida de la voz, muchas ganas de aclararse la garganta, fiebre, cansancio, dolor de garganta y tos. El beber mucho alcohol o fumar demasiado puede producir laringitis crónica.

Prevención

- Para no ponerse ronco, deje de gritar y, si puede, de hablar tan pronto sienta el más leve dolor. Deje que descansen sus cuerdas vocales.

Tratamiento en casa

- Por lo general, la laringitis se quita sola en 5 a 10 días. Las medicinas hacen poco provecho.

- Si la ronquera se debe a un catarro, alíviese de eso (vea la página 111). La ronquera puede durar hasta una semana después de un catarro.

- Descanse la voz. No grite y hable lo menos posible. No susurre y evite aclararse la garganta.

- Deje de fumar y evite el humo de otros fumadores.

- Use un vaporizador para que respire aire húmedo, o báñese en la regadera con agua caliente.

- Tome suficientes líquidos.

- Para quitarse las molestias de la garganta, haga gárgaras con agua tibia y sal—una cucharadita en una taza (ocho onzas) de agua, o tome miel disuelta en agua caliente, jugo de limón o té aguado.

- Si tiene acidez o agruras y sospecha que esto le está causando o empeorando su laringitis, vea los remedios de la página 51.

Cuándo llamar a Kaiser Permanente

- Si le dan señas de una infección de bacterias. Vea la página 107.

- Si la ronquera le dura de tres a cuatro semanas.

Pulmonía

La pulmonía, o neumonía, es una infección de las vías de aire más pequeñas en los pulmones (alvéolos). Estos conductos se llenan de pus o moco, lo cual le impide al oxígeno llegar a la sangre. La pulmonía puede ser causada por diferentes bacterias o virus.

La pulmonía puede dar después de o junto con el catarro, la gripe o la bronquitis. Las señas de pulmonía incluyen:

- Fiebre y escalofríos

- Dolor en el pecho, sobre todo al toser o respirar profundamente

- Respiración forzada, rápida o corta

- Tos con flema de color verde amarillento o marrón rojizo, sobre todo si la flema antes era clara y sin color.

- Sudores y cara muy sonrojada

- Desgano para comer o malestar en el estómago

- Fatiga que es peor que la de un catarro

Prevención

- Para mantener su resistencia contra las infecciones, coma una buena dieta, descanse bastante y haga ejercicio regularmente.

- Cuídese cuando tenga enfermedades leves (como un catarro o un dolor de garganta). Vea el tratamiento en casa para el catarro en la página 112 y para la gripe en la página 115.

- No fume y evite otras cosas que le irriten los pulmones.

- Si usted es mayor de 65 años de edad, o si tiene una enfermedad crónica de los pulmones (por ejemplo asma o enfisema) vaya a que le pongan una vacuna neumocócica. Vea la página 32.

Tratamiento en casa

Llame a un profesional de la salud si piensa que tiene pulmonía.

Si le confirman que tiene pulmonía, siga el tratamiento a continuación.

- Tome agua: de 8 a 12 vasos al día. El agua ayuda a que el moco no se ponga espeso. Usted está tomando suficiente agua si orina más seguido de lo usual.

- Descanse mucho. No trate de apurar su recuperación.

- Tómese toda la medicina que le haya recetado su médico, siguiendo sus indicaciones.

- Deje de fumar.

Cuándo llamar a Kaiser Permanente

- Si piensa que tiene pulmonía.

- Si tiene la respiración forzada o rápida con cualquier enfermedad respiratoria.

- Si le dan señas de una infección de bacterias después de cualquier enfermedad viral. Vea la página 107.

Sinusitis

La sinusitis es una inflamación o infección de los senos paranasales. Los senos paranasales son huequitos en ciertos huesos de la cara, que están conectados a la nariz y que están recubiertos con membranas mucosas (el mismo tipo de membrana que la nariz tiene por dentro). Los senos paranasales por lo general se drenan con facilidad, a menos que haya una inflamación o infección. La sinusitis puede seguir a un catarro y con frecuencia da con la fiebre del heno (catarro alérgico), el asma o cualquier contaminación del aire que cause inflamación. Les puede dar a los bebés y a los niños, pero es más común en los adultos.

La seña principal de la sinusitis es un dolor en los huesos de las mejillas y en los dientes de arriba, en la frente sobre las cejas, o alrededor y detrás de los ojos. En los niños, una seña común es una nariz constantemente tapada. También puede haber dolor de cabeza, fiebre (si los senos paranasales están infectados), moco que se escurre por la parte trasera de la garganta, dolor de garganta o tos. Los dolores de cabeza pueden dar al levantarse en la mañana y pueden empeorar en la tarde o al agacharse.

Si hay una infección de bacterias, generalmente se necesita tratamiento antibiótico.

Prevención

• Cuídese bien cuando le dé catarro para aliviarse pronto. Suénese la nariz suavemente. No se tape un

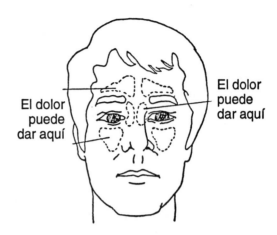

El dolor puede dar aquí

El dolor puede dar aquí

Senos paranasales

lado de la nariz cuando se la suene, y nunca sople con fuerza.

• Beba más líquidos cuando tenga catarro para que el moco se vuelva aguado y escurra fácilmente.

• Deje de fumar. A los fumadores les da sinusitis más fácilmente.

Tratamiento en casa

La meta del tratamiento en casa es destapar los senos paranasales para que se drenen como de costumbre.

• Tome más líquidos para que el moco se vuelva aguado. Tome un vaso de agua o de jugo cada hora que esté despierto.

• Incluya ajos y cebollas en su dieta.

• Respire el aire húmedo de un vaporizador, ducha caliente o lavamanos lleno de agua caliente.

• Aumente la humedad del aire en la casa, sobre todo en el cuarto donde duerme.

• Tome pastillas para la congestión o use gotas para destaparse la nariz (vea la página 336). No use las gotas por más de tres días. Evite las medicinas que contengan antihistamínicos.

- Tome aspirina, acetaminofeno o ibuprofen para el dolor de cabeza.

- Fíjese si le escurre moco por la parte de atrás de la garganta. De ser así, haga gárgaras con agua tibia para que no le dé dolor de garganta.

- Mantenga la cabeza alzada por la noche (use almohadas para apoyarla).

- Los lavados con agua salada ayudan a sacar el moco y las bacterias de las vías de la nariz. Compre en cualquier farmacia gotas de solución salina para la nariz o haga sus propias gotas en casa (vea la página 336 para las instrucciones):

  ○ Échese chorritos de solución en la nariz con una perilla.

  ○ Ponga un poco de solución en la palma de la mano y aspírela, primero con un lado de la nariz y luego con el otro.

  ○ Después suénese la nariz suavemente. Repita dos a cuatro veces al día.

Cuándo llamar a Kaiser Permanente

- Si las molestias de un catarro duran más de 10 a 14 días o empeoran con el tiempo.

- Si tiene dolor de cabeza muy fuerte, diferente a un dolor de cabeza "normal", que no se alivia con acetaminofeno, aspirina, ibuprofen u otra medicina para el dolor.

- Si hay un aumento en la hinchazón de la cara, o visión borrosa o cambios en la visión.

- Si le dan señas de una infección de bacterias. Vea la página 107.

- Es normal tener la nariz tapada y sentir algo de presión en la cara con un catarro. Muchas veces estos síntomas se alivian con el tratamiento en casa. Pero llame a un profesional de la salud si el dolor en la cara no se le quita después de darse tratamiento en casa durante dos a cuatro días, sobre todo si el dolor le da en un solo lado o a lo largo del borde entre la nariz y los párpados inferiores.

- Si las señas de sinusitis no se le quitan después de terminarse el tratamiento antibiótico que su médico le haya recetado.

Dolor de garganta e infección de estreptococos en la garganta

La mayoría de los dolores de garganta se deben a los virus y, a veces, dan junto con el catarro. Con frecuencia, un dolor leve de garganta se debe a la resequedad o a la contaminación del aire, o puede dar por fumar o por gritar. Las personas que a menudo tienen la nariz tapada o que padecen de alergias, muchas veces respiran por la boca al dormir, lo cual puede provocarles un dolor leve de la garganta.

Otra causa común del dolor de garganta es el reflujo de ácidos del estómago hacia la garganta. Aunque a menudo esto da junto con agruras o un sabor ácido en la boca, a veces la única molestia es el dolor de garganta.

Una infección de estreptococos (un tipo de bacteria) en la garganta también causa dolor. Este tipo de infección es más común en los niños de 4 a 11 años de edad y menos común en los niños mayores y los adultos. Los síntomas incluyen dolor de garganta con dos de las siguientes tres condiciones:

- Fiebre de 101 grados o más (la fiebre puede ser más baja en los adultos)

- Capa blancuzca o amarillenta que cubre las anginas

- Se hinchan los nodos linfáticos del cuello

En los niños, otros síntomas pueden incluir: dolor por todo el cuerpo, dolor de cabeza, dolor de estómago, náusea, vómito, nariz que escurre o desgano. La infección de estreptococos se combate con antibióticos.

Un dolor de garganta que da junto con moco y tos, probablemente se debe a un virus y no a una infección de estreptococos. En ese caso, los antibióticos no hacen provecho.

Otra causa del dolor de garganta persistente es una infección de virus llamada mononucleosis. Es más común en los adolescentes y los adultos jóvenes. Además de cansancio y un dolor de garganta muy fuerte, la persona también puede tener debilidad, dolores o malestares generales, mareos, nodos linfáticos hinchados en el cuello y el

bazo agrandado. El diagnóstico de mononucleosis se hace con una prueba de sangre para el virus Epstein-Barr.

La mononucleosis puede durar varias semanas y generalmente no es grave. Las molestias pueden ir y venir durante algunos meses y es normal que los nodos linfáticos estén hinchados hasta por un mes. No hay un tratamiento específico, excepto descansar, beber suficientes líquidos y tomar aspirina o acetaminofeno para los dolores.

Prevención

- Tome más líquidos; hasta 8 a 12 vasos de agua al día (o hasta que orine más seguido de lo usual).

- Fíjese qué cosas le irritan la garganta y evítelas (el humo, vapores o gases, gritar, etc.). No fume.

- Evite el contacto con personas que tengan una infección de estreptococos en la garganta.

- Si tiene mononucleosis, no deje que otras personas usen los mismos utensilios (platos, vasos o cubiertos) que usted usa para comer o beber, y no bese a nadie para no pasarles el virus.

Tratamiento en casa

Por lo general, el tratamiento en casa basta para aliviar un dolor de garganta causado por un virus. Aún si usted tiene una infección de estreptococos en la garganta, y está tomando antibióticos, estos consejos también le ayudarán a sentirse mejor.

- Haga gárgaras de agua tibia con sal—una cucharadita de sal en una taza (ocho onzas) de agua. La sal calma la hinchazón y las molestias.

- Si le escurre moco por la parte trasera de la garganta, haga gárgaras a menudo para evitar que la garganta se le irrite más.

- Beba más líquidos para aliviar el dolor de garganta. La miel y el limón o el té aguado también pueden ayudar.

- Deje de fumar y evite el humo de otros fumadores.

- El acetaminofeno, la aspirina o el ibuprofen le calmarán el dolor y le bajarán la fiebre. No dé aspirina a niños y jóvenes menores de 20 años de edad.

- Algunas de las pastillas para la garganta que se compran sin receta, tienen un anestésico local para aliviar el dolor. Las pastillas con clorhidrato de diclonina (*dyclonine hydrochoride*, en inglés) como las de marca *Sucrets Maximum Strength*, o benzocaína (*benzocaine*) como *Spec-T* y *Tyrobenz*, son seguras y efectivas. También puede usar las pastillas comunes y corrientes para la tos o los caramelos duros (de limón o menta).

- Si sospecha que su dolor de garganta se debe al menos en parte a problemas con ácidos del estómago, vea los consejos de la página 51.

Cuándo llamar a Kaiser Permanente

- Si aparecen las siguientes señas:

  o Mucho babeo en un niño pequeño (más de lo normal)

  o Dificultades para tragar

  o Respiración forzada o dificultad para respirar

- Si le da dolor de garganta después de estar expuesto a alguien con una infección de estreptococos en la garganta.

- Si el dolor de garganta le da con dos de estas tres señas de una infección de estreptococos:

  o Fiebre de 101 grados o más (puede ser más baja en los adultos)

  o Capa o puntos blancuzcos o amarillentos que cubren las anginas

  o Hinchazón de los nodos linfáticos en el cuello

- Si le da salpullido (ronchas) junto con el dolor de garganta. La escarlatina es un salpullido que puede dar cuando hay una infección de estreptococos en la garganta. Al igual que la infección de la garganta, la fiebre escarlatina se trata con antibióticos.

- Si no puede encontrar la causa de su dolor de garganta (como un catarro, una alergia, fumar, usar mucho la voz u otra cosa que la irrite).

- Si un dolor de garganta leve le dura más de dos semanas.

Nodos linfáticos hinchados

Los nodos o ganglios linfáticos son glándulas pequeñas en el cuerpo. Los nodos que más se notan son los del cuello. Los nodos se hinchan a medida que el cuerpo combate infecciones leves como los resfriados, piquetes de insectos o cortadas pequeñas. Las infecciones más graves pueden hacer que los nodos se hinchen mucho y que también se pongan duros y sensibles.

Es común que los nodos linfáticos a uno o ambos lados del cuello se hinchen con el catarro o el dolor de garganta. Los ganglios linfáticos en la ingle pueden hincharse si hay una cortada o herida en la pierna o el pie, o si hay una infección en la vagina u otra parte de la pelvis.

Una vez que los ganglios se endurecen, pueden quedar así bastante tiempo después de que la infección inicial haya desaparecido. Esto es más frecuente en los niños, cuyos nodos pueden volverse más pequeños, pero pueden mantenerse duros y visibles por varias semanas.

Tratamiento en casa

- No hay un tratamiento específico para bajar la hinchazón de los nodos linfáticos. Siga tratando el catarro u otra infección que esté causando la hinchazón.

- No es necesario que un profesional examine los nodos linfáticos de su niño si, después de un catarro u otra infección leve, se le ponen pequeños y duros—pero no sensibles.

Simplemente avísele a su médico de estos cambios cuando lleve su niño a su próxima consulta.

Cuándo llamar a Kaiser Permanente

- Si los nodos o ganglios están grandes, duros, rojos y muy sensibles.

- Si además de los nodos hinchados, hay otras señas de que una llaga o herida está infectada:

  ○ Fiebre de 100 grados o más, sin ninguna otra causa

  ○ Hinchazón y dolor

  ○ Una cortada o herida que suelta pus

  ○ Rayas rojas que se extienden desde la herida

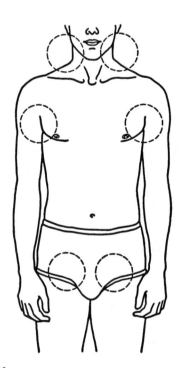

Áreas donde comúnmente aparecen nodos hinchados

• Si los nodos hinchados siguen creciendo, o si aparecen sin causa y no se quitan en dos o tres semanas.

• Si los nodos hinchados aparecen en áreas diferentes a las que se indican en el dibujo.

Amigdalitis

Las anginas (o amígdalas) y los adenoides son tejidos linfáticos en la garganta. Las anginas pueden verse a ambos lados de la garganta, en la parte de atrás de la boca. Los adenoides están más arriba y casi nunca se pueden ver. Ambos ayudan en la producción de anticuerpos para combatir infecciones.

Es común que a los niños les dé inflamación de las amígdalas (amigdalitis o "anginas") y de los adenoides (adenoiditis), ya sea al mismo tiempo o por separado. Las señas de la amigdalitis y la adenoiditis son dolor de garganta, fiebre y cansancio. Puede haber dolor al tragar y las anginas muchas veces se ponen rojas, hinchadas y manchadas de pus. Los nodos linfáticos en el cuello también se pueden hinchar. La adenoiditis también puede causar dolor de cabeza y vómitos.

Si un niño tiene una inflamación crónica (duradera) de los adenoides, puede que respire por la boca, que ronque y hable "por la nariz" o que tenga la voz apagada. Los adenoides inflamados pueden bloquear algunos de los tubitos de los oídos y así ayudar a que éstos se infecten. Vea la página 132.

La amigdalitis y la adenoiditis con frecuencia se deben a un virus, pero también puede resultar de una infección de estreptococos en la garganta. Vea la página 120 para las señas de una infección de estreptococos en la garganta, la cual debe tratarse con antibióticos.

Antes era común operar a los niños que tenían dolores de garganta frecuentes, para quitarles las anginas o los adenoides. Ahora se piensa que estos tejidos linfáticos pueden ayudar a combatir infecciones y no se deben operar, a menos que sea necesario. Estas operaciones llevan riesgos y sólo deben realizarse por razones válidas y después de consultarlo a fondo con su médico. Vea la página 124.

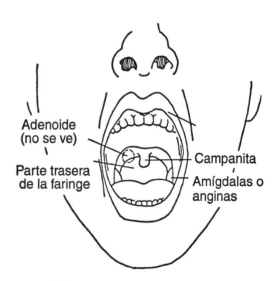

Adenoide (no se ve)

Parte trasera de la faringe

Campanita

Amígdalas o anginas

Ubicación de las anginas

Tratamiento en casa

- La amigdalitis por lo general puede tratarse como cualquier dolor de garganta viral. Vea la página 120.

Cuándo llamar a Kaiser Permanente

- Si le da dolor de garganta junto con dos de estas tres señas de una infección de estreptococos:

  ○ Fiebre de 101 grados o más (puede ser más baja en los adultos)

  ○ Capa blancuzca o amarillenta que cubre las anginas

  ○ Hinchazón de los nodos linfáticos del cuello

- Si le da dolor de garganta o amigdalitis después de estar expuesto a una infección de estreptococos.

- Si tiene varios episodios de amigdalitis, sobre todo más de cuatro o cinco al año.

- Si un niño respira constantemente por la boca, ronca o habla "por la nariz" o tiene la voz apagada.

Amigdalectomía y adenoidectomía

En el pasado, era común sacarles a los niños las anginas (amígdalas) y los adenoides. Hoy en día, estas operaciones se hacen con mucho menos frecuencia pues se han reconocido mejor los riesgos, costos y beneficios limitados. La amigdalectomía y la adenoidectomía sólo deben hacerse cuando los beneficios justifiquen plenamente el riesgo, las molestias y el dolor.

La **amigdalectomía** puede ser recomendable si se presenta por lo menos una de las siguientes condiciones:

- Si la persona ha tenido *cuando menos* de cuatro a seis infecciones graves de estreptococos en las anginas el año anterior, a pesar de tratamiento con un mínimo de dos antibióticos diferentes.

- Si las anginas hinchadas le causan gran dificultad para respirar o problemas para dormir.

- Si hay focos profundos de infección en las anginas que no han mejorado con el tratamiento.

La **adenoidectomía** puede ser recomendable si se presenta por lo menos una de las siguientes condiciones:

- Si los adenoides hinchados obstruyen las vías del aire, lo cual le causa a la persona dificultades para respirar y problemas para dormir.

- Si se piensa que los adenoides son causa de infecciones de oídos persistentes, a pesar de tratamientos con antibióticos.

Si le recomiendan una operación aunque no se haya presentado ninguna condición, quizás sea buena idea conseguir una segunda opinión. Vea la página 20.

Cómo dejar de fumar

Antes de dejar de fumar

- Fije la fecha en que planea dejar de fumar.

- Escriba en una lista por qué quiere dejar de fumar: por su salud y la de su familia, para ahorrar dinero, para evitar que le salgan arrugas o lo que sea.

- Encuentre la razón por la cual fuma. ¿Fuma para relajarse? ¿Para animarse? ¿Para controlar su enojo u otros sentimientos negativos? ¿Le gusta todo el ritual de fumar?

- Planee cosas sanas que pueda hacer en vez de fumar.

  o ¿Qué va a hacer cuando se enoje o se ponga tenso?

  o ¿Con qué se va a ocupar las manos o la boca?

  o ¿Qué otros rituales puede hacer en vez de fumar?

- Tenga una actividad planeada para cuando le den muchas ganas de fumar. El deseo se le pasará pronto: camine, lávese los dientes, cómase un dulce de menta o mastique un chicle.

- Escoja un programa confiable para dejar de fumar. En los buenos programas, por lo menos el 20 por ciento de los participantes no han vuelto a fumar después de un año; en los programas excelentes, el número es alrededor del 50 por ciento. Desconfíe de programas que afirmen ser aún más exitosos.

- Piense en formas sanas de recompensarse por dejar de fumar. Use el dinero que ahorre por no comprar cigarros para hacer o comprar algo que le dé gusto.

Después de dejar de fumar

- Sepa a qué atenerse. Lo peor se le pasará en unos cuantos días, pero los síntomas físicos del retiro pueden durar de una a tres semanas. Después de eso, los efectos serán mentales y emocionales. Vea los consejos para relajarse en el Capítulo 17.

- Quite de sus alrededores cualquier cosa que lo haga pensar en fumar. Haga cosas que no pueda hacer al mismo tiempo que fumar, como andar en bicicleta o ir al cine.

- Consiga ayuda y apoyo. Pídale a alguien que haya dejado de fumar que le ayude.

- Considérese un ex-fumador. Sea optimista.

- Durante las primeras semanas, evite situaciones y ambientes que asocie con fumar.

- Tome bastante agua para ayudar a sacarse toda la nicotina del cuerpo. Trate de no tomar alcohol.

- Tenga a la mano bocadillos o refrigerios que no engorden para cuando le den antojos. Su apetito puede aumentar, pero la mayoría de las personas suben menos de 10 libras (5 kilos) cuando dejan de fumar. Una dieta saludable, baja en grasas y el ejercicio regular le ayudarán a resistir las ganas de fumar y a no engordar.

- Prepárese a tener recaídas. Por lo general, los fumadores hacen varios intentos de dejar de fumar antes de poder lograrlo de manera definitiva. Si vuelve a fumar, perdónese a sí mismo y aprenda algo de la experiencia. Usted no fallará siempre y cuando siga luchando.

- ¡Buena suerte!

El parche de nicotina

El parche de nicotina es un parche adhesivo que va soltando nicotina en la piel, para que se absorba por allí y llegue a la sangre. El parche puede ayudar a algunos fumadores a vencer su adicción a la nicotina, porque les permite ir reduciendo el uso de esta sustancia poco a poco, ya que el parche suelta cada vez menos nicotina. Pero para ser efectivo, el parche tiene que usarse junto con un programa educativo para dejar de fumar.

Primero, trate de dejar de fumar sin usar el parche. Muchas personas lo logran.

El parche es sobre todo útil para las personas que tienen molestias muy fuertes cuando tratan de dejar de fumar (dolores de cabeza, ansiedad, depresión, dificultades para concentrarse y pérdida del sueño). Por lo general, se les receta sólo a las personas que fuman más de una cajetilla al día.

No siempre da resultado usar el parche solo. Si además de usar el parche, usted participa en un buen programa para dejar de fumar, será mucho más probable que tenga éxito.

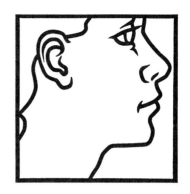

Capítulo 8

Problemas de los ojos y los oídos

Los ojos y los oídos pueden causarle problemas de diferentes tipos. La resequedad de los ojos, la conjuntivitis, los tapones de cera y el dolor de oído son sólo algunos ejemplos. La mayoría de estos problemas se quitan con tratamientos en casa y con paciencia. Este capítulo le explicará qué puede hacer usted en casa y le indicará cuándo obtener ayuda profesional.

Conjuntivitis (mal de ojo, llorona)

La conjuntivitis es una inflamación de la membrana delicada, llamada conjuntiva, que cubre el interior del párpado y la superficie del ojo. La conjuntivitis puede deberse a bacterias, virus, alergias, contaminación o sustancias irritantes.

Las señas de la conjuntivitis son enrojecimiento de la parte blanca del ojo, párpados rojos e hinchados, mucho lagrimeo, una sensación como de arena en los ojos y sensibilidad a la luz. Los ojos también pueden soltar un tipo de lagaña que hace que los párpados se peguen mientras la persona duerme.

Prevención

• Lávese las manos muy bien después de hacerse el tratamiento para la conjuntivitis.

• No use las mismas toallas o pañuelos que una persona infectada, ya que esta condición es muy contagiosa (pegadiza).

• Si un producto químico o un objeto le entra al ojo, láveselo inmediatamente con agua. Vea las páginas 244 y 260.

Problemas de los ojos y de los oídos

Síntomas del ojo	Posibles Causas
Ojos rojos con comezón y lagrimeo	Vea Alergias, pág. 99. Piense en alergias a productos para el cuidado de los ojos, el maquillaje y el humo. Irritación por los lentes de contacto. Sáquese los lentes de contacto. Vea la pág. 129.
Muchas lagañas; párpados rojos e hinchados; sensación de arena en el ojo	Vea Conjuntivitis (mal de ojo, llorona), pág. 127. Posible irritación por los lentes de contacto. Vea la pág. 129.
Granito o hinchazón en el párpado	Vea Orzuelos, pág. 132.
Dolor en el ojo	Vea Quemadura del ojo con productos químicos, pág. 244; Jaquecas, pág. 144; Jaquecas repetitivas, pág. 145; Objetos en el ojo, pág. 260; posible irritación por los lentes de contacto, pág. 129; Glaucoma, pág. 131.
Dolor agudo en el ojo, visión borrosa, ojo rojo	Posible iritis.¡Vaya al doctor de inmediato!
Mancha roja en la parte blanca del ojo	Vea "Sangre en el ojo", pág. 130.
Golpe en el ojo	Vea Moretones (ojo moro), pág. 241.
Ojos secos y arenosos	Vea Resequedad de los ojos, pág. 130.

Síntomas del oído	Posibles Causas
Dolor en el oído; en bebés y niños pequeños, el jalarse la oreja, sobre todo si también lloran sin consuelo	Vea Infecciones del oído medio, pág. 133.
Dolor al masticar; dolor de cabeza	Vea Síndrome de la coyuntura temporomandibular, pág. 276.
Dolor al jalar la oreja; comezón o ardor en el oído	Vea Infecciones del canal externo del oído medio, pág. 135.
Desecho que sale del oído	Vea Infecciones del canal externo del oído, pág. 135; tímpano reventado, pág. 133.
Sensación de tener el oído tapado; con la nariz tapada o que escurre, tos y fiebre	Vea Catarros, pág. 111; Infecciones del oído medio, pág. 133.
Sensación de tener algo en el oído; como si algo estuviera brincando en el oído	Vea Objeto en el oído, pág. 260.
Sordera; distracción	Vea Cera de los oídos, pág. 137; otitis media serosa, pág. 133.
Zumbido en los oídos	Vea Zumbido en los oídos o tinnitus, pág. 135.

Tratamiento en casa

Aunque generalmente la conjuntivitis se quita sola en cinco a siete días, la conjuntivitis viral puede durar varias semanas. La conjuntivitis debida a alergias o contaminación no se quitará mientras usted siga en contacto con la sustancia irritante. Un buen tratamiento en casa le dará alivio y le ayudará a sanar más rápido.

• Póngase compresas frías o tibias varias veces al día, para aliviarse las molestias.

• Límpiese suavemente el borde del párpado con un algodón húmedo o con agua y una toallita de baño limpia, para quitarse las lagañas.

• No use lentes de contacto o maquillaje de ojos hasta que se le quite la infección. Tire a la basura el maquillaje de ojos que tenga cuando le dé una infección.

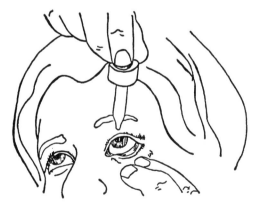

Cómo ponerse gotas en el ojo

Lentes de contacto

Si usa lentes de contacto (lentillas), estos consejos le ayudarán a evitar problemas:

• Limpie sus lentes de contacto según las instrucciones. Siempre tenga muy limpios sus lentes y cualquier cosa que los toque (sus manos, el recipiente para guardarlos, los botes de soluciones y el maquillaje). Lávese las manos antes de tocar sus lentes de contacto.

• Use una solución salina comercial. Las soluciones caseras se contaminan fácilmente con bacterias. (Cualquier marca es buena; incluso las genéricas.)

• Métase los lentes de contacto *antes* de ponerse el maquillaje de los ojos. Use nuevo maquillaje de los ojos cada tres a seis meses para reducir el riesgo de que se contamine. No se ponga maquillaje en el borde interno del párpado.

• Los lentes de contacto de uso prolongado causan infecciones graves de los ojos con más frecuencia, cuando se usan por mucho tiempo. Si decide usarlos, siga el horario de uso y limpieza que su doctor le recomiende.

• Las señas de que sus lentes de contacto le están causando un problema incluyen: enrojecimiento fuera de lo usual, dolor o ardor en el ojo, desecho del ojo, visión borrosa y sensibilidad extrema a la luz. Quítese los lentes y desinféctelos. Si las molestias siguen por más de dos a tres horas después de quitarse y limpiar sus lentes, llame a su médico.

• Vaya con su especialista de ojos una vez al año para que revise sus lentes de contacto y sus ojos.

- Si le recetan gotas para los ojos, póngaselas así:

  ○ En niños mayores y adultos: Jale hacia abajo el párpado inferior con dos dedos para crear una bolsita. Ponga las gotas allí. Cierre el ojo por varios minutos para que las gotas se esparzan.

  ○ En niños más chicos: Pídale al niño que se acueste boca arriba con los ojos cerrados. Ponga una gota en la esquinita de adentro del ojo. Cuando el niño abra el ojo, la gota se escurrirá hacia adentro solita.

  ○ Asegúrese de que el gotero esté limpio y de que no toque el ojo, el párpado ni ninguna superficie. El lagrimeo normal de los ojos va sacando las gotas, así que hay que volver a ponérselas por lo menos tres veces al día.

- Puede ser un poco difícil poner una pomada antibiótica en el ojo, sobre todo en los niños. Pero si puede ponerla en las pestañas, se derritirá y entrará al ojo.

- Asegúrese de que cualquier medicina que compre sin receta sea *oftálmica* (para los ojos) y no *ótica* (para los oídos).

Cuándo llamar a Kaiser Permanente

- Si tiene dolor (en vez de irritación) en el ojo, visión borrosa o pérdida de la visión que no se le quita ni por un momento al parpadear.

- Si la luz hace que el ojo le duela.

- Si siente que tiene algún objeto en el ojo.

Sangre en el ojo

A veces, los vasos sanguíneos en la parte blanca del ojo se revientan y forman una manchita o un punto rojo. Puede ser alarmante ver la sangre en el ojo, sobre todo si la mancha es grande. Pero por lo general no hay de qué preocuparse, y la mancha se quita en dos o tres semanas.

Sin embargo, si se ve sangre en el ojo y también hay dolor, si hay sangre en la parte de color del ojo (iris), o si el derrame ocurrió después de un golpe en el ojo, llame a un profesional de la salud. También llame si le salen manchitas de sangre con frecuencia, o si le salen después de empezar a tomar anticoagulantes (medicinas que vuelven la sangre más aguada).

- Si el ojo está rojo y suelta un desecho espeso de color amarillo verdoso.

- Si una pupila se le pone más grande que la otra.

- Si el problema no se le quita en siete días.

Resequedad de los ojos

Los ojos que no tienen suficiente humedad (lágrimas) pueden sentirse secos, calientes o arenosos. La resequedad de los ojos se puede deber a poca humedad en el aire, a humo y a ciertas medicinas, como los antihistamínicos, los descongestivos y las píldoras anticonceptivas. Los ojos también se van volviendo más secos a medida que uno envejece.

Tratamiento en casa

• Pruebe una de las gotas de "lágrimas artificiales" que se compran sin receta, como Akwa-Tears, Duratears o Hypotears. Éstas son diferentes a las gotas como Visine que reducen el enrojecimiento en vez de la resequedad del ojo.

• Llame a Kaiser Permanente si la resequedad de los ojos no se le quita aunque use lágrimas artificiales.

Moscas volantes (manchas y destellos)

Las moscas volantes son manchas, puntos y líneas que "flotan" en el campo de la visión. Se deben a células sueltas o hilos de tejido que flotan en el líquido espeso como gelatina que forma el globo del ojo. Este problema puede ser molesto, pero rara vez es grave o peligroso. Sin embargo, si es la primera vez que ve manchas o destellos, llame por teléfono a la enfermera consejera de oftalmología para que le haga una cita. Si ha tenido el problema por algún tiempo, o si de vez en cuando ve destellos, llame para pedir un examen de rutina de los ojos.

Glaucoma

El glaucoma es un problema de los ojos que se debe a un exceso de presión en el ojo. La presión va aumentando cuando el líquido dentro del ojo no se puede drenar como de costumbre. Si la presión no se alivia, con el tiempo puede dañar el nervio óptico y producir ceguera. Una de las causas principales de ceguera entre las personas mayores es el glaucoma que no recibe tratamiento.

Generalmente el glaucoma no causa dolor ni otras señas. Una persona no puede sentir si tiene la presión alta en el ojo o no. El glaucoma por lo general se desarrolla lentamente a lo largo de muchos años, sin que se note.

Los siguientes factores aumentan el riesgo de padecer de glaucoma:

• Parientes que han tenido glaucoma

• Raza afroamericana

• Diabetes o miopía

• Tomar corticoesteroides (por ejemplo, Prednisone)

Una forma rara de esta enfermedad empieza de repente y puede causar ceguera en cuestión de horas. El ataque generalmente ocurre de noche, con dolor muy fuerte en el ojo, visión borrosa y el ojo enrojecido. Ésta es una emergencia médica.

Prevención

La meta es encontrar el glaucoma antes de que dañe al nervio demasiado. Si usted tiene entre 40 y 64 años de edad, vaya a que le hagan una prueba para el glaucoma cada cinco años. Se recomiendan pruebas más frecuentes para las personas que corren un mayor riesgo de contraer glaucoma (incluyendo a todas las personas de raza afroamericana.)

Tratamiento en casa

Use con regularidad y consistencia las gotas para los ojos que le receten. Vaya de regreso a todas las visitas con su doctor que le hayan recomendado, para ver si el tratamiento es efectivo.

Cuándo llamar a Kaiser Permanente

• Si de repente tiene la visión borrosa, pérdida de la visión o dolor en los ojos.

Tic en el ojo

Los tics en el ojo, o espasmos de los músculos alrededor de los ojos, generalmente se deben a cansancio, tensión o a ambas cosas. Los tics se mejoran cuando la persona se calma y descansa. Por lo general se quitan solos en poco tiempo.

Llame a su profesional de la salud si además de los tics le sale desecho de un ojo, o si tiene enrojecimiento, hinchazón o fiebre, o si el tic le dura más de una o dos semanas.

Orzuelos o perrillas

Un orzuelo es una infección no contagiosa en el borde del párpado. Se ve como una bolita o un granito rojo en el párpado o en el borde del párpado. Se va llenando de pus y se abre a los pocos días.

Los orzuelos son muy comunes y no son graves. La mayoría sanan solos y no es necesario quitarlos.

Tratamiento en casa

• No se talle el ojo y no se exprima el orzuelo.

• Póngase compresas húmedas tibias por 10 minutos, de cinco a seis veces al día, hasta que el orzuelo se abra y se drene. Con este tratamiento y con el tiempo se quitan bien casi todos los orzuelos.

Cuándo llamar a Kaiser Permanente

• Si el orzuelo le impide ver bien.

• Si el orzuelo empeora a pesar del tratamiento en casa.

• Si el enrojecimiento del orzuelo se extiende a todo el párpado.

Infecciones de los oídos

Hay diferentes tipos de infecciones de los oídos. Las infecciones del oído medio (otitis media) se deben a bacterias y deben tratarse con antibióticos.

Otro tipo de infección (otitis externa) afecta el canal externo del oído (el que se conecta con la oreja). Generalmente da después de que entra agua al oído— sobre todo después de nadar.

Infecciones del oído medio

Una de estas infecciones generalmente comienza cuando un catarro o una gripe hace que la trompa de Eustaquio se hinche y se cierre. La trompa de Eustaquio es un tubito que conecta el oído con la garganta (vea el dibujo abajo, a la derecha). Cuando la trompa se cierra, el oído se llena de líquido y allí comienzan a crecer las bacterias. A medida que el cuerpo combate la infección, la presión aumenta y causa dolor. La presión puede hacer que el tímpano se reviente.

No es grave que el tímpano se reviente una vez. Esto no causa sordera. Pero si se revienta varias veces, sí puede producir sordera. El tratamiento con antibióticos impide que las bacterias crezcan y así alivia la presión y el dolor.

A los niños pequeños les dan más infecciones de los oídos porque los tubitos de los oídos se les tapan más fácilmente. Y también porque les da catarro más seguido.

Las señas de una infección de bacterias en el oído incluyen: dolor de oído, mareos, un zumbido en los oídos o una sensación de que están tapados, sordera, fiebre, dolor de cabeza y nariz que escurre. Si su niño todavía no habla, fíjese si se jala las orejas. Esta puede ser una seña de que tiene dolor.

El oído también se puede llenar de líquido sin infectarse. A esto se le llama otitis media serosa. Por lo general, las únicas señas son una sordera que después se quita, o una sensación de tener el oído tapado o lleno. Estas señas, por lo general, no son nada de que preocuparse, a menos que duren más de 10 días.

Prevención

• Enseñe a sus niños a sonarse suavemente la nariz. Se recomienda lo mismo para los adultos.

• Amamante a su bebé. Los bebés alimentados con leche de pecho tienen menos infecciones de los oídos.

• Cuando alimente a su bebé, siéntelo más o menos derecho para evitar que la leche le entre a los tubitos de los oídos. No deje que un bebé se quede dormido con el biberón en la boca. (No importa que los bebés que maman se queden dormidos en el pecho de la madre.)

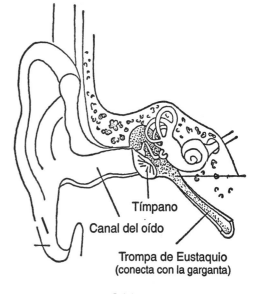

Tímpano

Canal del oído

Trompa de Eustaquio
(conecta con la garganta)

Oído

- No exponga a los niños al humo de cigarro, el cual ha sido asociado con una mayor frecuencia de infecciones de los oídos.

- Limite el contacto de su niño con otros niños que tengan catarro.

Tratamiento en casa

- Para aliviar el dolor, caliente el oído, por ejemplo con una toallita de baño tibia o un cojín eléctrico puesto bajito. Nunca deje a un niño solo con un cojín eléctrico.

- Descanse. Use su energía para combatir la infección.

- Tome más bebidas claras, como agua, consomé, té o jugo de manzana.

- La aspirina o el acetaminofeno ayudarán a calmar el dolor de oído. No le dé aspirina a un niño o a un joven menor de 20 años que tenga señas de gripe o varicela (viruela loca). Para las dosis, vea la página 338.

- Las pastillas que se toman para destapar la nariz pueden ayudar a aliviar el dolor de oído. No use productos con antihistamínicos.

- Si le dan mareos, vea la página 138.

Cuándo llamar a Kaiser Permanente

- Cuando sospeche que tiene una infección de oído. Si el examen médico confirma la infección, deberá comenzar a tomar antibióticos de inmediato.

- Si tiene un dolor agudo de oído por más de una hora, o si cualquier dolor de oído le dura más de 12 a 24 horas. Si el dolor es muy fuerte por

Infecciones repetidas de los oídos

Algunos niños padecen repetidamente de infecciones de los oídos, a pesar de recibir tratamiento médico. Si su niño tiene por lo menos tres infecciones de los oídos en un período de seis meses, o más de dos infecciones antes de los seis meses de edad, es posible que le recomienden que le dé antibióticos de modo preventivo. Esto se hace dando una pequeña dosis diaria de antibióticos, durante la estación del año en que al niño le dan más infecciones de los oídos. Este tipo de tratamiento ayuda a reducir la frecuencia de las infecciones de los oídos. Pero los antibióticos no siempre evitan que se acumulen líquidos en el oído o que éste se infecte.

Puede que su doctor sugiera ponerle tubitos en los oídos a su niño (timpanostomía) si la infección no se le quita después de un mes, o el líquido no drena después de tres meses de tratamiento continuo (con dos antibióticos diferentes por lo menos), o si el niño tiene una sordera persistente y notable. Los tubitos se insertan a través del tímpano y permanecen allí de 6 a 12 meses para ayudar a evitar más infecciones.

El uso a largo plazo de antibióticos puede ser igual de eficaz para evitar infecciones y drenar el oído. Si le recomiendan tubitos para los oídos sin probar primero un tratamiento de antibióticos, quizás sea mejor que consiga una segunda opinión. Vea la página 20.

la noche, llame por teléfono a la mañana siguiente, aunque se le haya quitado el dolor. Puede que todavía tenga la infección.

- Si un bebé se talla o se jala la oreja mucho y parece tener dolor.

- Si un niño tiene dolor de oído, fiebre y se ve enfermo.

- Si además tiene dolor de cabeza, fiebre y el cuello tieso. Éstas pueden ser señales de meningitis.

- Si en un niño pequeño que no puede describir el dolor, usted encuentra irritado el oído al examinarlo en casa con un otoscopio. Vea la página 331.

- Si usted sospecha que se ha reventado el tímpano. Fíjese si sale del oído un desecho blanco, amarillo o sangriento.

- Si no se mejora después de tres o cuatro días de tomar antibióticos.

- Si, por más de 10 días después de que se le ha quitado un catarro, sigue teniendo algo de sordera o los oídos tapados, sin sentir otras molestias. Algunas infecciones no causan dolor.

Infecciones del canal externo del oído

Como ya ha sido mencionado, este tipo de infección generalmente da después de que entra agua al oído, sobre todo después de nadar. También puede dar cuando entra arena u otra basurita en el canal del oído. Si uno se rasca el oído, o se lo lastima con un isopo (Q-tip) u otro objeto, también se puede irritar el canal.

Zumbido en los oídos o tinnitus

A casi toda la gente le da de vez en cuando un zumbido en los oídos (o un silbido o tintineo). El sonido usualmente sólo dura unos minutos. Si se vuelve persistente, puede que usted tenga tinnitus.

El tinnitus generalmente se debe a un daño de los nervios del oído interno causado por ruidos fuertes. Otras causas más curables incluyen: un exceso de cera en el oído, infecciones del oído, problemas de los dientes y el uso de algunas medicinas, sobre todo los antibióticos y las dosis grandes de aspirina. El beber mucho alcohol también puede causar tinnitus. Para protegerse los oídos, evite ruidos fuertes como los de la música, herramientas eléctricas, disparos o máquinas industriales.

Consejos para aliviar el zumbido:

- Consuma menos cafeína, nicotina y alcohol (o evite estas cosas por completo).

- Trate de relajarse. La tensión y el cansancio parecen empeorar el zumbido.

- Limite su uso de aspirina y medicinas que contienen aspirina.

Llame a Kaiser Permanente:

- Si el zumbido se vuelve persistente y no lo deja dormir o hacer sus actividades diarias.

- Si el zumbido le da con mareos, pérdida del equilibrio, vértigo, náusea o vómito.

- Si el zumbido siempre le da en un solo oído.

Algunas de las señas de este tipo de infección son dolor, comezón y una sensación de tener los oídos tapados. El canal del oído también puede hincharse. Una infección bacteriana más grave puede causar un dolor más fuerte, desechos del oído y quizás algo de sordera. A diferencia de una infección del oído medio (otitis media), el dolor de una infección externa es peor al masticar, al apretar la puntita de la oreja que está arriba del lóbulo, o al jalar el lóbulo mismo.

Prevención

• Siempre tenga los oídos secos. Después de nadar o ducharse, sacuda la cabeza para sacarse el agua de los oídos. Séquese suavemente los oídos con la punta de un pañuelo desechable o de una toalla, o use un secador de pelo a la temperatura más baja, sin acercárselo demasiado al oído.

• Después de nadar o ducharse, póngase unas cuantas gotas de alcohol para hacer curaciones o de alcohol con vinagre blanco. Mueva la oreja para que el líquido entre al canal y luego agache la cabeza para que vuelva a salir. O use de las gotas que se compran sin receta (Star-Otic, Swim-Ear).

• No se limpie los oídos con isopos u otros objetos. Para consejos sobre cómo limpiarse los oídos si tiene demasiada cera, vea la página 137. Para sacarse la tierra o la arena que le entre al oído al nadar, use una perilla de hule o deje que le entre al oído un chorro suave de agua tibia en la ducha.

Tratamiento en casa

• Asegúrese de que no tenga un objeto o un insecto en el oído. Vea Objetos en el oído en la página 260.

• Enjuáguese el oído con cuidado, usando una perilla de hule y una solución de agua y sal, o una mezcla de vinagre blanco y agua tibia en cantidades iguales.

• Evite que le entre agua al oído hasta que se le quite la irritación. Puede hacerse un tapón para el oído con un algodón untado con un poco de vaselina. No use tapones de plástico.

• Si el oído le pica, pruebe las gotas ya mencionadas que se compran sin receta. Úselas antes y después de nadar o de mojarse los oídos.

• Para poner gotas en los oídos, pídale a la persona que se acueste de lado con la oreja hacia arriba. Primero, caliente un poco las gotas, frotando el frasco entre las manos. Luego ponga las gotas poco a poco por un lado del canal del oído, de modo que haya espacio para que el aire pueda salir y las gotas puedan entrar al oído. Le ayudará jalar y mover un poco la oreja.

• Quizás sea más fácil ponerle gotas en los oídos a un niño pequeño así: acueste al niño de lado sobre sus piernas y deténgale la cabeza entre las rodillas suyas. Acomode las piernas del niño alrededor de su cintura.

• Para calmar las molestias, ponga sobre la oreja una toalla calientita o un cojín eléctrico a la temperatura más baja. No deje a un niño solo cuando le ponga un cojín eléctrico.

El acetaminofeno o la aspirina también puede ayudar. No dé aspirina a los niños ni a los jóvenes menores de 20 años.

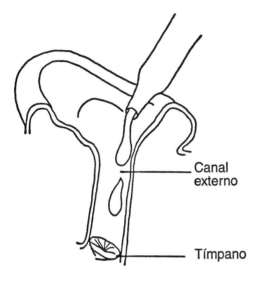

Cómo ponerse gotas en el oído

Cuándo llamar a Kaiser Permanente

- Si el dolor y la picazón en el oído no se quitan o empeoran a pesar de cinco días de tratamiento en casa.

- Si el canal del oído está hinchado, rojo y muy sensible, o si sale un desecho del oído.

- Si el dolor de oído da después de un catarro o una gripe. Vea la página 133.

Cera de los oídos

La cera de los oídos es una sustancia protectora, parecida al moco o a las lágrimas, que filtra polvo y mantiene al oído limpio. Normalmente la cera es líquida, se drena sola y no causa problemas. Pero de vez en cuando, la cera se acumula, se endurece y causa algo de sordera. El tratar de sacarse la cera con un dedo, un isopo (Q-tip) u otro objeto sólo hará que la cera se comprima más contra el tímpano. Se necesita ayuda profesional para sacar una bolita de cera que esté muy comprimida. Usted puede tratar la mayoría de los problemas de la cera evitando usar isopos y siguiendo los consejos para el tratamiento en casa que damos a continuación.

Los niños producen mucha cera en los oídos, que parece ir disminuyendo a medida que crecen. No se preocupe a menos que la cera le cause al niño un zumbido en el oído, la sensación de tener los oídos tapados o algo de sordera.

Tratamiento en casa

- El aceite mineral tibio ayuda a aflojar la cera. Lave el oído con una jeringa de oídos y aceite mineral tibio. (El aceite frío lo puede marear.) Inyecte el aceite mineral con muy poca fuerza. No haga esto si ha habido un desecho del oído, si sospecha que tiene una infección del oído o que se ha reventado el tímpano, o si tiene tubos para drenar los oídos.

- Si el aceite mineral tibio no le hace efecto, use uno de los suavizantes de cera que se compran sin receta médica y luego lávese el oído con cuidado usando una jeringa de oídos. Haga esto todas las noches por una o dos semanas. No use este tratamiento si piensa que tiene una infección o el tímpano reventado.

Cuándo llamar a Kaiser Permanente

- Si los tratamientos anteriores no le sirven y la cera está dura, seca y comprimida.

- Si sospecha que la cera le está causando problemas para oir.

- Si el oído está adolorido o sangrando.

Mareos

Los **mareos** generalmente no se deben a un problema grave; de hecho, es común sentirse mareado de vez en cuando. A menudo, el mareo se debe a una baja momentánea de la presión de la sangre y del flujo de sangre a la cabeza. Sucede cuando uno se pone de pie muy rápido. Con frecuencia la causa del problema es una medicina o la deshidratación.

Otras causas del mareo pueden ser los efectos secundarios de una medicina, la tensión nerviosa, la ansiedad o el tomar bebidas alcohólicas. Otra causa menos común es una anormalidad en el ritmo del corazón. Esto por lo general produce varios mareos repetidos durante unos cuantos días.

El **vértigo** es una sensación de que el cuerpo o lo que lo rodea está dando vueltas. Puede dar con náusea y vómitos. Durante un ataque fuerte de vértigo puede ser imposible caminar. El tipo más común de vértigo se debe a cambios en la posición de la cabeza; como por ejemplo, cuando usted mueve la cabeza de lado a lado o la inclina para ver hacia arriba. El vértigo también se puede deber a una inflamación en la parte del oído que controla el equilibrio. Este problema se llama laberintitis y usualmente se debe a una infección viral. A veces da después del catarro o la gripe.

Tratamiento en casa

El mareo no es nada de que preocuparse a menos que sea fuerte, persistente, o que dé con otros síntomas.

- Cuando se sienta mareado, siéntese por uno o dos minutos y respire profundo varias veces. Luego, póngase de pie lentamente.

- Siéntese o párese despacio para evitar los cambios en la presión y el flujo de la sangre a la cabeza, que son lo que lo pueden marear.

- Evite las posiciones o los cambios de posiciones de la cabeza que le causen vértigo. Por otro lado, algunos expertos sugieren que practicar estas posiciones puede ser de ayuda para superar el problema.

- Si tiene vértigo, no se tienda de espaldas totalmente. Eleve la cabeza un poco para que se le pasen las tarantas.

Cuándo llamar a Kaiser Permanente

- Si junto con el mareo tiene dolor de cabeza, confusión, sordera o cambios en la visión, debilidad en los brazos o las piernas o entumecimiento en cualquier parte del cuerpo.

- Si siente que se va a desmayar o si pierde el conocimiento completamente.

- Si cree que el mareo puede ser un efecto secundario de una medicina.

- Si el mareo dura más de tres a cinco días y le impide hacer sus actividades diarias como de costumbre.

- Si le da vértigo muy fuerte (la sensación de que el cuarto está dando vueltas a su alrededor) o si el vértigo le dura por más de tres días, no ha sido diagnosticado o es bastante diferente que en otras ocasiones que lo haya tenido.

- Si le dan varios mareos en unos cuantos días seguidos.

- Si cuando se siente mareado su pulso es de menos de 50 o de más de 130 latidos por minuto.

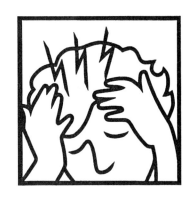

Capítulo 9

Dolores de cabeza

Los dolores de cabeza son uno de los problemas de salud más comunes. Pueden deberse a tensión, infecciones, alergias, lesiones, hambre, cambios del flujo de la sangre en la cabeza o a productos químicos. **Vea la página 254 para información sobre golpes en la cabeza.**

La mayoría de los dolores de cabeza que dan sin otros síntomas se pueden tratar en casa. Este capítulo le ayudará a hacerlo y también le aconsejará cómo evitar los dolores de cabeza.

Más del 90 por ciento de los dolores de cabeza se deben a la tensión nerviosa y responden bien a las medidas de prevención y al tratamiento en casa. Vea la página 145.

Por lo general, usted podrá descubrir la causa de un dolor de cabeza y tratarlo en casa. El cuadro de la página siguiente le ayudará.

Un dolor de cabeza que sea muy diferente a cualquier otro que haya tenido antes, puede ser grave. Vea "Dolores de cabeza que son una emergencia" a la derecha. Sin embargo, si ha tenido

---

Dolores de cabeza que son una emergencia

Llame a su doctor de inmediato si tiene:

• Un dolor de cabeza muy fuerte que le dé de repente, sin ninguna razón o que sea muy *diferente* de los dolores de cabeza que haya tenido antes.

• Un dolor fuerte y punzante en la cabeza.

• Si junto con dolor de cabeza muy fuerte se le pone el cuello tieso y le da fiebre, náusea y vómito.

• Un dolor de cabeza que empeora cuando trata de bajar la barbilla al pecho con la boca cerrada.

• Un dolor de cabeza acompañado de debilidad de un lado del cuerpo, entumecimiento, problemas del habla o de la visión, confusión o pérdida de la coordinación.

• Un golpe en la cabeza que hace que se agranden las pupilas y que causa dolor muy fuerte, desgano, confusión o vómito.

Posibles causas de los dolores de cabeza

Si el dolor de cabeza ocurre:	Posibles causas
Al despertarse.	Vea Dolores de cabeza debidos a tensión, pág. 145; Alergias, pág. 99; Sinusitis, pág. 118. También puede deberse a resequedad.
En los músculos de la quijada o en ambas sienes.	Síndrome de la coyuntura temporo-mandibular, pág. 276; Dolores de cabeza debido a tensión, pág. 145.
Todas las tardes o noches; después de varias horas de trabajar sentado; con molestias en la nuca y los hombros.	Dolores de cabeza debidos a la tensión, pág. 145.
De un lado de la cabeza.	Vea Jaquecas, pág. 144; Jaquecas repetitivas, pág. 145.
Después de un golpe en la cabeza.	Vea Golpes en la cabeza, pág. 254.
Después de respirar vapores de productos químicos (pintura, barniz, insecticida en rociador, humo de cigarro).	Dolor de cabeza por productos químicos. Salga al aire fresco. Beba agua para sacar las sustancias tóxicas del cuerpo.
Con fiebre (calentura), nariz que escurre o dolor de garganta.	Vea Sinusitis, pág. 118; Gripe, pág. 114; Dolor de garganta, pág. 119.
Con fiebre, cuello tieso, náusea y vómito.	Vea Encefalitis y meningitis, pág. 115.
Escurrimiento de la nariz, lagrimeo y estornudos.	Vea Alergias, pág. 99.
Con fiebre y dolor en la mejilla o arriba de los ojos.	Vea Sinusitis, pág. 118.
En las mañanas, si toma menos cafeína de lo usual.	Dolor de cabeza por dejar de tomar cafeína de golpe. Tome menos cafeína poco a poco. Vea la pág. 146.
Después de un evento que le causa tensión.	Vea Dolores de cabeza debidos a tensión, pág. 145.
Siempre en la misma etapa de su ciclo de la regla.	Vea Síndrome premenstrual, pág. 210.
Con una medicina nueva.	Alergia a una medicina. Llame a su doctor.
Con dolor muy fuerte en los ojos.	Glaucoma agudo. ¡Vaya al doctor de inmediato!

antes dolores de cabeza parecidos y su doctor le ha recomendado un plan de tratamiento, quizás no sea necesario el cuidado de emergencia.

Dolores de cabeza en los niños

Los dolores de cabeza en los niños generalmente no son serios. Son más comunes entre los niños cuyos padres hablan de sus propios dolores de cabeza. Los niños tienden a imitar a sus padres; por eso es mejor tratar de no hablar de los dolores de cabeza frente a los niños.

La tensión (o estrés) es la causa más común de los dolores de cabeza en los niños. A menudo, el padre o la madre puede descubrir la causa de la tensión y puede ayudar a calmar al niño. Muchas veces, tan sólo una plática sobre el problema puede ayudar al niño a sentirse mejor. Algunos niños tratan de lograr demasiado, o la familia o la escuela los presionan mucho a que logren ciertas cosas. Incluso las actividades divertidas, si se hacen demasiado, pueden causar fatiga y dolores de cabeza. Anime a su niño a hablar abiertamente sobre sus problemas y otras cosas que le causen tensión en la escuela.

Los dolores de cabeza debidos a tensión o estrés (vea la página 145) son comunes en los adolescentes. Generalmente la tensión tiene que ver con la escuela, los deportes o las amistades y noviazgos.

El hambre también puede causarles dolores de cabeza a los niños. El desayunar a diario y comer algo nutritivo después de la escuela puede ayudar a evitar los dolores. Los dolores de cabeza también pueden dar cuando se fatiga la vista y son comunes con las infecciones virales que causan fiebre, como el catarro.

Tratamiento en casa

• Platique con su niño. Trate de descubrir la causa del dolor de cabeza y encárguese de ella. Explíquele a su niño que a usted le importa lo que le pase. Los dolores de cabeza por tensión algunas veces dan por necesidad de "atención".

• Juegue tranquilamente con su niño, o lean libros juntos.

• Si el dolor de cabeza no se le quita, acueste al niño en una recámara oscura con un trapito frío en la frente.

• La mayoría de los dolores de cabeza en los niños se alivian con un rato de tranquilidad y un poco más de atención. Generalmente no se necesitan medicinas para el dolor. Pero si los remedios mencionados no alivian el dolor, use acetaminofeno (Tylenol). Para las dosis apropiadas, vea la página 339. No acostumbre al niño a tomar pastillas para cualquier dolor. No dé aspirina a los niños.

Cuándo llamar a Kaiser Permanente

• Si tiene un dolor de cabeza muy fuerte que no se le quita relajándose o tomando acetaminofeno.

- Si le da un dolor de cabeza muy fuerte junto con señas de encefalitis o meningitis (vea la página 115), sobre todo después de una infección viral.

- Si le dan dolores de cabeza a un niño de dos a tres veces por semana o más, o si está dándole medicinas para el dolor más de una vez a la semana.

- Si usted no puede encontrar una causa razonable del dolor de cabeza. A veces es difícil que un niño le cuente sus problemas a sus padres. A veces es más fácil que platique con uno de los profesionales de su centro médico.

- Si los dolores de cabeza despiertan al niño durante la noche o si son más fuertes cuando se despierta por la mañana.

- Vea también "Dolores de cabeza que son una emergencia" en la página 141.

Jaquecas o migrañas

Las jaquecas o migrañas tienen síntomas muy específicos. Se cree que se deben a cambios del flujo de sangre en los vasos de la cabeza.

Entre otras molestias, las jaquecas causan un dolor pulsante en uno o ambos lados de la cabeza y sensibilidad a la luz o al ruido. También pueden causar náusea o vómito.

Aunque el dolor de cabeza aparece de repente, a veces primero dan síntomas visuales (que reciben el nombre de "aura"). Por ejemplo, puede que la persona vea líneas en zigzag. Antes de la jaqueca, la persona también puede tener mareos o puede sentir entumecido un lado del cuerpo. Las jaquecas pueden durar de unas cuantas horas hasta varios días y repetirse varias veces a la semana o menos de una vez al año.

Las jaquecas o migrañas son más comunes en las mujeres. Pueden comenzar durante la niñez, pero es más común que empiecen durante la adolescencia o alrededor de los 20 a 25 años de edad.

Prevención

Apunte los síntomas de su dolor de cabeza en varias ocasiones. Vea "Cómo llevar un registro de sus dolores de cabeza" en la página 147. Cuando descubra qué eventos, alimentos, medicinas o actividades le causan dolores de cabeza, quizás usted pueda evitarlos, por lo menos parte del tiempo.

Algunas mujeres descubren que sus dolores de cabeza mejoran si dejan de tomar píldoras anticonceptivas. Pruebe algún otro método anticonceptivo que no afecte las hormonas (condones, diafragmas, etc.). Vea la página 226.

Tratamiento en casa

- Acuéstese en una recámara oscura a la primera señal de una jaqueca. Relaje todo el cuerpo, comenzando con la frente y los ojos hasta llegar a los dedos de los pies. Vea la página 286.

- A muchas personas les calma el dolor la aspirina, el acetaminofeno o el ibuprofen.

- Si un doctor le ha recetado medicina para sus jaquecas, tome la dosis recomendada en cuanto sienta que le está empezando a dar el dolor.

- Si usa muy seguido medicinas para el dolor de cabeza (ya sean medicinas de receta o no), puede que los dolores de cabeza le empeoren o le

---

Jaquecas repetitivas

Las jaquecas repetitivas son dolores repentinos, agudos y punzantes que dan en un lado de la cabeza, generalmente en la sien o detrás del ojo. Puede que el ojo y la nariz del lado afectado escurran.

El dolor de cabeza muchas veces comienza de noche y puede durar desde 30 minutos hasta varias horas. Se puede repetir varias veces al día. Los ataques pueden durar de 4 a 12 semanas y luego desaparecer por meses o años.

Las jaquecas repetitivas son cinco veces más comunes en los hombres que en las mujeres. Muchos hombres que padecen de ellos fuman y beben mucho. Evite las bebidas alcohólicas y el cigarro durante un ataque.

Vaya al doctor si piensa que padece de jaquecas repetitivas, o si tiene dolores de cabeza agudos y persistentes, sin ninguna razón.

También vea "Dolores de cabeza que son una emergencia" en la página 141.

---

den con más frecuencia. Si esto sucede, llame a su doctor para que le aconseje.

- Para la mayoría de las jaquecas es mejor que un profesional haga el diagnóstico y recomiende el tratamiento apropiado.

Cuándo llamar a Kaiser Permanente

- Si sospecha que sus dolores de cabeza son jaquecas. El diagnóstico y tratamiento de un profesional le ayudarán a controlar sus jaquecas y la manera en que afecten su vida. Pida información sobre los métodos de relajación y la técnica llamada *biofeedback* en inglés. Ambas cosas ayudan a muchas personas a evitar las jaquecas.

- Vea también "Dolores de cabeza que son una emergencia" en la página 141.

Dolores de cabeza debidos a la tensión

La tensión nerviosa es la causa de más del 90 por ciento de los dolores de cabeza. Con frecuencia, los dolores de cabeza por tensión se deben a contracción o tensión de los músculos del cuello, de la espalda y de los hombros. La tensión en los músculos puede tener causas emocionales o físicas, como el estar sentado mucho tiempo frente a una computadora. Si usted se ha lastimado antes el cuello o tiene artritis en el cuello, quizás también padezca de dolores de cabeza por tensión.

Un dolor de cabeza por tensión puede causar dolor por toda la cabeza, presión o una sensación de tener una banda alrededor de la cabeza. Quizás sienta como que le están apretando la cabeza en una prensa. Algunas personas sienten presión y un ardor leve arriba de los ojos.

También pueden doler los músculos de la quijada, del cuello y de los hombros. Es difícil sentir de dónde viene el dolor exactamente.

Prevención

• Disminuya su tensión emocional. La próxima vez que haga algo que le cause dolor de cabeza, tómese el tiempo necesario para relajarse antes y después de lo que haya hecho. Vea la página 286, donde aparecen algunos consejos para controlar la tensión.

• Disminuya su tensión física. Cambie de posición a menudo cuando esté trabajando sentado en su escritorio y estírese por 30 segundos cada hora. Haga un esfuerzo consciente para relajar los músculos de la quijada, del cuello y de los hombros.

• Fíjese en la posición de su cuello y hombros en el trabajo y mejórela si es necesario. Vea la página 73.

• Haga ejercicio a diario. El ejercicio ayuda a reducir la tensión.

• Tome menos café y otras bebidas con cafeína. A las personas que toman mucha cafeína a menudo les da dolor de cabeza varias horas después de haber tomado su última bebida. O pueden levantarse por las mañanas con un dolor de cabeza que se alivia tomando cafeína.

Tratamiento en casa

• Deje de hacer lo que esté haciendo y siéntese en silencio por un momento. Cierre los ojos y respire lenta y profundamente. Trate de relajar los músculos de la cabeza y del cuello.

• Deténgase unos minutos para estirarse o para hacer un ejercicio de relajación. Vea la página 286.

• Dese un masaje en los músculos del cuello. Sóbelos suave y firmemente hacia el corazón. Vea la página 74 para ejercicios del cuello.

• Vaya a que le den un masaje profesional. Algunas personas lo hacen regularmente porque ayuda a aliviarles la tensión.

• Póngase calor con compresas calientes o un cojín eléctrico, o dese una ducha caliente.

• Acuéstese en un cuarto oscuro con un trapo frío en la frente.

• La aspirina, el acetaminofeno o el ibuprofen pueden ayudar a aliviarle un dolor de cabeza por tensión. Pero si usa muy seguido medicinas para el dolor de cabeza (ya sean medicinas de receta o no), los dolores de cabeza pueden empeorar o darle más seguido. Si esto sucede, llame al doctor para que le aconseje.

• Vea la página 286, donde aparecen algunos consejos para calmar la tensión y los nervios.

Cuándo llamar a Kaiser Permanente

- Si un dolor de cabeza es muy fuerte y no se le quita con el tratamiento en casa.

- Si el dolor de cabeza le da sin ningún otro síntoma más que una fiebre de 103 grados o más.

- Si tiene dolores de cabeza más de tres veces a la semana, sin ninguna explicación.

- Si sus dolores de cabeza se vuelven más fuertes y frecuentes.

- Si los dolores de cabeza lo despiertan durante el sueño profundo o si son peores temprano por la mañana.

- Si necesita ayuda para hallar la causa de sus dolores de cabeza por tensión. Quizás le ayude hablar con un profesional de la salud.

- Vea también "Dolores de cabeza que son una emergencia" en la página 141.

Cómo llevar un registro de sus dolores de cabeza

Si tiene dolores de cabeza regularmente, vaga haciendo un registro de sus síntomas. Sus apuntes le servirán a su doctor si tiene que hacerle una evaluación médica. Apunte:

1. La fecha y la hora en que empezó y terminó cada dolor de cabeza.

2. Cualquier cosa que parezca haberle provocado el dolor: un alimento, humo, luz fuerte, tensión o alguna actividad.

3. ¿En qué parte de la cabeza le dio el dolor y de qué tipo fue: pulsante, persistente, punzante o sordo?

4. ¿Qué tan fuerte fue el dolor?

5. Otras molestias: náusea, vómito, problemas de la visión, sensibilidad a la luz o al ruido.

6. Si usted es mujer, apunte cualquier relación que note entre los dolores de cabeza y el ciclo de su regla, su uso de píldoras anticonceptivas o de hormonas para la menopausia.

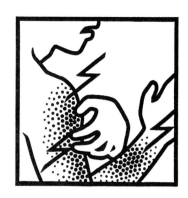

Capítulo 10

Problemas de la piel

Los problemas de la piel rara vez son graves, pero sí pueden ser molestos. Se puede necesitar ayuda médica para hacer el diagnóstico de un problema de la piel, sobre todo si es la primera vez que el problema se presenta. Consulte el cuadro de la página siguiente y el índice (lista de temas al final del libro) para encontrar el problema de la piel que le interese. También vea "Salpullidos de la niñez" en la página 180.

Acné

Acné es el nombre médico de los barros y espinillas que salen en la cara, el pecho, la espalda y los hombros. Cuando se tapa una de las glándulas que producen grasa en la piel, se juntan bajo la piel pus y bacterias. Así es como se forma un barro o

granito. El acné afecta sobre todo a los jóvenes, pero muchas veces continúa en la vida adulta.

A muchas mujeres les salen unos pocos granitos justo antes de que les baje la regla. La tensión nerviosa y algunas píldoras anticonceptivas pueden empeorar el acné. Por lo general, ya no se considera que las comidas grasosas como el chocolate y las nueces causen acné.

La mayoría de los casos de acné mejoran con el tratamiento en casa. Para los casos severos o persistentes, su doctor puede recetarle pomadas más fuertes, antibióticos u otros medicamentos.

Prevención

• Lávese la cara con un jabón suave, como Dove, o con un jabón que contenga peróxido de benzoílo (*benzoyl*

Problemas de la piel

Señas	Posibles Causas
Roncha con comezón que aparece después de ser picado por un insecto o después de tomar una medicina	Vea Urticaria (ronchas con comezón), pág. 159; Piquetes de insectos, pág. 162.
Bola roja, dolorosa e hinchada bajo la piel	Vea Nacidos o furúnculos, pág. 152.
Piel enrojecida y escamosa que da comezón	Vea Piel seca, pág. 154; Eczema, pág. 156; Infecciones de hongos, pág. 158; Salpullidos, pág. 165.
Salpullido color a miel que forma costras	Vea Impétigo, pág. 160.
Salpullido que sale después de usar nuevas joyas o ropa, de tocar plantas venenosas, de comer algo nuevo o de tomar una nueva medicina	Vea Salpullidos, pág. 165.
Una franja o raya de ampollas dolorosas de un lado del cuerpo	Vea Herpes zoster o herpes zona, pág. 157.
Lunar que cambia de forma, tamaño o color o que siempre está irritado	Vea Cáncer de la piel, pág. 166.
Piel rajada que se está pelando, da comezón y tiene ampollas entre los dedos de los pies	Vea Infecciones de hongos (pie de atleta), pág. 158.
Salpullido en el área de la ingle o los muslos que está rojo, da comezón y suelta un desecho	Vea Infecciones de hongos (tiña en la ingle), pág. 158; Impétigo, pág. 160.
Manchas pelonas y escamosas en el cuero cabelludo que producen comezón	Vea Infecciones de hongos (la culebrilla), pág. 158.
Manchas plateadas y escamosas en la piel, especialmente en las rodillas, los codos o el cuero cabelludo	Vea Psoriasis, pág. 156.
Salpullido que pone la piel muy áspera (como lija) con dolor de garganta; lengua con bolitas, como una mora	Vea Escarlatina, pág. 121.

peroxide), como por ejemplo Oxy-5. Lávese la cara lo necesario para tenerla limpia, pero no se talle la piel.

• Ya no se piensa que los alimentos causan el acné. Sin embargo, evite cualquier alimento que parezca producirle barros o espinillas.

Tratamiento en casa

• La limpieza es muy importante. Lávese la cara, los hombros, el pecho y la espalda con agua y jabón. Use un jabón muy suave como los de marca Aveeno, Neutrogena o Basis. Evite jabones que resecan la piel como el Ivory. Siempre enjuáguese muy bien.

• No deje que el pelo le caiga sobre la cara ni los hombros. Láveselo todos los días.

• No se pellizque ni se reviente los barros y espinillas. Esto puede causar infecciones y cicatrices.

• Uno de los mejores tratamientos para el acné es el ungüento de peróxido de benzoílo. Se consigue sin receta. Empiece con el ungüento menos fuerte y póngaselo una vez al día, media hora después de lavarse. Puede que la piel se le ponga un poco roja y seca. Este tratamiento puede tardarse varias semanas en hacer efecto. Nunca use ungüento con más de 5 por ciento de peróxido de benzoílo, a menos que se lo recomiende su doctor.

• Use sólo lociones y maquillaje hechos con agua (no aceite), e ingredientes que no causen acné (*noncomedogenic*, en inglés). Y úselos sólo si no le empeoran los barros y espinillas.

Cuándo llamar a Kaiser Permanente

• Si no puede controlar su acné con el tratamiento en casa que acabamos de describir.

• Si hay mucha inflamación, quistes o nacidos rojos o morados bajo la piel.

Ampollas

Las ampollas usualmente salen cuando algo talla la piel mucho. Algunas enfermedades, como el herpes zoster o herpes zona, causan salpullidos como de ampollas (vea la página 157). Las quemaduras también pueden producir ampollas en la piel. Vea la página 242.

Prevención

• No use zapatos que estén muy apretados o que le rocen el pie.

• Use guantes cuando haga trabajos que le puedan raspar las manos.

Tratamiento en casa

• Si tiene una ampolla pequeña que no ha reventado, déjela en paz. Cúbrala con una curita floja y evite la actividad o los zapatos que la hayan causado.

• Si tiene una ampolla pequeña en alguna parte del cuerpo en que pone peso (como la planta del pie), protéjala con una rosquita de una tela especial llamada molesquín (*moleskin*, en inglés). No tape el área sobre la ampolla.

- Si una ampolla mide más de una pulgada de ancho (dos centímetros y medio), es mejor sacarle el líquido. El siguiente es un método seguro:

  ○ Esterilice una aguja con alcohol para curaciones.

  ○ Pique suavemente un borde de la ampolla.

  ○ Vaya presionando el líquido en la ampolla hacia el agujerito que hizo con la aguja, para que salga por allí.

- Una vez que haya abierto una ampolla, o si ésta se ha reventado, lave el área con agua y jabón.

- No quite el cuerito que cubre la ampolla (a menos que esté muy sucio o despedazado, o si se está formando pus bajo la ampolla). Suavemente aplane el cuerito sobre la piel más delicada que tiene abajo.

- Póngase pomada antibiótica y una gasa estéril. No use alcohol o yodo porque la ampolla se tardará más en sanar.

- Cámbiese la gasa una vez al día. Así habrá menos posibilidad de que la ampolla se infecte.

- Quítese la gasa de noche para que se seque el área afectada.

Cuándo llamar a Kaiser Permanente

- Si le salen ampollas a menudo sin que usted sepa por qué.

- Si aparecen señas de una infección:

  ○ Aumento en el dolor, la hinchazón, el enrojecimiento o la sensibilidad

  ○ Si la ampolla está caliente o tiene rayas rojas que se extienden hacia afuera

  ○ Si sale pus de la ampolla

  ○ Fiebre (calentura) de 100 grados o más, sin ninguna otra causa aparente

- Si tiene diabetes o mala circulación en las piernas.

Nacidos o furúnculos

Un nacido es una bolita roja, hinchada y dolorosa, parecida a un barro o granito grande, que se forma bajo la piel. Por lo general, los nacidos salen cuando se infecta la raíz de un pelo. Las bacterias de la infección forman un absceso o bolsa de pus. El absceso puede volverse más grande que una fresa y puede causar muchísimo dolor.

Los nacidos generalmente salen en las partes del cuerpo que tienen pelo y se rozan, como por ejemplo: la cara, el cuello, las axilas (arcas), los senos, la ingle y las nalgas.

Prevención

- Lávese a menudo las áreas donde a usted le salgan nacidos. Use agua y jabón. Quizás le ayude más un jabón antibacteriano. Séquese bien.

- No se ponga ropa muy apretada.

Marcas de nacimiento

Las marcas de nacimiento son comunes en los bebés y los niños chiquitos. La mayoría se quitan a medida que el niño crece. Avísele a su profesional de salud si nota cualquier cambio en una de las marcas de nacimiento.

Un tipo de marcas de nacimiento son marcas de color rosa pálido, que pueden aparecer en el labio de arriba, los párpados, la frente y la nuca. Se quitan en unos cuantos meses.

Otras marcas son bolitas blandas y rojas formadas por grupos de vasos sanguíneos. El niño las puede tener al nacer o le pueden salir durante sus primeros meses de vida. Estas marcas pueden crecer hasta por seis meses, luego generalmente no cambian por un poco de tiempo y después empiezan a encogerse y a desaparecer. El sesenta por ciento de estas marcas desaparecen antes de los cinco años; y casi todas desaparecen antes de los nueve años de edad. No se necesita tratamiento a menos que sigan creciendo.

Otro tipo de marcas de nacimiento son de color rosa o de color vino. Por lo general aparecen en la cabeza y en la cara. Estas manchas son permanentes y se vuelven más oscuras a medida que el niño crece.

No es necesario quitar una marca de nacimiento a menos que afecte la respiración o la visión, o desfiguren la cara. Si se desea una operación para mejorar la apariencia del niño, es mejor esperar a que él sea un poco mayor.

Tratamiento en casa

- No se exprima, rasque, drene ni pique el nacido. Si lo exprime, puede extender la infección aún más profundamente en la piel. Si lo rasca, puede aumentar el área afectada por las bacterias y hacer que salgan más abscesos.

- Lávese bien el área afectada con un jabón antibacteriano, para evitar que el nacido se extienda.

- Póngase trapitos remojados en agua caliente sobre el absceso, de 20 a 30 minutos, tres o cuatro veces al día. Haga esto tan pronto como note que le está saliendo un nacido. El calor y la humedad pueden ayudar a que el absceso madure y reviente, pero esto puede tomar de cinco a siete días. También puede usar un cojín eléctrico puesto sobre una toalla húmeda.

- Siga usando las compresas calientes por tres días después de que el nacido reviente. Póngase una gasa para evitar que el pus o el líquido del absceso se escurra a otras áreas. Cambie la gasa a diario.

Cuándo llamar a Kaiser Permanente

De ser necesario, su doctor puede drenarle el absceso y tratar la infección. Llame a su doctor si:

- Tiene el nacido en la cara, o cerca de la espina (columna) o del ano.

- Aparecen señas de infección más serias:

  o El nacido se pone más adolorido, hinchado, caliente, rojo o sensible

  o Se extienden rayitas rojas del nacido

- Sigue saliendo pus del absceso

- Fiebre de 100 grados o más, sin ninguna otra causa aparente

- El dolor le impide hacer sus actividades como de costumbre.

- Usted tiene diabetes.

- Aparecen otras bolitas cerca del área infectada (sobre todo si las bolitas causan dolor).

- El nacido se pone del tamaño de una fresa grande.

- El nacido no mejora después de cinco a siete días de tratamiento en casa.

- Durante varios meses, le salen muchos nacidos que no se le quitan fácilmente.

Caspa

Por todo el cuerpo, cuando las células de la piel mueren, se desprenden y se caen. Lo mismo sucede en el cuero cabelludo. Excepto que allí, las escamas de piel se pueden mezclar con grasa y polvo para formar la caspa. La caspa no se cura, pero sí se puede controlar.

Tratamiento en casa

- Vea si le ayuda lavarse el pelo frecuentemente. Use cualquier champú y frótese con fuerza. Lávese el pelo a diario, si esto le controla la caspa.

- Si tiene mucha caspa con comezón, pruebe un champú contra la caspa (Selsun Blue, Sebulex, Tegrin).

Úselo tres veces a la semana. Pruebe varias marcas para encontrar la que más le sirva. Vaya alternando su champú de costumbre con el champú contra la caspa.

Cuándo llamar a Kaiser Permanente

- Si no le da resultado lavarse el pelo a menudo, o láveselo con un champú contra la caspa. Su doctor le puede recetar un champú más fuerte.

Piel seca

Es un problema común tener la piel seca, con escamas y comezón. Este problema sucede cuando la piel pierde agua (no aceite), y esto a su vez generalmente sucede cuando el aire de un lugar encerrado está seco o cuando la persona se lava demasiado con jabones fuertes y agua caliente. A menudo, la piel seca empeora en el invierno por la baja en la humedad del medio ambiente y por el uso de calentadores.

Prevención

- Para que el aire en su casa esté más húmedo, use un vaporizador frío (sobre todo en el cuarto donde duerme).

- No se dé baños ni duchas calientes porque éstos quitan el aceite natural de la piel que la ayuda a mantenerse húmeda.

• No use detergentes fuertes ni jabón desodorante. Evite usar el jabón Ivory porque reseca mucho la piel. No use mucho perfume ni productos perfumados.

• No se asolee demasiado. Vea la página 168.

Tratamiento en casa

• Siga los consejos de prevención que acabamos de describir.

• Báñese un día sí y un día no, en vez de todos los días. Use agua tibia o fresca y un jabón suave (Dove, Tone, Basis). Póngase muy poco o nada de jabón en las áreas de la piel que estén secas. Al secarse, no se talle la piel. Séquese dándose palmaditas con la toalla.

• Úntese una loción humectante (Vaseline, Moisturel, Nutraderm) mientras que la piel todavía esté húmeda, para sellar la humedad. La vaselina (petrolato) también es un humectante efectivo y barato. Póngasela en capas delgadas. Vuelva a ponerse la loción o la vaselina a menudo.

• Si tiene las manos muy secas, pruebe esto una noche: úntese una capa delgada de vaselina y póngase guantes delgados de algodón cuando se acueste. (Este remedio también puede servirle para los pies.)

• No se rasque, porque eso daña la piel. Si la comezón le causa muchas molestias, vea "Cómo calmar la comezón" a la derecha.

Cómo calmar la comezón

• Mantenga fresca y mojada el área que le pica. Use lienzos remojados en agua helada.

• Un baño de avena puede ayudar a calmar la comezón. Envuelva una taza de avena en una tela de algodón y hiérvala como si la fuera a cocinar. Use esto como una esponja y báñese en agua tibia sin jabón. O pruebe el producto de avena llamado Aveeno Colloidal Oatmeal.

• La loción de calamina sirve para los salpullidos causados por plantas venenosas.

• Si sólo tiene comezón en un área pequeña, pruebe una de las cremas con 1 por ciento de hidrocortisona que se compran sin receta médica. Póngase muy poca crema en la cara o en los genitales (partes ocultas). Si la comezón es muy fuerte, su doctor le puede recetar una crema más fuerte.

• Pruebe unas de las pastillas o jarabes antihistamínicos que se compran sin receta (Chlor-Trimeton, Benadryl). Vea la página 335.

• Córtese las uñas al ras o use guantes de noche para no rascarse.

• Use ropa de algodón. No deje que le toquen la piel las telas acrílicas ni la lana.

Cuándo llamar a Kaiser Permanente

- Si tiene comezón por todo el cuerpo, sin tener salpullido ni otra causa que pueda notar.

- Si la comezón es tan fuerte que no puede dormir y los métodos de tratamiento en casa no le ayudan.

- Si tiene la piel muy pelada por rascarse mucho.

Eczema

El eczema es un mal crónico de la piel. Es más común entre las personas que padecen de asma, fiebre del heno y otras alergias. Produce ronchas muy rojas y escamosas, que pican mucho y que pueden soltar un líquido como agua. Las ronchas del eczema también pueden ser gruesas, del color de la piel y un poco plateadas. O en vez de ronchas pueden salir unas ampollitas muy pequeñas que se revientan y forman costras. Es fácil que las ampollas se infecten, sobre todo si la persona no puede dejar de rascarse.

En los niños, el eczema afecta sobre todo la cara, el cuero cabelludo, las nalgas, los muslos, el pecho y la espalda. En los adultos es más común en el cuello, la parte de adentro de los codos y la parte de atrás de las rodillas.

Por lo general, el eczema es peor durante la niñez y mejora mucho cuando la persona se vuelve adulta. Muchos niños mejoran cuando cumplen dos años.

Psoriasis

La psoriasis es una condición crónica de la piel que produce manchas escamosas y plateadas en las rodillas, los codos o el cuero cabelludo. También puede afectar las uñas y las palmas de las manos, al igual que las plantas de los pies. No es contagiosa.

Las manchas en realidad son capas gruesas de células muertas de la piel. Normalmente las células de la piel son reemplazadas cada 30 días. Pero en las personas que tienen psoriasis, las células de la piel son reemplazadas cada tres a cuatro días. Es por eso que se acumulan.

Con frecuencia, las manchas pequeñas de psoriasis se pueden tratar, usando regularmente una crema con hidrocortisona.

Los productos con alquitrán o brea (lociones, champús, etc.) también pueden ser útiles, aunque pueden aumentar la sensibilidad al sol. El asolearse un poco también puede ser provechoso (proteja la piel que no esté afectada con una loción protectora). Si tiene psoriasis en el cuero cabelludo, pruebe un champú contra la caspa.

La tensión nerviosa puede empeorar la psoriasis. Las técnicas para relajarse y calmar los nervios pueden ayudar en algunos casos. Vea la página 286.

Llame a su doctor si la psoriasis es muy roja o cubre una gran parte de su cuerpo. Los casos más graves muchas veces requieren de atención profesional.

Tratamiento en casa

Para que el tratamiento dé resultado, es importante ayudar a la piel a retener su humedad.

- Tome duchas o baños cortos a diario con agua tibia (no caliente). Use un jabón suave (Dove, Basis, Aveeno, Neutrogena) o un limpiador sin jabón (Cetaphil o Aveeno). Si es posible, báñese sin usar jabón.

- Después de bañarse, séquese suavemente dándose palmaditas y póngase una crema humectante (Vaseline, Nutraderm, DML, Moisturel). La crema puede ayudar a que no se le seque la piel. Debe ponérsela varias veces al día.

- Las pastillas o jarabes antihistamínicos (Benadryl) pueden ayudar a aliviarle la comezón y a relajarlo lo suficiente para que pueda dormir. Evite los antihistamínicos y antisépticos en crema o rociador, porque irritan la piel.

- Use un vaporizador frío en el cuarto donde duerme.

- Evite cualquier sustancia que le cause problemas.

- Lave su ropa y ropa de cama con detergentes suaves y enjuáguela por lo menos dos veces. No use suavizante de ropa si le causa irritación.

- Para otros consejos sobre cómo aliviarse la comezón, vea la página 155.

Cuándo llamar a Kaiser Permanente

- Si le salen ronchas que hacen costras o que sueltan líquido. Puede haber una infección de bacterias.

- Si le sale un salpullido colorado en la cara, al mismo tiempo que le da dolor de coyunturas y fiebre.

- Si la comezón no lo deja dormir bien y el tratamiento en casa no le da resultado.

Herpes zoster o herpes zona

El herpes zoster es una enfermedad que afecta a personas que alguna vez tuvieron varicela (viruela loca). Años después de tener varicela, el virus de esa enfermedad "revive" y vuelve a atacar el cuerpo. El virus usualmente afecta uno de los nervios grandes que salen de la espina (la columna). Eso causa dolor y un salpullido que forma una banda alrededor del pecho, la barriga o la cara. En el curso de varias semanas, el salpullido forma ampollas, luego costras y finalmente se quita solo.

Nadie sabe por qué "revive" el virus. El herpes zoster es más común en las personas mayores y las personas que tienen poca resistencia a las enfermedades. Pero puede afectar a cualquiera que haya tenido varicela.

El herpes zoster en sí no es contagioso, pero sí puede causarle varicela a una persona que no haya tenido esa enfermedad antes.

Si sospecha que tiene herpes zoster, llame a su doctor o a su enfermera consejera (si es posible en menos de 24 horas después de que le salga el salpullido). Ellos le pueden recomendar medicinas para controlar el dolor y el salpullido.

Infecciones de hongos

Las infecciones de hongos en la piel pueden afectar los pies, la ingle, el cuero cabelludo o las uñas. Los hongos crecen mejor en las partes calientitas y húmedas de la piel, como entre los dedos de los pies, en la ingle y el área bajo los senos.

El **pie de atleta** es la infección de hongos que más comúnmente afecta la piel. Entre otras cosas, hace que la piel entre los dedos de los pies se agriete, se pele y tenga ampollas. En las plantas de los pies, la piel se pone roja y escamosa. El pie de atleta causa mucha comezón. Raras veces afecta a los niños antes de la adolescencia. De ser así, la infección quizás sea parecida al eczema. El pie de atleta a menudo vuelve y debe ser tratado cada vez que aparece.

La **tiña de la ingle** causa mucha comezón y humedad en la piel de la ingle y de la parte de arriba de los muslos. Puede haber áreas de la piel que estén hinchadas, rojas y escamosas y que suelten pus o un líquido claro.

La **culebrilla o tiña de la cabeza** y del cuerpo también es una infección contagiosa de hongos. Produce manchas redondas que se pueden pelar y causar comezón. En el pecho y la espalda puede aparecer una manchita roja y escamosa, que da comezón y que crece hasta que mide como una pulgada de ancho (como 2 centímetros y medio). Este tipo de tiña es más común en niños que en adultos.

Las **infecciones de hongos de las uñas** hacen que las uñas cambien de color, se vuelvan más gruesas y, a menudo, también más blandas. Estas infecciones son difíciles de tratar y muchas veces dañan las uñas para siempre.

La **monilialis o algodoncillo** es una infección de hongos en la boca, que les da sobre todo a los bebés. La boca se forra de blanco por dentro (sobre todo la parte de adentro de las mejillas). La capa blanca se ve como leche pero es difícil de quitar.

Prevención

- Mantenga los pies limpios y secos. Séquese bien entre los dedos después de nadar o bañarse.

- Use zapatos de cuero o sandalias (huaraches) que permitan que los pies "respiren" y calcetines de algodón para absorber el sudor. Póngase talco en los pies y úselo en sus zapatos. Deje que sus zapatos se sequen por 24 horas antes de volver a usarlos.

- Use chancletas o sandalias de hule en albercas y duchas públicas.

- Mantenga limpia y seca el área de la ingle. Lávela y séquela bien, especialmente después de hacer ejercicio. Póngase talco para absorber la humedad. Use ropa interior de algodón y no use pantimedias ni pantalones apretados.

- Enséñele a los niños a no jugar con perros o gatos que tengan roña o manchas peladas o sarnosas en la piel.

- No les preste a otras personas sus sombreros, peines o cepillos para el cabello.

Tratamiento en casa

- Siga las guías de prevención ya descritas.

- Para el pie de atleta y la tiña en la ingle use unos de los talcos o lociones contra hongos que se compran sin receta, como Micatin o Lotrimin AF. Siga usando el medicamento hasta una o dos semanas después de que se le quiten los síntomas, para evitar que regrese la infección. No use hidrocortisona para una infección de hongos.

- Para mantenerse los pies secos, se recomienda usar calcetines de algodón y cambiárselos dos veces al día. Si puede, use sandalias o huaraches abiertos con calcetines de algodón. Cuando esté en casa, use solo calcetines.

- Para la culebrilla o tiña de la cabeza y del cuerpo se puede usar uno de los medicamentos contra hongos ya mencionados.

Cuándo llamar a Kaiser Permanente

- Si hay señas de infección: si el área se pone más hinchada y roja o si hay pus.

- Si usted tiene diabetes y le da pie de atleta. Las personas con diabetes corren más peligro de contraer infecciones y pueden necesitar atención profesional.

- Si, después de dos semanas de usar el tratamiento en casa, no se le ha quitado el pie de atleta o la tiña en la ingle.

- Si se le cae el pelo de repente y además nota que tiene el cuero cabelludo inflamado y escamoso, y el pelo quebradizo. O si a varios miembros de su familia también se les cae el cabello.

- Si tiene mucha culebrilla o tiña que se está esparciendo. Quizás necesite que su médico le recete algo.

- Si tiene culebrilla o tiña en el cuero cabelludo.

Urticaria (ronchas con comezón)

La urticaria es una reacción alérgica de la piel. Las ronchas de la urticaria son manchas rojas e hinchadas en la piel, que dan comezón, y que pueden ir y venir sin ton ni son. Pueden medir de menos de medio centímetro a más de dos centímetros y pueden durar de unos cuantos minutos hasta varios días.

Cuando varias ronchas salen juntas, generalmente son una reacción a una medicina, un alimento o una infección. Por lo general, después de un piquete de insecto sólo sale una roncha. Otras cosas que pueden causar ronchas son las plantas, el respirar ciertos alérgenos, la tensión nerviosa, los cosméticos, el calor, el frío o la luz del sol.

Prevención

- Evite alimentos, medicinas o insectos que alguna vez le hayan producido urticaria.

Tratamiento en casa

- Siga evitando la sustancia que le produjo las ronchas.

- Las compresas de agua fría ayudarán a calmarle la comezón. También vea la página 155.

- Las pastillas y jarabes antihistamínicos (como Benadryl o Chlor-Trimeton) pueden ayudar a bajar las ronchas y a aliviar la comezón. Ya que se le hayan quitado las ronchas, disminuya poco a poco la dosis durante un período de cinco a siete días.

Cuándo llamar a Kaiser Permanente

- Llame *de inmediato* si junto con las ronchas tiene mareos, un silbido al respirar, dificultades para respirar o el pecho apretado, o si se le hinchan la lengua, los labios o la cara.

- Si le salen ronchas poco después de tomar una nueva medicina.

- Si las ronchas no se le quitan en varios días, a pesar de darse tratamiento en casa y de evitar lo que usted piensa que le causó las ronchas.

Impétigo

El impétigo es una infección bacteriana mucho más común en los niños que en los adultos. A menudo empieza cuando una herida o cortada pequeña se infecta. Las señas son llagas que sueltan líquido y forman costras color de miel. Las llagas muchas veces aparecen en la cara, entre el labio y la nariz, sobre todo después de un catarro. El rascarse las llagas puede extender el impétigo a otras partes del cuerpo.

Prevención

- Lávese todas las heridas y llagas con agua y jabón.

- Si a su niño le escurre la nariz, manténgale limpia el área abajito de la nariz, para evitar que se infecte.

- Mantenga las uñas de las manos cortas y limpias.

Tratamiento en casa

Los casos leves de impétigo muchas veces se curan con el tratamiento en casa si éste se hace a tiempo.

- Quite las costras, remojando el área afectada en agua tibia de 15 a 20 minutos (para la cara use una toallita remojada en agua tibia). Luego frote el área suavemente con una toallita y un jabón antibacteriano como Betadine o Hibiclens. Seque el área a palmaditas; no talle la piel. Repita varias veces al día.

- Use una pomada antibiótica (vea la página 333). Cubra el área con gasa, asegurándose de pegar la cinta adhesiva lejos del área afectada. Esto ayudará a evitar que la infección se extienda y que la persona se rasque.

- Para no pasarle la infección a nadie, no use las mismas toallas, toallitas o agua de baño que otras personas. Los hombres no deben afeitarse directamente sobre las llagas, sino sólo a su alrededor. Debe usar una nueva hoja de rasurar todos los días. No use una brocha para afeitarse.

Cuándo llamar a Kaiser Permanente

• Si el impétigo cubre un área mayor de cinco centímetros de ancho.

• Si, después de tres o cuatro días, aparecen nuevas áreas infectadas, o si no ha logrado controlar el impétigo. Quizás su médico le recete un antibiótico.

• Si el área alrededor de la nariz, los labios o la cara se hincha y se pone sensible.

• Si después de dos o tres días aparecen señas de infección:

  ○ Dolor, hinchazón o sensibilidad

  ○ Calor y enrojecimiento, o rayas rojas que se extienden desde el área afectada

  ○ Pus

  ○ Fiebre (calentura) de 100 grados o más, sin ninguna otra causa

---

Uñas encarnadas o uñeros

Cuando una uña del pie no está bien cortada, una esquina de la uña puede abrir la piel y enterrarse en el dedo. Los zapatos demasiado apretados también pueden hacer que una uña se entierre. Las uñas encarnadas se pueden infectar fácilmente; por eso hay que tratarlas pronto.

Prevención

• Córtese las uñas de los pies en línea recta, para que así las esquinas no puedan cortar la piel. Deje las esquinas de las uñas un poco más largas para que así las puntas afiladas no se puedan enterrar en la piel.

• Use zapatos cómodos y tenga siempre los pies limpios y secos.

Tratamiento en casa

• Remójese el pie en agua tibia.

• Meta un pedacito de algodón mojado bajo las esquinas de la uña para acojinar la uña y evitar que corte la piel.

• Repita esto a diario hasta que la uña haya crecido y la pueda cortar bien.

Cuándo llamar a Kaiser Permanente

• Si aparecen señas de infección:

  ○ Más dolor, hinchazón o sensibilidad

  ○ Rayitas rojas que se extienden desde el área afectada

  ○ Pus

  ○ Fiebre (calentura) de 100 grados o más, por ninguna otra causa aparente

• Si tiene diabetes o problemas de la circulación.

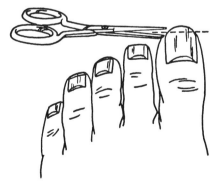

Cómo cortar las uñas de los pies

Piquetes de insectos

Los piquetes de insectos, arañas, abejas y avispas generalmente causan una reacción local (es decir, en el área del piquete) con hinchazón, enrojecimiento y comezón. En algunas personas, especialmente en los niños, el enrojecimiento y la hinchazón pueden ser peores y la reacción local puede durar hasta un día. En la mayoría de los casos, no causan reacciones en todo el cuerpo. (En algunas regiones, los mosquitos pueden transmitir enfermedades, incluyendo la encefalitis y el paludismo o malaria).

Algunas personas tienen reacciones severas de la piel a los piquetes de insectos o arañas y unas cuantas tienen una reacción alérgica que afecta todo el cuerpo (llamada choque alérgico o anafiláctico). Algunas de las señas del choque alérgico son ronchas por todo el cuerpo, respiración corta y pecho apretado, mareos, silbidos al respirar o hinchazón de la lengua y la cara. Si aparecen estas señas, consiga ayuda médica *de inmediato*.

Hay pocas arañas que causan piquetes graves, aunque cualquier piquete puede ser grave si la persona tiene una reacción alérgica.

Las **arañas viudas negras o ubares** pueden medir hasta 5 centímetros de ancho (aunque generalmente son mucho más pequeñas). Son de color negro brillante y tienen una marca roja en forma de reloj de arena en la barriga. Los piquetes de estas arañas pueden causar escalofríos, fiebre, náusea y dolor agudo en el estómago. La reacción será peor en los bebés y en los niños que en los adultos.

Las arañas llamadas **brown recluse** en inglés son pequeñas arañas de color café, con patas largas y con una marca blanca en forma de violín en la espalda. Sus piquetes duelen mucho y pueden convertirse en ampollas que se vuelven llagas más grandes después.

Las **aguamalas o medusas** son comunes en algunas playas. Si uno las toca, sus tentáculos sueltan un veneno punzante que produce una reacción dolorosa.

Manchas pelonas

Las manchas pelonas no son lo mismo que la calvicie. Muchos hombres tienen una tendencia natural a ser calvos. Esta tendencia más que nada es de familia. No presenta ningún gran peligro, excepto quizás las quemaduras de sol (use un sombrero y póngase una loción protectora).

Por otro lado, las manchas pelonas se pueden deber a diferentes causas. Por ejemplo, puede que una persona se jale mucho el pelo, como para hacerse trenzas muy apretadas, o quizás tenga la costumbre de tirar de su cabello o de torcérselo. La tiña del cuero cabelludo es una infección de hongos que producen manchas pelonas y escamosas en la piel. Vea la página 158.

Pero si una persona tiene sano el cuero cabelludo y de repente le van quedando manchas sin pelo, quizás tenga un problema más grave. Si la pérdida del cabello es repentina o comienza después de empezar a tomar una nueva medicina, llame a su doctor.

Prevención

- Para evitar los piquetes de abeja, use ropa blanca o de colores claros. A las abejas las atraen las telas de colores oscuros y de diseños de flores.

- No use perfumes ni colonias cuando esté afuera.

- Póngase un repelente contra insectos que contenga DEET (sigla en inglés) cada dos o tres horas cuando esté en áreas donde haya muchos insectos y arañas. Los niños pequeños y las mujeres embarazadas deben usar productos con menos DEET. Quítese el DEET con agua y jabón cuando vaya a estar adentro. Los aceites de baño Alpha-Keri y Skin-So-Soft también parecen ser buenos repelentes.

- Use guantes y arremánguese los pantalones en los calcetines cuando esté trabajando en montones de leña, cobertizos y sótanos donde puedan haber arañas.

Tratamiento en casa

- Para sacar un aguijón de abeja, ráspelo o déle un golpecito (si no ve un aguijón, probablemente es porque no hay ninguno). No pellizque el aguijón, pues esto puede inyectar más veneno en la piel.

- Si el piquete es de viuda negra, o de la araña *brown recluse*, ponga hielo sobre el piquete y llame a su doctor.

- Ponga una compresa fría o un cubito de hielo sobre el piquete. Algunas personas también encuentran que una pasta de bicarbonato de sodio, de suavizante de carne o de carbón activado con un poquito de agua ayuda a calmar el dolor y a disminuir la reacción.

- Las pastillas y los jarabes antihistamínicos (Benadryl, Chlor-Trimeton) pueden ayudar a aliviar el dolor y la hinchazón, y también calman la comezón si hay muchas mordidas. La loción de calamina, una crema con hidrocortisona o una pomada con anestésico local que tenga benzocaína (como Solarcaine) también pueden ayudar.

- Cualquier persona que haya tenido un choque alérgico a causa de un piquete de insecto siempre debe tener consigo un botiquín de emergencia que contenga adrenalina (epinefrina) y una jeringa. Pregúntele a su doctor o a su farmacéutico cómo inyectarse.

- Córtese las uñas de las manos para no rascarse, y así evitar una infección.

Para los piquetes de aguamala o medusa:

- Enjuague el área de inmediato con agua salada. No use agua dulce y no se talle la piel; eso puede soltar más veneno.

- Póngase vinagre, alcohol o suavizante de carne disuelto en agua salada para contrarrestar el veneno.

- Quite cuidadosamente cualquier tentáculo que haya quedado pegado a la piel. Protéjase la mano con una toalla y ponga sobre el área afectada una pasta de arena o de bicarbonato de sodio y agua salada. Raspe los tentáculos con la toalla o con el borde de una tarjeta de crédito.

- Use loción de calamina para calmar el dolor y la comezón.

- Hay un tipo peligroso de aguamala llamado *Portuguese man-of-war* en inglés. Si lo pica este tipo de aguamala, quítese los tentáculos de la piel con arena y consiga ayuda médica de inmediato.

Cuándo llamar a Kaiser Permanente

- Llame *de inmediato* si poco después de que lo pique un insecto, le dan señas de choque alérgico:

  ○ Si no puede respirar bien o si la respiración le silba.

  ○ Hinchazón alrededor de los labios, la lengua o la cara, o mucha hinchazón alrededor del piquete (por ejemplo, todo el brazo o toda la pierna se hincha).

  ○ Salpullido, ronchas, comezón o sensación de calor en la piel.

- Si se forma una ampolla donde lo picó una araña o si cambia de color la piel alrededor del piquete.

- Para hablar con su doctor sobre los botiquines de adrenalina o sobre las inyecciones antialérgicas (inmunoterapia) para venenos de insectos. Vea la página 103.

Piojos y sarna (guaguana)

Los **piojos** son unos insectos pequeñísimos, blancos, sin alas, que pueden vivir en la piel, el cabello o la ropa. Se alimentan picando la piel y chupando la sangre. Los piquetes dan comezón. Los piojos ponen unos huevecillos muy chiquitos, llamados liendres, que a menudo se pueden ver en el cabello. Además de los piojos que viven en el cabello y la ropa hay piojos que viven en la ingle, las axilas (arcas) y las pestañas. A éstos se les llama ladilla. Los piojos pasan de una persona a otra por medio del contacto físico o del contacto con la ropa, la ropa de cama, los cepillos para el pelo o los peines. La ladilla se puede transmitir por contacto sexual.

La **sarna** (o guaguana) la produce un pequeño parásito llamado arador que hace pequeños surcos bajo la piel y pone allí sus huevecillos. Cuando se mete bajo la piel produce una reacción alérgica con ronchas y mucha comezón. Los aradores se encuentran por lo general entre los dobleces de la piel en los dedos, las muñecas, las axilas y la ingle. Para combatir estos parásitos usualmente se usa una medicina de receta, que se pone por todo el cuerpo y se deja durante la noche. La comezón puede durar varias semanas después del tratamiento. Las lociones que se compran sin receta médica contra los piojos quizás no sean suficientemente fuertes para tratar la sarna.

Prevención

• Esté pendiente de cualquier seña de piojos: comezón y señas de piojos o liendres en los cabellos de la cabeza. Si recibe tratamiento pronto, quizás evite pasarles los piojos a otras personas.

Tratamiento en casa

• El Nix y el RID son dos medicamentos para combatir piojos que se pueden comprar sin receta. Para usarlos, siga las instrucciones de fábrica. Dé el tratamiento a todos los miembros de su familia. Para combatir los piojos en la cabeza, hay que quitar todas las liendres. Así que peine bien el cabello con un peine con dientes muy finos después del tratamiento.

• El día que comience el tratamiento, lave en agua caliente toda la ropa que su familia haya usado la semana anterior, incluyendo la ropa de cama y las toallas. Esto ayudará a matar los piojos, las liendres y los aradores de la sarna. Planche las cosas que no se puedan lavar.

• Llame a su farmacéutico o al departamento de salud para pedir más información sobre tratamientos y maneras de evitar que regresen los piojos o los aradores.

Cuándo llamar a Kaiser Permanente

• Si no le da resultado el tratamiento con medicamentos que se compran sin receta. Hay productos más fuertes que se le pueden recetar.

• Si piensa que tiene sarna. (Necesitará una receta para comprar la medicina que es efectiva contra la sarna.)

Salpullidos

Un salpullido (dermatitis) es cualquier irritación o inflamación de la piel. Los salpullidos pueden deberse a una enfermedad, a una alergia o al calor. Algunas veces pueden resultar a causa de la tensión nerviosa. Al notar que le está dando salpullido, hágase estas preguntas para ayudar a encontrar la causa:

• ¿Me salió el salpullido después de tocar con alguna parte de la piel algo nuevo que me haya podido irritar? (Como alguna planta venenosa; jabones, detergentes, champús, perfumes, cosméticos, o lociones; joyas o telas.)

• ¿He comido algo nuevo a lo que pueda ser alérgico?

• ¿Estoy tomando alguna medicina (ya sea recetada o no)?

• ¿He estado muy tenso, triste o nervioso recientemente?

• ¿He tenido dolor de coyunturas o fiebre (calentura) con el salpullido?

• ¿Se está extendiendo el salpullido?

• ¿Me pica el salpullido?

Vea también la página 180.

Prevención

- Si toca cualquier planta venenosa, lávese la piel con agua y detergente para platos dentro de 30 minutos, para quitarse el aceite irritante. Esto puede ayudar a evitar o reducir el salpullido. Lave también a su perro, su ropa y cualquier cosa que haya podido tocar la planta.

- Si tiene salpullidos frecuentes, use jabones, lociones y cosméticos "hipoalergénicos" (*hypoallergenic*, en inglés) o sin perfumes ni conservativos.

Tratamiento en casa

- Lávese con agua las áreas afectadas. El jabón puede irritar la piel. Séquese bien dándose palmaditas.

- Póngase compresas húmedas y frías para calmarse la comezón, tan seguido como sea necesario. Vea también la página 155.

- No se tape el salpullido. Deje que le dé el aire. Puede usar talco de bebé para mantenerlo seco. No se ponga lociones ni pomadas hasta que se le quite el salpullido. Pero para los salpullidos causados por plantas, sí ayuda la loción de calamina. Úsela de tres a cuatro veces al día.

- Una crema con hidrocortisona puede calmar la comezón por ratos. Use muy poca para los salpullidos en la cara.

- No use los productos que le hayan causado el salpullido: detergentes, cosméticos, lociones, ropa, joyas, etc.

- Los salpullidos en los pies o la ingle pueden deberse a infecciones de hongos. Vea la página 158.

Cuándo llamar a Kaiser Permanente

- Si, después de dos a tres días, aparecen señas de infección:

  ○ Dolor, hinchazón o sensibilidad

  ○ Enrojecimiento y sensación de calor, o rayitas rojas que se extienden desde el área afectada hacia afuera

  ○ Pus

  ○ Fiebre (calentura) de 100 grados o más, sin ninguna otra causa

- Si sospecha que el salpullido se debe a una reacción a una medicina.

- Si el salpullido le da junto con fiebre y dolor en las coyunturas.

- Si el salpullido le da junto con dolor de garganta. Vea la página 121.

- Si le da un salpullido y usted no sabe por qué.

- Si el salpullido no se le quita después de dos o tres semanas de tratamiento en casa.

Cáncer de la piel

El cáncer de la piel es el tipo más común de cáncer. Afortunadamente, muchos tipos de cáncer de la piel son fáciles de curar.

La mayoría de los cánceres de la piel resultan por pasar demasiado tiempo en el sol. El noventa por ciento de los problemas suceden en la cara, el cuello y los brazos (que son las partes más expuestas al sol).

Las personas güeras o muy blancas y de ojos claros corren mayor riesgo de que les dé cáncer de la piel. Las personas con piel oscura corren menos peligro.

La mayoría de los cánceres de la piel por lo general crecen despacio y son fáciles de reconocer y de tratar en un consultorio médico. Un pequeño porcentaje de cánceres de la piel son más graves.

Los cánceres de la piel que no son del tipo melanoma (cánceres de las células basales y escamosas) generalmente crecen en las áreas expuestas al sol. Hay varias diferencias importantes entre estos cánceres y los lunares no cancerosos. Los cánceres de la piel:

• Suelen sangrar más y muchas veces son llagas abiertas que no sanan.

• Generalmente crecen lentamente.

La mayoría de los lunares son inofensivos. Pero, los melanomas malignos (lunares cancerosos) pueden causar la muerte. Deben tratarse pronto.

Prevención

La mayoría de los cánceres de la piel se pueden prevenir evitando asolearse demasiado. Mucho del daño sucede antes de los 20 años de edad, así que proteja a sus niños contra el sol (vea la página 168). Entre más veces se asolee, mayor será el riesgo de que le den ciertos tipos de cáncer.

Tratamiento en casa

Examínese la piel con un espejo o pídale a otra persona que le ayude a hacerlo. Busque lunares, manchas o chichones raros. Preste atención especial a las áreas que reciben mucho sol: las manos, los brazos, el pecho, el cuello (sobre todo por atrás), la cara, las orejas, etc. Fíjese si hay cambios y, de ser así, avísele a su doctor.

Cuándo llamar a Kaiser Permanente

Revísese con frecuencia sus lunares. Si no cambian con el tiempo, hay poco de qué preocuparse. Llame a su profesional de salud si nota cualquiera de los siguientes cambios:

• Forma asimétrica o dispareja: la mitad de un lado no es igual a la otra mitad (vea el dibujo abajo).

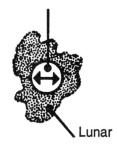

Tamaño de la goma de un lápiz

Lunar

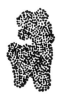

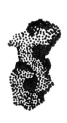

| Forma asimétrica | Borde irregular | Color disparejo | Diámetro mayor que la goma de un lápiz |

Cambios que hay que buscar al examinar lunares

- Bordes irregulares: los bordes son desiguales, dentados o borrosos.

- Color: el color no es parejo. Fíjese si el lunar tiene tonos rojos y negros, o si se ve moteado de rojo, blanco y azul.

- Diámetro (ancho): mayor que el de la goma de un lápiz (los lunares inofensivos usualmente son más pequeños).

- El lunar tiene escamas, suelta algún desecho o sangra, o si su color parece extenderse a la piel a su alrededor.

- Si aparece un chichón o un nodo en el lunar, o si hay cualquier cambio en la apariencia del lunar.

- Si hay comezón, dolor o sensibilidad.

- Si hay cambios raros en la piel, o si aparecen nacidos, sobre todo si sangran y siguen creciendo.

- Si tiene parientes que han padecido de melanomas malignos, avísele a su doctor. Quizás corra usted mayor riesgo de tener ese problema.

Quemaduras de sol

Una quemadura de sol generalmente es una quemadura de primer grado (es leve) y afecta sólo la superficie de la piel. Las quemaduras de sol son molestas, pero por lo general no son peligrosas, a menos que sean extensas. Sin embargo, las quemaduras de sol severas pueden ser graves en los bebés y los niños pequeños.

Prevención

Si va a pasar más de 15 minutos en el sol, tome las siguientes precauciones:

- Use una loción protectora con un factor de protección solar de 15 o más. (Busque en el envase las letras SPF, que se refieren a *Sun Protection Factor* en inglés.)

- Póngase la loción 15 minutos antes de salir al sol. Vuelva a ponérsela cada dos horas o según lo indicado en el envase.

- Si usted es alérgico al PABA, el ingrediente activo en muchas lociones que protegen contra el sol, tenga cuidado de usar productos que no contengan PABA. Consulte a su farmacéutico.

Callos

Los callos se pueden formar de dos maneras. Si una parte de la piel del pie se roza por fuera (por ejemplo, con un zapato) se puede poner dura y gruesa, y formar así un callo. Pero algo también puede rozar la piel desde adentro (como por ejemplo un hueso) y producir un callo.

Remójese los pies en agua caliente y tállese el callo con una piedra pómez. Quizás necesite hacer esto varios días, para lograr que se le quite la piel gruesa.

No se trate de cortar o quemar un callo para quitárselo. Si tiene diabetes o mala circulación en los pies, pídale a su doctor que le quite los callos molestos.

- Use ropa suelta de colores claros y mangas largas. También póngase un sombrero que le dé sombra en la cara.

- Beba mucha agua. El sudor ayuda a refrescar la piel.

- No salga al sol entre las 10 de la mañana y las 2 de la tarde, cuando los rayos que queman son más fuertes.

- No se olvide de los niños. El sol puede ser muy dañino para su piel tierna. Enséñele a sus niños desde pequeños a protegerse contra el sol (con lociones y sombreros).

Tratamiento en casa

- Esté pendiente de cualquier seña de deshidratación en un bebé o niño que tenga quemaduras de sol. Vea la página 48. También fíjese si hay señas de agotamiento por el calor. Vea la página 255. El niño debe beber mucha agua.

- Los baños o las compresas frescas pueden ayudar a calmar las molestias. Tome acetaminofeno o aspirina para el dolor. No les dé aspirina a los niños.

- Con una quemadura de sol, también puede dar un poco de fiebre (calentura) y dolor de cabeza. Acuéstese en un cuarto fresco y callado para que se le pase el dolor de cabeza.

- No se puede hacer nada para evitar que la piel quemada se pele; es parte de la recuperación. Una loción puede ayudar a calmar la comezón.

Cuándo llamar a Kaiser Permanente

- Si aparecen señas de golpe de calor (insolación). Vea la página 255.

- Si le salen muchas ampollas y además le da fiebre o se siente muy mal.

- Si la persona sigue teniendo mareos o problemas de la visión después de que se ha refrescado.

- Si tiene fiebre de 102 grados o más.

Piquetes de garrapata

Una garrapata es un insecto pequeño que se prende del cuerpo de una persona. Hay que quitar una garrapata al momento de encontrarla.

La enfermedad de Lyme (que no es muy común en California) es una infección bacteriana transmitida por las garrapatas de los venados. Estas garrapatas son pequeñísimas, como del tamaño del punto al final de esta oración. Si la garrapata es tan grande que se ve fácilmente, lo más probable es que no sea una garrapata de venado.

Una de las primeras señas de la enfermedad de Lyme es un salpullido rojo, que va creciendo poco a poco, alrededor del piquete. El salpullido aparece de cuatro días a tres semanas después del piquete. También puede haber señas como de gripe: fiebre, cansancio, dolor de cabeza y dolores de los músculos y las coyunturas. La enfermedad de Lyme se puede tratar con antibióticos para evitar problemas después, como artritis y problemas del corazón.

Prevención

- Use ropa de colores claros y métase los pantalones en los calcetines.

- Cuando esté en lugares donde haya muchas garrapatas, póngase un repelente contra insectos con DEET en la piel que tenga destapada o en la ropa.

  o Los niños y las mujeres embarazaadas deben usar repelentes con menos DEET.

  o Tenga cuidado de que el repelente no le entre en los ojos ni en la boca. No les ponga repelente en las manos a los niños pequeños, porque a menudo se meten las manos en la boca.

  o Cuando regrese a casa, lávese con agua y jabón para quitarse el repelente.

Tratamiento en casa

- Cuando ande en el monte, revise a menudo si tiene garrapatas. Cuando regrese a casa, examínese cuidadosamente la piel y el cuero cabelludo. También revise a sus animales. Entre más pronto se quite las garrapatas, menor será la posibilidad de que le pasen bacterias.

- Para quitarse una garrapata, jálela suavemente con unas pinzas, lo más cerca de la piel que pueda. Jale derecho hacia afuera y trate de no aplastar el cuerpo de la garrapata. Guarde

la garrapata en un frasco para analizarla en un laboratorio, en caso de que le den señas de la enfermedad de Lyme.

- Lávese el área del piquete y póngase un antiséptico.

Cuándo llamar a Kaiser Permanente

- Si no logra quitarse la garrapata entera.

- En las regiones donde es común la enfermedad de Lyme, vaya con un doctor si la garrapata ha estado prendida de su cuerpo por más de 24 horas.

- Si le da un salpullido rojo, fiebre o calentura, cansancio o molestias como de gripe, hasta tres semanas después de que le pique una garrapata.

Verrugas (mezquinos)

Las verrugas son nacidos que salen en la piel a causa de un virus. Pueden dar en cualquier parte del cuerpo. Las verrugas no son peligrosas, pero pueden ser molestas.

Se sabe poco acerca de las verrugas. La mayoría de las verrugas son poco contagiosas. Pueden pasar a otras partes del cuerpo de la misma persona, pero raras veces a otras personas. Las verrugas en los órganos sexuales y el ano son una excepción; éstas se transmiten con facilidad a través del contacto sexual y pueden aumentar el riesgo de cáncer de la cérvix (o cuello de la matriz). Vea la página 228.

Las verrugas plantares ("ojos de pescado") aparecen en las plantas de los pies. La mayor parte de la verruga se encuentra bajo la piel. Al caminar, puede que usted sienta la verruga como si fuera una piedrita.

Las verrugas muchas veces van y vienen sin ninguna razón aparente. Por eso se piensa que quizás reaccionen a los cambios en el sistema de defensas o sistema inmunológico del cuerpo. A veces las verrugas se quitan con el puro poder de la voluntad.

Si es necesario, su doctor puede quitarle cualquier verruga. Por desgracia, es fácil que vuelva a aparecer.

Tratamiento en casa

• Las verrugas salen y se quitan sin razón conocida. Pueden durar una semana, un mes o hasta varios años. Para deshacerse de sus verrugas, es importante que usted tenga fe en el tratamiento. Descubra qué le da resultado a usted y siga haciéndolo.

• Si la verruga le sangra un poco, cúbrala con una curita o una gasa y apriétela un poco para que deje de sangrar.

• Si la verruga le estorba, quítesela con una piedra pómez o una solución de ácido salicílico (*salicylic acid*, en inglés) como Duofilm o Compound W. Las soluciones con mucho ácido salicílico pueden irritar mucho la piel; quizás necesite usar una solución menos fuerte por más tiempo. Estas soluciones se consiguen sin receta médica.

• Si usa una piedra pómez, pueden ser contagiosos tanto los restos de la verruga como la parte de la piedra pómez que haya tocado la verruga. No deje que su piel toque estas cosas. Deshágase de ellas lo más pronto que pueda.

• Para una verruga en la planta del pie, póngase un cojincito en forma de rosca para acolchonar la verruga y aliviar el dolor. Por la noche, póngase una solución de ácido salicílico en la verruga y tállese la piel blancuzca a la mañana siguiente. No use ácido salicílico si padece de diabetes o de mala circulación en las piernas y los pies.

• Pruebe el método más barato contra las verrugas. Quizás se ahorre usted una visita al doctor.

• No se corte o queme una verruga para quitársela.

Cuándo llamar a Kaiser Permanente

• Si una verruga se ve infectada después de que algo la haya irritado o desprendido.

• Si tiene una verruga en la planta del pie que le duele cuando camina, y los cojincitos de esponja no le ayudan.

• Si tiene verrugas en el área del ano o de los órganos sexuales. Vea la página 228.

• Si una verruga le causa una molestia constante.

• Si le sale una verruga en la cara y a usted le molesta porque afecta su apariencia.

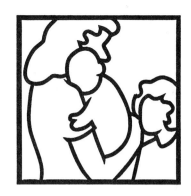

Capítulo 11

La salud de los niños

Cuando sus niños se enferman o se lastiman, generalmente usted es la primera persona en atenderlos. La calma, confianza y habilidad con que usted se encargue de sus problemas de salud, ayudará a sus niños a disfrutar de una niñez saludable. También les enseñará que es importante que aprendan a cuidar de su salud por sí mismos, a medida que vayan creciendo.

Casi todos los problemas de salud que mencionamos en este libro pueden afectar a los niños. Pero hay ciertos problemas que casi sólo dan en la niñez. Para su conveniencia, hemos agrupado esos problemas en este capítulo. Si el problema que le interesa no se encuentra en este capítulo, por favor búsquelo en el índice (la lista de temas al final del libro).

Información general sobre los bebés y niños chiquitos

La siguiente información será de especial interés para los padres de bebés recién nacidos. Quizás ayude a calmar algunas de sus inquietudes y a guiarlos en el cuidado de sus niños.

El cordón umbilical y el ombligo

Por lo general, el cordón umbilical se cae y el ombligo se sana en una a tres semanas. Después de que se caiga el cordón, quizás por varios días usted note, al cambiar los pañales, que hay un poco de desecho. El desecho puede ser aguado o tener un poco de sangre y, por lo general, dejará una mancha menor que una moneda de veinticinco centavos. No se preocupe. No es necesario ningún tratamiento especial.

Limpie el ombligo tres o cuatro veces al día con un algodoncito empapado en alcohol para curaciones. Levante el cordón umbilical suavemente, pero con firmeza, para limpiar la base. (Trate de evitar que caiga alcohol en la piel alrededor del ombligo.) Limpiando bien el ombligo, habrá menos riesgo de que se infecte.

Mantenga seco el ombligo y no bañe al bebé en tina hasta que el ombligo haya sanado. Evite que los pañales y las camisetas tapen el ombligo. Así se secará más pronto.

Llame a su doctor si el área alrededor del ombligo está roja o hinchada, o si el ombligo suelta mucho pus con mal olor.

La forma de cortar el cordón no afecta la apariencia del ombligo. A veces, queda una bolita de tejido después de que el cordón se cae. Si la bolita es pequeña, quizás no necesite tratamiento. Si es grande o persiste por más de dos semanas, llame a su doctor.

Amamantamiento

La leche materna es el alimento ideal para los bebés menores de cuatro a seis meses de edad. La Academia Norteamericana de Pediatría (*American Academy of Pediatrics*, en

---

Asientos de seguridad para niños

Un asiento de seguridad puede salvarle la vida a su bebé o a su niño en caso de un accidente en auto. Muchos estados del país los exigen para todos los niños menores de cuatro años o que pesan menos de 40 libras (como 18 kilos). Los niños que no están en asientos de seguridad pueden quedar gravemente heridos o hasta morir en un accidente, o inclusive si el auto da una parada repentina a poca velocidad. Para darles a sus hijos la mayor protección posible, siga las instrucciones de fábrica cuando use cualquier asiento de seguridad.

Para bebés que pesan menos de 20 libras (9 kilos): Use un asiento de seguridad para bebés que se recline y mire hacia atrás. Si su auto tiene una bolsa de aire de seguridad en el asiento del pasajero, quizás necesite usted poner el asiento del bebé atrás. Siga las instrucciones del fabricante.

Para bebés y niños que pesan más de 20 libras (más de 9 kilos): Use un asiento para niños que mire hacia adelante y tenga un cinturón en "v" u otro retén parecido. Algunos de los asientos para bebés se pueden convertir en asientos para niños.

Para niños mayores de cuatro años y que pesan más de 40 libras (más de 18 kilos): Use uno de los asientos que elevan al niño para que pueda ver por la ventana. Use los cinturones de seguridad del auto alrededor de las caderas y los hombros. Ajuste el cinturón de modo que cruce a la altura del hombro (no del cuello).

Siempre use sólo los asientos de seguridad que cumplen con los estándares federales de 1981. No use asientos de seguridad prestados o comprados usados, si no está seguro de qué tan viejos son y si no sabe si cumplen con los estándares federales. Tampoco use asientos de seguridad que ya hayan estado en un accidente.

Sea un buen ejemplo para sus niños: use siempre su cinturón de seguridad y nunca deje que ellos vayan en el auto sin abrocharse los suyos.

---

inglés) recomienda que se les dé pecho a los bebés durante el primer año de vida. Hasta la edad de cuatro a seis meses, los bebés deben tomar sólo leche materna o leche en *polvo* (fórmula). No le dé leche fresca de vaca a un bebé menor de un año (pero puede darle leche pasteurizada).

El dar pecho tiene muchas ventajas, tanto para la madre como para el bebé. La leche materna contiene anticuerpos y otras sustancias que previenen enfermedades. Los bebés alimentados con leche de pecho tienen menos catarros, infecciones de oídos, diarrea y vómitos. La leche materna protege al bebé contra alergias y asma, y también es más fácil de digerir que la leche en polvo.

Mediante el amamantamiento, la madre y el bebé se enlazan y se encariñan mucho. Además el dar pecho ayuda a la madre a sangrar menos después del parto, y a bajar de peso después de que nazca el bebé.

Para que disfrute de amamantar a su bebé y no tenga problemas, prepárese antes de que su niño nazca. Aprenda a dar pecho, tomando una de las clases que ofrece su Departamento de Educación para la Salud. Otros grupos que le pueden dar información, consejos y apoyo son La Leche League (La Liga de la Leche) y Nursing Mother's Council (Consejo de Madres que Amamantan).

Las madres que están dando pecho necesitan comer más, como 500 calorías más al día de las que comían antes del embarazo. Aunque no se necesita tomar leche para producir leche, es importante obtener bastante calcio y proteínas, y quizás su doctor le recete vitaminas. Cualquier cosa que usted coma o beba pasará a su leche. Por eso es importante que no fume ni tome bebidas alcohólicas y que no tome más de uno o dos cafés (u otras bebidas con cafeína) al día. No tome ninguna medicina mientras esté amamantando, a menos que se la recete un médico.

Aunque la leche de pecho es lo mejor para su bebé, los bebés también se pueden alimentar bien con la leche en polvo o fórmula. Si, por su trabajo u otras razones a usted no le es posible amamantar a su bebé, abrácelo y sea muy cariñosa cuando le dé el biberón.

Circuncisión

La circuncisión es una operación que se le hace a un varoncito recién nacido para quitarle el prepucio, que es el pliegue de piel que cubre la punta del pene. Actualmente, en los Estados Unidos la operación se le hace más o menos al 60 por ciento de los bebés varones. Antes esta operación era más común. A fines de los setentas, se les había hecho la operación a más del 80 por ciento de los bebés varones.

La circuncisión tiene beneficios, pero también riesgos. La circuncisión reduce el riesgo de cáncer del pene. En los Estados Unidos, este tipo de cáncer afecta más o menos a 1 de cada 600 hombres no circuncidados. El cáncer del pene es poco común en los niños y hombres circuncidados. Los hombres no circuncidados pueden reducir mucho su riesgo de contraer cáncer del pene si se lo lavan regularmente. Es importante que se jalen el prepucio para destapar la punta del pene y lavarla bien. La circuncisión también puede reducir el riesgo de infecciones de las vías urinarias (mal de orín) en los muchachitos.

Los riesgos de la circuncisión son pocos. Sólo como en 1 de cada 250 casos se da una infección local o hay problemas de sangrado. La circuncisión se hace con un anestésico local para reducir el dolor lo más posible. Por lo general, la circuncisión no se aconseja cuando un bebé está enfermo. Hable sobre los riesgos y los beneficios de la circuncisión con su doctor. Sólo usted y su pareja podrán decidir si quieren circuncidar a su hijo o no.

Después de la circuncisión, cada vez que cambie el pañal, unte la cabeza del pene con un poco de vaselina (petrolato), para evitar que la costra se pegue al pañal. Lave el pene con un chorrito de agua tibia (no use alcohol ni toallitas húmedas para bebé). Séquelo a palmaditas con una toalla suave.

Si el área de la circuncisión se pone roja, úntele una pomada antibiótica (Bacitracin o Polysporin). Llame a su doctor si el enrojecimiento se extiende hacia la base del pene.

Si usted y su pareja deciden no circuncidar a su hijo, deben lavarle el prepucio suavemente hasta que cumpla cuatro años. Alrededor de esa edad, hay que empezar a retraer el prepucio (es decir a jalarlo hacia atrás con cuidado) para lavar la cabeza del pene. No trate de retraer el prepucio a la fuerza. Quizás no sea posible retraerlo por completo hasta la pubertad. Enséñele a su hijo a lavarse bien el pene cada vez que se bañe y a

retraerse el prepucio para limpiar bien debajo de él.

Cada niño es diferente

No hay dos niños que sean exactamente iguales. Cada niño tiene su propia forma especial de enfrentarse al mundo. Observe el comportamiento y el modo de ser de su niño. Lo que es "normal" para su niño puede ser muy diferente de lo que es "normal" para un hermano, un vecino o un amigo de su misma edad. Si a usted le interesa un programa sobre el comportamiento y la personalidad de los niños, consulte al pediatra de su niño o llame al Departamento de Educación para la Salud de su centro médico.

Disciplina

La disciplina es una forma de ayudar a los niños a controlarse a sí mismos para que puedan portarse de un modo apropiado y responsable. Los niños aceptan mejor la disciplina cuando es justa, firme, consistente y cariñosa. Trate de cambiar el comportamiento del niño y no su carácter. Fije límites y ofrézcale al niño alternativas dentro de esos límites. A los niños mayores y los adolescentes, explíqueles bien cuáles son las reglas y qué es lo que usted espera de ellos. Sea firme y preciso.

Para mejorar la comunicación con su niña o niño, pruebe esta técnica: Cuando le exprese sus sentimientos, escúchele con cuidado y repítale lo que le dijo; pero use usted sus propias palabras. Así sabrá que usted de veras le está prestando atención. Además ayudará a poner en claro lo que siente.

Vigile el comportamiento de su niño. Cuando se porte bien, hágale caso y felicítelo. Cuando se porte mal, si es posible, trate de no hacerle caso. Generalmente los niños no se portan mal si eso no les consigue la atención de sus padres.

Cuando su niño se porte mal:

• Le recomendamos que no le grite ni le pegue. Si usted está enojado, tómese unos minutos para calmarse. Explíquele al niño que su comportamiento no es aceptable, pero no se burle de él ni lo desprecie.

• Una cosa que puede probar es quitar al niño de lo que esté haciendo y sentarlo solo unos cuantos minutos (menos de cinco). Así el niño entenderá que usted no aguantará que se porte mal. También le dará tiempo a él para calmarse.

• Para disciplinar a los niños mayores, quíteles un privilegio (por ejemplo, no los deje salir de paseo o hacer algo que les guste).

Berrinches o rabietas

Los niños a veces hacen berrinches cuando se frustran, quieren atención o quieren salirse con la suya. Los niños suelen hacer más berrinches cuando están cansados, tienen hambre o están enfermos.

• Sea comprensivo con el niño si el berrinche se debe a frustración, cansancio o hambre. Cálmelo, acuéstelo o dele algo de comer.

• No pierda la calma. Si usted se enoja, el niño sólo hará más berrinches. No le pegue al niño porque él se dará cuenta de que usted ha perdido el control.

• No deje que los berrinches afecten sus decisiones respecto al niño. Los niños aprenden pronto que los berrinches no dan resultado.

Cómo entrenar a su niño a usar el excusado

No todos los niños están listos para aprender a usar el excusado a una misma edad. Generalmente, se puede empezar a entrenar a un niño entre los 18 y los 36 meses de edad (entre el año y medio y los tres años). Para saber cuándo comenzar a entrenar a *su* niño, fíjese si él muestra señas de que está listo:

• Entiende las palabras popó o pipí (o los nombres que se usen en su casa para excremento y orina).

• Sabe para qué es el excusado (inodoro o retrete) y ha visto a otras personas usarlo.

• Prefiere tener pañales limpios y secos que pañales sucios.

• Entiende que si usa el excusado no tendrá un pañal sucio.

• Sabe cuándo tiene la vejiga llena y cuándo necesita obrar.

Si usted piensa que su niño ya está listo para aprender a usar el excusado, quizás los siguientes consejos le ayuden a entrenarlo más fácilmente:

• Consígale una sillita con bacinica (orinal). Asegúrese de que los pies del niño puedan alcanzar el piso o un banquito cuando él se siente en la bacinica. Anime al niño a sentarse en la bacinica por lo menos una vez al día, más o menos a la misma hora. Deje que el niño se siente en la sillita para ver libros o la televisión.

- Después de que el niño obre en un pañal, siéntelo en la sillita y ponga el excremento en la bacinica.

- Una vez que el niño esté interesado, déjelo que juegue sin pañal a ratos, con la sillita cerca. Anímelo a usar la sillita si tiene que "ir al baño".

- Cada vez que el niño use la bacinica con éxito, abrácelo y felicítelo. Su niño tendrá bastantes "accidentes" en las primeras semanas, pero no le critique ni lo regañe por estos errores. No les preste mucha atención y actúe como de costumbre.

- El control para orinar puede tomar más tiempo que el control para obrar. Si el niño sabe cuándo tiene la vejiga llena, siéntelo en la sillita cada 30 a 60 minutos. Felicite al niño cuando tenga éxito y anímelo con cariño cuando se moje los pantalones para que no se dé por vencido.

Hábitos de dormir

Los bebés tienen etapas de sueño profundo y de sueño ligero. Cada período de cuatro horas de sueño tiene una hora de sueño ligero, luego tiene de 60 a 90 minutos de sueño profundo y otra media hora de sueño ligero. Al final de este ciclo, el bebé sólo está medio dormido y se puede despertar fácilmente.

Los padres pueden ayudar al bebé a dormir toda la noche, enseñándole a calmarse y a volverse a dormir él solo, durante los ratos de sueño ligero.

Para los bebés (hasta de 2 meses de nacidos):

- Ponga al bebé en la cuna cuando esté adormitado pero todavía despierto.

- Cuando le dé de comer por la noche, hágalo rápidamente y no divierta al bebé.

- No despierte al bebé para cambiarle el pañal a menos que haya obrado o que tenga mucha rozadura en las nalgas.

- Acuéstelo tarde y antes de acostarlo dele pecho o biberón.

- A medida que el bebé vaya creciendo, trate de retrasar cada vez más la hora a que le da de comer en plena noche. Después de los cuatro meses, puede dejar de darle de comer de noche.

Orinarse en la cama

Muchos niños chiquitos se orinan en la cama. La mayoría de ellos superarán este problema entre los seis y ocho años de edad, a medida que les vaya creciendo la vejiga y la puedan controlar mejor. Es raro que este problema se deba a una infección de las vías urinarias o a un problema emocional.

Prevención

- No deje que el niño tome demasiado líquido durante las dos horas antes de acostarse (pero no se pelee por unos cuantos traguitos de agua).

- Recuérdele al niño que se levante de noche si necesita orinar. Quizás sea buena idea poner cerca de la cama del niño una sillita con una bacinica y una lucecita que esté prendida toda la noche.

Tratamiento en casa

- No castigue ni se burle del niño por orinarse en la cama. Felicite al niño cuando no se orine en la cama y no reaccione mucho cuando tenga "accidentes".

- Los niños de más de cuatro años pueden ayudar a solucionar el problema. Prémielos por las noches en que no se orinen y pídales que le ayuden a limpiar a la mañana siguiente de orinarse.

- No obligue al niño a usar pañales de noche. Hay ropa interior muy absorbente e impermeable que su niño puede usar para que usted no tenga que cambiar las sábanas todos los días. Lave la ropa interior con media taza de vinagre para quitarle el mal olor.

Cuándo llamar a Kaiser Permanente

- Si además de orinarse en la cama, el niño tiene dolor o ardor al orinar.

- Si la prevención y el tratamiento en casa no dan resultado después de cuatro a seis semanas, o si el niño empieza a orinarse más en la cama o con más frecuencia. Su doctor podrá decirle si hay alguna causa física del problema y cómo tratarla.

- Si su niño se sigue orinando en la cama después de cumplir seis años o si su niño se empieza a orinar en la cama después de haber estado seco por muchos meses.

- Si el niño no sólo orina sino también obra en la cama después de cumplir tres años de edad.

- Si un niño mayor de tres años tiene problemas para controlar cuándo orina durante el día.

Varicela o viruela loca

La varicela es una enfermedad más o menos leve, que les da a casi todos los niños. Durante los primeros dos días, por lo general, su niño se sentirá enfermo; quizás tenga catarro, tos, fiebre y dolor en la barriga. Luego le saldrá un salpullido de granos rojos. Un niño puede tener sólo unos cuantos granos o el salpullido puede cubrirle todo el cuerpo, incluyendo la garganta, la boca, las orejas, la ingle y el cuero cabelludo.

Los granos se vuelven ampollas transparentes que luego se ponen opacas, se rompen y forman costras. El niño tendrá mucha comezón. Los granos siguen saliendo de uno a cinco días más y sanan en una o dos semanas.

La varicela es muy contagiosa (pegadiza). Los síntomas aparecen de dos a tres semanas después de entrar en contacto con la enfermedad. La enfermedad puede pasar de un niño a otro desde uno o dos días antes de que salgan los granos, hasta cinco días después de que aparezcan. En general, los niños pueden regresar a la escuela o a la guardería cuando todos los granos hayan formado costras. La encefalitis (página 115) es una complicación poco común de la varicela.

Salpullidos (ronchas) de la niñez

Las ronchas que dan con las enfermedades de la niñez son fáciles de confundir. Repase todas las señas antes de decidir qué hacer.

Descripción	Lo que puede ser
Granitos rojos o colorados que se vuelven ampollas; fiebre (calentura)	Varicela (viruela loca), pág. 179
Ronchas sólo en el área del pañal	Rozadura de pañal, pág. 184
Salpullido rojo en la cara, como si alguien hubiera abofeteado al niño; salpullido rosado en el pecho y la espalda que va y viene; quizás haya fiebre	Eritema infeccioso, pág. 193
Puntitos rojos o rosados en la cabeza, el cuello y los hombros; más común en los bebés	Salpullido por calor, pág. 192
Fiebre alta y repentina por 2 ó 3 días; a medida que la fiebre baja, sale un salpullido rosado en el pecho, los brazos y el cuello	Roséola, pág. 193
Salpullido rosado, muy finito; comienza en la cara y cubre todo el cuerpo; nodos linfáticos hinchados detrás de las orejas	Rubéola o sarampión alemán (poco común), pág. 190
Fiebre, nariz que escurre, tos seca; ojos rojos 2 ó 3 días antes de que un salpullido rojo cubra todo el cuerpo	Sarampión (poco común), pág. 190
Fiebre alta, dolor de garganta, ronchas como papel de lija y la lengua cubierta de bolitas, como una mora	Escarlatina, pág. 121

Prevención

No hay prevención efectiva contra la varicela. De hecho, como esta enfermedad es más leve en un niño que en un adulto, algunos padres dejan a propósito que sus niños estén con otros niños enfermos.

Los adultos que no han tenido varicela deben evitar el contacto con niños que la tengan y también evitar contacto con personas que tengan herpes zoster (herpes zona). Vea la página 157. Las mujeres embarazadas que nunca han tenido varicela deben tener aún más cuidado, ya que la enfermedad puede hacer daño al bebé que se está formando en su vientre.

Tratamiento en casa

- ¡No use aspirina! *No les dé* aspirina a los niños o a los jóvenes menores de 20 años de edad que puedan tener varicela, porque la aspirina puede producirles el síndrome de Reye. (Este síndrome es una enfermedad fatal que afecta principalmente el cerebro y el hígado de los niños.) Use acetaminofeno para bajar la fiebre (calentura).

- Controle la comezón (vea la página 155). Dele al niño jarabe o pastillas de Benadryl y baños tibios o calientes con un poco de bicarbonato de sodio, o con el producto Aveeno Colloidal, que se compra en cualquier farmacia.

- Córtele al niño las uñas al ras para que no se rasque ni se arranque las costras. Éstas se pueden infectar si se caen antes de tiempo.

Cuándo llamar a Kaiser Permanente

- Si su niño corre riesgo de tener complicaciones de la varicela (por ejemplo, si está recibiendo medicamentos con esteroides, o quimioterapia contra el cáncer, o si tiene débil su sistema de defensas o inmunológico.

- Si un niño de tres meses a tres años de edad tiene fiebre de 103 grados o más por 24 horas. Vea Fiebre (calentura) en la página 187.

- Si no puede controlar la comezón con Benadryl y baños tibios.

- Si aparecen moretones sin que el niño se haya golpeado.

- Si le salen granos en los ojos.

- Si hay señas de encefalitis (vea la página 115). Estas señales son:

  o Dolor de cabeza muy fuerte

  o Mucho más sueño que de costumbre

  o Vómitos que no se quitan

Cólicos

Por desgracia, muchos nuevos padres conocen bien los cólicos, que a menudo les dan a los bebés por la tarde, al anochecer y en la noche. Los cólicos en sí no son una enfermedad; cólico es el nombre que se le da a varios problemas que hacen que los bebés encojan sus piernitas, aprieten la barriga y lloren.

Los doctores no saben cuál es la causa de los cólicos. En algunos bebés, parece que no hay manera de evitarlos. Lo que sí se sabe es que los cólicos generalmente no se deben a un problema en la alimentación del niño o a que él no tolere (aguante) la leche de vaca.

Por fortuna, los cólicos desaparecen a medida que el bebé crece, casi siempre para fines del tercer mes. En algunos bebés, los cólicos se quitan aún más pronto y a otros bebés nunca les dan. No hay un solo método que siempre sea efectivo para calmar los cólicos, pero usted puede probar varios remedios. (Por desgracia, lo que funcione una vez, quizás no le dé resultado a la siguiente. Use su imaginación y no se dé por vencido.)

Tratamiento en casa

• Lo más importante es que tenga calma y trate de relajarse. Si comienza a perder el control, deténgase un minuto y reflexione. Nunca sacuda a un bebé porque podría dañarle el cerebro de modo permanente.

• Asegúrese de que el bebé esté comiendo suficiente, pero no demasiado. El problema podría ser el hambre y no el cólico.

• Asegúrese de que el bebé no trague mucho aire mientras coma. Cuando lo alimente, sosténgalo de modo que esté casi sentado (no acostado). Aliméntelo despacito. Ayúdelo a eructar varias veces. Después de que coma, vuelva a ponerlo casi sentado por 15 minutos

• Si le da biberón a su bebé, use chupones con agujeros bastante grandes. Debe salir por lo menos una gota de leche fría por segundo. Si el agujero es muy pequeño, el bebé tragará más aire de alrededor del chupón.

• Entibie la leche de biberón a la temperatura del cuerpo. No la caliente demasiado.

• Procure que el niño coma, juegue y duerma más o menos a las mismas horas todos los días. Dele de comer en un ambiente tranquilo, sin luces brillantes ni ruidos fuertes.

• Asegúrese de que el pañal del bebé esté limpio, que el bebé no tenga ni mucho calor ni mucho frío y que no esté aburrido.

• Dele un chupón al bebé y trate de mecerlo o pasearlo. O sostenga al bebé boca abajo, sobre una de sus piernas o sobre un brazo.

• Para calmar al bebé, llévelo de paseo en auto o a dar una caminata al aire libre. A veces también ayuda poner al bebé cerca de una secadora de ropas, un lavaplatos o una pecera con una bombita de agua.

• No tenga miedo de consentir demasiado a un bebé en los primeros tres meses; si usted lo consuela, ambos se sentirán mejor.

• ¡Pídale a uno de sus vecinos o amigos que cuide a su bebé una noche mientras usted va a cenar y al cine!

• No sienta remordimientos por cerrar la puerta de su cuarto y subir el volumen a la música del radio o de un disco, de vez en cuando. Si esto le ayuda a relajarse, también ayudará al bebé. Sin embargo, no deje llorar a su bebé solo por más de 5 ó 10 minutos antes de que cumpla tres meses. Después de 10 minutos, vuelva a probar las sugerencias que acabamos de mencionar.

Cuándo llamar a Kaiser Permanente

Los cólicos no requieren tratamiento profesional a menos que den junto con vómitos, diarrea u otras señas de una enfermedad más grave. Si el bebé se ve sano y se comporta normalmente entre los episodios de cólicos y si usted puede aguantar su llanto por los tres primeros meses, tiene poco de qué preocuparse.

Sin embargo, si los cólicos duran más de cuatro horas al día, o si usted siente que no puede controlar sus emociones, llame a su doctor. Él o ella podrá darle otros consejos y sugerencias.

En unos cuantos casos los cólicos pueden ser tan fuertes que usted y su doctor quizás quieran considerar una medicina. Pregunte sobre los efectos secundarios de cualquier medicina que escojan.

Seborrea

Cuando un bebé tiene seborrea, se le forman escamas o costras amarillas y grasosas en el cuero cabelludo. La seborrea resulta cuando se acumulan los aceites normales de la piel. Es un problema común en los bebés y es fácil de curar.

Tratamiento en casa

• Lávele la cabeza a su bebé una vez al día, con champú de bebé. Para quitar las costras y escamas, frote con cuidado el cuero cabelludo con un cepillo suave por unos cuantos minutos (un cepillo de dientes suave sirve bien). No tenga miedo de lastimarle la cabeza a su bebé; es más fuerte de lo que usted piensa. Cuando termine, enjuáguelo bien.

• Una hora antes de lavarle la cabeza, puede frotarle aceite mineral en el cuero cabelludo para aflojar las costras.

• Si no le da resultado el champú de bebé, pruebe un champú contra la caspa como Ionil-T, Sebulex o Selsun Blue. Pero use estos champús con cuidado porque le pueden irritar los ojos a su bebé.

• Si el cuero cabelludo se ve irritado y rojo, probablemente le ayudará una crema suave con cortisona (como Cortaid).

Crup

El crup es un problema de la respiración muy común entre los niños de dos a cuatro años de edad. Puede dar junto con una infección de virus, como por ejemplo un catarro. La seña principal es una tos seca, parecida al ruido que hacen las focas. Es común que haya fiebre de 100 a 101 grados. Puede que el niño se asuste. El crup por lo general empeora de noche y puede durar de uno a siete días.

Tratamiento en casa

• No pierda la calma. El niño ya está asustado y necesita que usted esté calmado.

• Arrope bien al niño (lo puede envolver en una cobija) y sáquelo a pasear al aire libre. El aire fresco y húmedo es el más provechoso.

• Trate de humedecer el aire para que el niño pueda respirar mejor. Lleve al niño al baño y abra todas las llaves del agua caliente para que el cuarto se llene de vapor. Siéntense juntos en el piso a leer un cuento.

• Use un vaporizador o una tienda "carpa de vapor" en el cuarto del niño. Coloque un vaporizador bajo la cuna y extienda una cobija sobre la cabecera de la cuna para atrapar la humedad cerca de la cabeza del niño. Si el niño ya no duerme en cuna, extienda la manta sobre un paraguas o una mesita. Quédese con el niño para asegurarse de que la cobija no le caiga encima. Con un vaporizador frío, el aire se pondrá bastante fresco. Vista al niño con pijamas calientes, cúbralo con las cobijas usuales y coloque una sábana liviana sobre las cobijas para que no se humedezcan. No se preocupe de que a su niño le vaya a dar frío. Lo importante es que el aire esté fresco y húmedo.

• Si el niño empieza a llorar, generalmente lo peor ya pasó. Un niño que llora también puede respirar.

Cuándo llamar a Kaiser Permanente

• Si el niño deja de respirar o comienza a ponerse azul, llame por teléfono al 911 o a los servicios de emergencia. Si el niño deja de respirar, dele respiración de boca a boca (vea la página 234) hasta que llegue la ayuda.

• Se necesita atención médica inmediata si, aún con tratamiento en casa, aparecen y persisten estas señas peligrosas:

  ○ Silbido o pillido cuando el niño respira

  ○ La piel entre las costillas se hunde cuando el niño respira

  ○ También si se abren las ventanas de la nariz

• Si el niño tiene la respiración tan corta que no puede caminar o hablar.

• Si el niño babea o respira con la barbilla salida y la boca abierta.

• Si 20 minutos de respirar vapor o aire fresco no relajan al niño lo suficiente para que pueda dormir.

• Si el niño tiene fiebre de 102 grados o más.

• Si usted o su niño se ponen muy angustiados y no pueden calmarse.

• Si ésta es la primera vez que le da crup a alguien en su familia y usted necesita ayuda para tranquilizarse y tener confianza.

• Si el crup dura más de tres noches.

Rozadura de pañal

La rozadura o escaldadura es una reacción de la piel a la humedad y a las bacterias en la orina y el excremento de un bebé, o al detergente que se use para lavar los pañales. Es un problema molesto para el bebé, pero no es peligroso.

Cuando un bebé se roza, se le ponen las nalgas y los muslos de color rojo. Será más fácil que usted reconozca la rozadura de pañal ya que la haya visto por lo menos una vez.

Prevención

• Cuando el bebé se orine o se ensucie los pañales, cámbieselos lo más pronto que pueda.

• Deje la piel al aire libre lo más que pueda.

• Lave los pañales con un detergente suave y enjuáguelos dos veces. No use cloro (blanqueador).

- Evite por un tiempo usar pañales desechables o calzones de plástico si el bebé se roza con frecuencia. Este tipo de pañales y calzones atrapan la humedad y la mantienen junto a la piel del bebé.

Tratamiento en casa

- Cambie los pañales con frecuencia. Lave y seque la piel en el área del pañal cada vez que cambie al bebé. Use una toallita de baño con agua. Lave la piel con un jabón suave una vez al día.

- Proteja la piel con pomadas como Desitin, Diaparene, A&D Ointment u óxido de zinc. Siempre seque la piel antes de poner la pomada. No siga usando la pomada si el bebé se roza, porque se tardará más en sanar.

- El talco de bebé puesto en el área del pañal puede ayudar a que el niño esté más cómodo. Échese un poco en la mano primero, y luego póngaselo al bebé a palmaditas (así usted y el bebé aspirarán menos talco).

- Pruebe otra marca u otro tipo de pañal. Algunos bebés aguantan mejor un tipo que otro.

- No use pañales demasiado abultados o muy gruesos.

- Deje de ponerle al bebé calzones de plástico cuando se roce.

- Pruebe otros detergentes si la rozadura no se le quita.

Cuándo llamar a Kaiser Permanente

- Si la piel se pone muy roja, como carne viva o si se ve adolorida.

- Si le salen ampollas, pus o costras.

- Si están rozados sobre todo los pliegues de la piel. Esto puede ser seña de una infección de algodoncillo.

- Si el niño está bastante rozado por más de cinco días.

- Si el problema se debe a diarreas frecuentes, vea Diarrea a continuación y Deshidratación en la página 48.

Diarrea y vómitos

A un niño le puede dar la diarrea con vómitos por diferentes causas: puede tener una infección intestinal, puede haber comido algo nuevo que no le haya caído bien o puede haber comido demasiado. El sistema digestivo de un bebé todavía se está desarrollando, así que a veces no aguantará grandes cantidades de jugo, frutas o incluso de leche. Es más difícil que les dé diarrea a los bebés alimentados con leche de pecho.

Muchas veces, las infecciones intestinales comienzan con vómitos y varias horas después producen diarrea (a veces hasta 8 o 12 horas después, o más). A veces no causan diarrea.

Los bebés y los niños menores de cuatro años, y sobre todo los que son menores de seis meses, necesitan atención especial cuando tienen diarrea o vómitos. Ellos pueden deshidratarse rápidamente. Para tratar de evitar problemas, le ayudará fijarse bien cómo se ve el niño y cuánto líquido está tomando. Para los niños de cuatro años o más, vea Diarrea en la página 50 y Náusea y vómito en la página 55.

Tratamiento en casa

Para bebés de 3 meses a 2 años de edad:

- Si amamanta a su bebé, siga haciéndolo. Si la diarrea empeora (excrementos más grandes o más frecuentes), o si el niño empieza a vomitar, dele además de la leche de pecho una bebida de rehidratación (Pedialyte, Ricelyte o una marca de tienda).

- Si el bebé normalmente toma leche en polvo (fórmula), dele en su lugar una bebida de rehidratación. En las siguientes 24 horas, vaya dándole otra vez poco a poco leche en polvo. Vuelva a darle la cantidad usual de leche en polvo al segundo día y deje de darle la bebida de rehidratación.

- Para los niños mayores de seis meses, puede mejorar el sabor de la bebida de rehidratación, añadiéndole una pizca de NutraSweet, de Kool-Aid sin azúcar o polvo de gelatina Jell-O, también sin azúcar (*sugar free*, en inglés).

- Dele de media taza a una taza entera de líquido (de 4 a 8 onzas de bebida de rehidratación) o dele pecho por unos 5 minutos por cada excremento grande y suelto que tenga.

- No le dé bebidas para deportistas, jugo de frutas, ni refrescos (sodas). Estas bebidas contienen mucha azúcar y no tienen suficientes de los electrolitos que el cuerpo ha perdido.

- Puede dejar que el niño no tome nada más que bebidas de rehidratación durante 12 a 24 horas, pero no más.

- Después de 12 a 24 horas, ofrézcale alimentos sólidos al niño, si él ya los comía antes. Déjelo que coma lo que más le guste; no importa mucho qué alimento escoja. Sin embargo, evite alimentos con mucha fibra (como los frijoles) y los alimentos con mucha azúcar, como el jugo y el helado (nieve).

Para los niños mayores de 2 años:

- Cada hora dele de media taza a una taza entera de bebida de rehidratación. Si el niño está vomitando, dele cantidades más pequeñas con más frecuencia. Si es necesario, añádale NutraSweet a la bebida para que sepa mejor.

- Puede usar Gatorade u otras bebidas de deportistas temporalmente si la diarrea no es fuerte. Pero las bebidas de rehidratación son mejores. No le dé al niño jugo de frutas ni refrescos.

- Además de la bebida de rehidratación, dele al niño alimentos fáciles de digerir. El niño puede volver a comer como de costumbre, más o menos después de un día. Puede dejarlo que no coma ni tome más que la bebida de rehidratación hasta por 24 horas, pero no más.

A medida que el niño mejore, sus excrementos serán más pequeños y menos frecuentes. Hay tipos de diarrea aguada que duran de cuatro a seis días. Pero, mientras que el niño tome suficientes líquidos y alimentos, orine cantidades normales y esté mejorando, usted puede tratar la enfermedad en casa.

Esté pendiente de cualquier seña de deshidratación. Vea la página 48.

Cuándo llamar a Kaiser Permanente

- Si la diarrea tiene sangre, es rojo oscura o parece alquitrán.

- Si la orina tiene sangre o es color de Coca Cola.

- Si hay sangre en el vómito.

- Si además de los vómitos, el niño tiene dolor de cabeza muy fuerte, desgano, mucho sueño (se le hace difícil despertar) y la nuca tiesa (quizás el niño llore o grite si le mueven el cuello). Vea la página 115.

- Si aparecen señas de deshidratación (también vea la página 48):

  ○ El niño no orina durante 12 horas u orina menos de 3 veces en 24 horas

  ○ Tiene los ojos hundidos

  ○ Llora sin que le salgan lágrimas

  ○ Tiene la piel pálida y moteada

  ○ Tiene muchísima sed

- Si un niño con diarrea o vómito se niega a tomar líquidos o no puede beber suficientes líquidos para reponer los que ha perdido.

- Si los vómitos duran más de dos a cuatro horas en un niño menor de seis meses, o más de un día en un niño menor de cuatro años.

- Si una diarrea muy fuerte (muchos excrementos aguados en un niño que se ve muy enfermo) dura más de 12 a 24 horas en un bebé menor de seis meses, o uno o dos días en un niño menor de cuatro años. Si la diarrea no es muy fuerte (pocos excrementos más sueltos de lo normal, sin

otras señas de enfermedad), llame a Kaiser después de cuatro a siete días, si el niño no ha mejorado.

- Si el niño tiene fiebre de 103 grados o más alta, o una fiebre más baja con diarrea, por más de dos días.

- Si el niño tiene dolor de estómago muy fuerte.

- Si el dolor de estómago es persistente y el niño tiene vómitos frecuentes por más de 12 horas, y tiene poca o nada de diarrea.

- Si el dolor de estómago comienza varias horas antes que los vómitos y parece ser algo mucho más serio que calambres o cólicos.

- Si el dolor de estómago no da cerca del ombligo, y sobre todo si parece estar en la parte inferior derecha del abdomen (barriga). Esto puede ser difícil de determinar en niños pequeños.

Fiebre (calentura)

La fiebre o calentura usualmente se define como una temperatura de más de 100.4 grados en el recto o de más de 99.8 grados en la boca. La temperatura también puede subir por encima de lo normal en un bebé que está muy arropado o que se encuentra en un cuarto muy caliente.

Por lo general, aunque no siempre, la fiebre indica que la persona tiene una enfermedad. Por sí sola, la fiebre no es dañina; de hecho, puede ayudar a que el cuerpo combata mejor las infecciones.

En los niños, las infecciones de virus, como el catarro, la gripe o la varicela pueden causar fiebres altas. Las infecciones bacterianas, como la infección de estreptococos de la garganta, también causan fiebre. Los bebés pueden tener una fiebre leve, de hasta 100 grados, cuando les están saliendo los dientes.

Los niños suelen tener fiebres más altas que los adultos. Aunque las fiebres altas son molestas, es raro que causen problemas médicos. Las convulsiones o ataques causados por fiebre son poco comunes. Vea la página 189.

Para información sobre cómo tomar correctamente la temperatura de los bebés y niños, vea la página 35. Todas las temperaturas que mencionamos en esta sección son temperaturas del recto.

No hay evidencia médica de que las fiebres altas puedan dañar el cerebro. El cuerpo impide que la temperatura suba a más de 106 grados. No obstante, el cerebro si se puede dañar cuando el calor de otras fuentes (como un auto estacionado en el sol) aumenta la temperatura del cuerpo a más de 107 grados.

Tratamiento en casa

Puede ser difícil saber cuándo llamar al doctor cuando su niño tiene fiebre o calentura, sobre todo si le está dando gripe u otra enfermedad viral. La gripe (vea la página 114) puede causar una fiebre alta por cinco días o más, junto con dolores por todo el cuerpo, dolor de cabeza y molestias como de catarro.

El grado de la fiebre no siempre indica qué tan grave es la infección. Es mejor que se fije en cómo se ve y se comporta su niño.

La mayoría de los niños se vuelven menos activos cuando tienen fiebre. No obstante, si a ratos su niño juega y está más activo y alegre, y además está tomando líquidos sin problema, eso es una buena señal.

Por lo general, si un niño mayor de tres años está cómodo, no se preocupe por la fiebre. La fiebre hará más provecho que daño. Si el niño está comiendo bien y jugando como siempre, por lo general no hay de qué preocuparse.

- Vista al niño con ropa ligera y no lo envuelva en cobijas.

- Anime al niño a tomar más líquidos de lo usual o a chupar pedacitos de hielo o paletas heladas.

- Si el niño tiene fiebre de más de 102 grados y está incómodo:

  o Dele acetaminofeno o ibuprofen. Para las dosis, vea la página 339. *No* les dé aspirina a los niños ni a los jóvenes menores de 20 años.

  o Dele un baño de esponja con agua tibia, por 20 minutos. No use agua fría, hielo ni alcohol para curaciones.

Cuándo llamar a Kaiser Permanente

- Llame a un profesional de la salud *de inmediato* si la fiebre da junto con estos síntomas:

  o Nuca tiesa, dolor de cabeza o confusión, o si se le hincha la mollera (fontanela) a un bebé

- Dolor de cabeza, náusea, vómito y mucho sueño o desgano

- Respiración rápida y difícil

- Babeo o incapacidad para tragar

- Salpullido morado que no se aclara al apachurrar la piel

• Si un bebé menor de tres meses tiene una fiebre de 101 grados o más.

• Si un niño de tres meses a tres años de edad tiene una fiebre de 103 grados o más, por 24 horas.

• Si un niño tiene una fiebre de 104 grados o más que no le baja, después de cuatro a seis horas de tratamiento en casa.

• Si un niño con fiebre o calentura se ve peor de lo que usted esperaría con una enfermedad de virus, como un catarro o una gripe.

• Si la fiebre da con dolor que no se quita con el tratamiento en casa.

• Si la fiebre dura más de tres días.

• Si el niño tiene delirio o alucinaciones (es decir, se desvaría).

• Llame a un profesional de la salud antes de que pasen 24 horas si la fiebre da con:

- Vómito, diarrea y dolor de estómago

- Señas de deshidratación (vea la página 48)

- Salpullido o ronchas sin ninguna explicación (para información sobre las enfermedades comunes de la niñez que producen salpullido, vea la página 180)

- Dolor del oído (los bebés por lo general se jalan las orejitas cuando les duelen los oídos)

- Dolor al orinar

- Dolor de coyunturas

- Cualquier dolor notable o fuera de lo común

Convulsiones por fiebre

Las convulsiones o ataques por fiebre son espasmos de los músculos que algunas veces les dan a los niños cuando les sube la temperatura muy rápidamente.

Las convulsiones por lo general dan cuando la temperatura aumenta muy rápido, muchas veces hasta antes de que usted se dé cuenta de que el niño tiene fiebre. Una vez que la fiebre está alta, generalmente ya no hay riesgo de que cause un ataque.

El niño que tiene una convulsión se pone rígido y aprieta los brazos, las piernas y los dientes. Los ojos se pueden ir para atrás y el niño puede dejar de respirar por unos cuantos segundos, puede vomitar, orinarse u obrar. Las convulsiones, por lo general, duran de uno a cinco minutos.

Aunque dan miedo, los ataques por fiebre en los niños de seis meses a cuatro años de edad rara vez son graves y no hacen ningún daño. Sólo el uno por ciento de los niños de esta edad tienen tendencia a padecer de convulsiones por fiebre. Más o menos

Sarampión, paperas y rubéola

Antes, el sarampión, las paperas y la rubéola (sarampión alemán) eran enfermedades comunes de la niñez. Hoy en día, son bastante raras gracias a la vacuna que existe para estas tres enfermedades (en inglés, se le llama vacuna MMR (por *measles, mumps* y *rubella*). Dos inyecciones dan protección para toda la vida. La primera inyección se da a los 15 meses de edad y la segunda entre los cuatro y seis años. Los adultos que no han sido vacunados (o que no han tenido estas enfermedades) también pueden necesitar ambas inyecciones.

En los lugares donde no se vacuna a suficientes niños, pueden haber pequeñas epidemias de sarampión, paperas o rubéola.

Señas de sarampión:

- Fiebre, nariz que escurre y tos seca
- Ojos rojos
- Manchas rojas por todo el cuerpo

Señas de paperas:

- Hinchazón a lo largo de la quijada
- Fiebre (calentura) y vómitos

Señas de rubéola:

- Salpullido finito color de rosa, que empieza en la cara y cubre todo el cuerpo

Llame a Kaiser Permanente para pedir información sobre la vacuna MMR, o si sospecha que su niño tiene sarampión, paperas o rubéola.

el 30 por ciento de los niños que tienen una convulsión por fiebre tendrán otra, por lo general en menos de dos años después del primer ataque.

Tratamiento en casa

Durante una convulsión:

- Proteja al niño para que no se lastime. Bájelo lentamente al piso o, si es un niño chiquito, sosténgalo boca abajo sobre sus piernas. No contenga al niño.

- Voltéele la cabeza de un lado y sáquele de la boca cualquier vómito o saliva para que pueda respirar.

- No le ponga nada en la boca para evitar que se muerda la lengua. Eso podría lastimar al niño.

- Trate de mantener la calma; eso le ayudará al niño a calmarse también.

- Si es posible, fíjese cuánto tiempo dura la convulsión.

Después de una convulsión:

- Revise si el niño se lastimó.

- Baje la fiebre con acetaminofeno o ibuprofen y baños de esponja con agua tibia. Vea la página 187.

- Acueste al niño en un cuarto fresco para que duerma. Es común tener sueño después de una convulsión.

Cuándo llamar a Kaiser Permanente

- Llame por teléfono al 911 o a los servicios de emergencia:

  o Si el niño deja de respirar por más de 30 a 60 segundos. Comience a darle respiración de boca a boca. Vea la página 234.

○ Si un ataque dura más de cinco minutos, o si da un segundo ataque.

• Si una convulsión da sin fiebre.

• Si es la primera vez que le da una convulsión al niño, o si usted no ha hablado con su doctor sobre qué hacer si ocurre otra.

• Si el niño es menor de seis meses, mayor de cinco años o si un adulto tiene una convulsión.

• Si, después de una convulsión, usted no puede bajarle la fiebre a 102 grados o menos.

• Si junto con la fiebre alta da dolor de cabeza muy fuerte, vómito y la nuca se pone tiesa, o si a un bebé se le hincha la mollera o fontanela. Vea "Encefalitis y meningitis" en la página 115.

Oxiuros (lombrices intestinales)

Los oxiuros (llamados *pinworms*, en inglés) son lombrices chiquitas, como hilos, que infectan los intestinos (tripas) de los niños pequeños. Estas lombrices son más comunes en los niños de cuatro a seis años de edad, aunque cualquier persona puede tenerlas. Los oxiuros viven en el intestino grueso, cerca del apéndice, y salen por el ano para poner allí sus huevecillos.

Las lombrices casi siempre ponen sus huevecillos de noche. Como por lo general esto causa comezón, el niño se rasca el ano. Luego, cuando el niño se chupa los dedos, se vuelve a tragar los huevecillos. Estos llegan al intestino, donde nacen nuevas lombrices. Sin tratamiento, este ciclo se puede repetir una y otra vez. Los huevecillos son muy pegajosos y pueden sobrevivir en la ropa y la ropa de cama por varios días. Otros miembros de la familia los pueden recoger de allí y enfermarse.

La comezón en el ano, sobre todo de noche, es la seña más común de una infección de oxiuros. Si la infección es muy grave, también puede haber dolor en la barriga y pérdida del apetito.

Los oxiuros son comunes y afectan a muchas familias. Si usted sospecha que su niño tiene oxiuros, es muy fácil confirmarlo en su propia casa y sin gastar dinero. Entre a oscuras al cuarto donde duerme su niño, varias horas después de que se haya acostado. Enfoque una linterna hacia el ano del niño. La luz hará que los oxiuros se vuelvan a meter al ano. Si no ve lombrices después de intentar esto dos o tres noches, es poco probable que el niño tenga lombrices.

Prevención

Enséñele al niño a lavarse las manos después de usar el excusado y antes de las comidas.

Tratamiento en casa

• Llame a la enfermera consejera para conseguir una medicina contra oxiuros.

• Deles tratamiento a todos los niños de su casa que tengan entre 2 y 10 años de edad. Si la infección regresa, quizás sea conveniente que trate a todas las personas en su familia que sean mayores de dos años de edad.

- Durante el primer día del tratamiento, lave en agua caliente toda la ropa interior, las pijamas, las sábanas y las toallas. Eso matará a todos los huevecillos y evitará que causen otra infección. Limpie el excusado (retrete) y las áreas donde duerme su familia con un desinfectante fuerte.

- Córteles a todos las uñas de las manos al ras.

- Exija que todos se laven las manos con frecuencia, se bañen por la mañana y se cambien a diario la pijama y la ropa interior.

Cuándo llamar a Kaiser Permanente

- Si una medicina produce vómito, dolor u otra reacción.

- Si sospecha que su niño tiene una infección de oxiuros, pero cuando lo revisa de noche no ve nada.

- Si todavía se ven las lombrices de noche, después de tres días de tratamiento en casa. Hay medicinas más fuertes que se le pueden recetar.

Salpullido o ronchas por calor

El salpullido causado por el calor (llamado *prickly heat,* en inglés) produce puntitos rojos o rosados como granitos, en la cabeza, el cuello y los hombros de un bebé.

Este salpullido a menudo resulta cuando los padres, con toda buena intención, arropan demasiado a su bebé. Pero le puede dar a cualquier bebé cuando hace mucho calor. Los bebés no necesitan usar más ropa o ropa más caliente que los adultos. Y pueden estar cómodos a la misma temperatura que los adultos. Las manos y los pies de los bebés se sienten fríos porque la mayor parte de su sangre está cerca del estómago, ayudando a hacer la digestión.

Prevención

No arrope demasiado a su bebé. Siéntale la espalda entre las escápulas. Si el bebé tiene la piel caliente o húmeda, tiene demasiado calor.

Tratamiento en casa

- Vista al bebé en tan pocas ropas como pueda cuando haga mucho calor.

- Mantenga la piel del bebé fresca y seca.

- Mantenga fresca el área donde duerma el bebé.

- Una pomada con hidrocortisona (0.5 por ciento de concentración) puede serle de ayuda.

Cuándo llamar a Kaiser Permanente

- Si las ronchas se ven infectadas o no se quitan en tres o cuatro días.

- Si el bebé se ve enfermo.

- Si las ronchas dan con una fiebre de 101 grados que no baja aunque le quite al bebé la ropa que trae de más.

Roséola

La roséola es una enfermedad leve, causada por un virus, que muchas veces empieza con una fiebre alta repentina (de 103 a 105 grados) y mal humor. La fiebre dura de dos a tres días. A medida que la fiebre baja, sale un salpullido rosado en el pecho, el cuello y los brazos que puede durar de uno a dos días. Como la fiebre es bastante alta y da de repente, el niño puede tener convulsiones de fiebre (vea la página 189). La roséola es más común entre los niños de seis meses a dos años de edad. Es rara después de los cuatro años.

Tratamiento en casa

• Si el niño está incómodo, bájele la fiebre. Vea la página 187.

• Dele mucho líquido.

• Si le da una convulsión, vea la página 189.

Cuándo llamar a Kaiser Permanente

• Vea "Cuándo llamar a Kaiser Permanente" en casos de fiebre, en la página 188.

Eritema infeccioso

Otra enfermedad común de la niñez que causa ronchas o salpullido es el eritema infeccioso. La seña principal es un salpullido rojo en la cara como de cachetadas y un salpullido rosado como encaje en la parte trasera de los brazos y las piernas, en el pecho y en las nalgas. Puede haber un poco de fiebre. El salpullido puede ir y venir por varias semanas a causa de los cambios de temperatura y luz del sol.

Esta enfermedad es más contagiosa la semana antes de que salgan las ronchas. Ya que el niño tenga salpullido, no podrá contagiar a otras personas. Esta enfermedad es leve en los niños, pero representa un pequeño riesgo para los que aún no han nacido. Si es posible, las mujeres embarazadas deben evitar el contacto con esta enfermedad. Si usted está embarazada y entra en contacto con un niño que tenga eritema infeccioso, o si le sale un salpullido parecido al de esta enfermedad, llame al médico que esté atendiendo su embarazo.

El tratamiento en casa para esta enfermedad consiste sólo en mantener al niño cómodo y fijarse que no le den señas de un enfermedad más grave (fiebre de más de 102 grados o un niño que se ve muy enfermo).

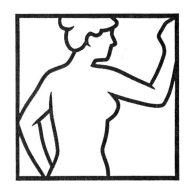

La salud de la mujer

Las mujeres siempre han sido expertas en salud. A través de la historia, las mujeres han sido las principales proveedoras de cuidados de salud. Inclusive hoy en día, que hay hospitales, clínicas y una gran gama de profesionales de salud para tratar enfermedades y heridas, un 80 por ciento de todos los problemas de la salud son atendidos en casa, muchas veces por las mamás y las abuelitas.

Las mujeres también necesitan ser expertas en el cuidado de su propia salud. Desde la pubertad hasta la menopausia, las mujeres tienen que enfrentarse a problemas de salud únicos. Este capítulo cubre temas de salud de especial interés para las mujeres. Con un mayor entendimiento de su cuerpo y de cómo cuidarlo, las mujeres pueden controlar mejor su salud y con ello, sus vidas.

La salud de los senos

El cáncer del seno es la causa principal de muerte por cáncer entre las mujeres de 40 a 55 años de edad. Sin embargo, si se descubre a tiempo, este tipo de cáncer muchas veces es curable. Hay tres métodos para descubrirlo temprano: el autoexamen de los senos, el examen profesional de los senos y la mamografía (radiografía de los senos).

Cómo examinarse los senos

Nota: A algunas mujeres quizás les dé vergüenza o pena tocarse los senos para examinarse. Pero es importante que de todos modos se examinen, porque su salud, e incluso su vida, puede depender de ello.

Muchas mujeres se examinan los senos una vez al mes en busca de bolitas o de cambios. Aunque no se ha comprobado que este hábito salve vidas, de todas maneras puede ser buena idea examinarse los pechos cada mes. Esto es de especial importancia para las mujeres mayores de 40 años, porque el cáncer del seno es más común después de esa edad. También es muy importante para las mujeres con parientes (madre o hermanas) que hayan tenido cáncer antes de la menopausia. Si ése es su caso, pregúntele a su doctor si además le recomienda hacerse otras pruebas antes de los 40 años.

La mayoría de las bolitas (tumores) las descubren las mujeres por sí mismas, muchas veces por casualidad. El autoexamen de los senos es una técnica sencilla que las mujeres pueden usar para aprender cómo son sus pechos normalmente, y así darse cuenta de cualquier cambio que tengan.

Fije un día de cada mes para examinarse los pechos. Muchas veces conviene examinarse unos cuantos días después de su regla, cuando no tenga los senos hinchados o sensibles. Las mujeres que ya no tienen la regla (porque han pasado por la menopausia o han tenido una operación para sacarse la matriz) pueden examinarse los senos el primer día de cada mes.

La mayoría de las mujeres tienen algunos bultitos o bolitas en los senos. Cuando tenga duda acerca de alguna bolita en particular, examínese el otro seno. Si encuentra una bolita parecida en la misma área del otro seno, lo más probable es que ambos senos estén normales. Esté pendiente de cualquier bulto que se sienta mucho más duro que el resto del seno.

Si en un seno encuentra algo que le preocupa, pídale a su doctor que la examine. Lo importante es que aprenda qué es lo normal *para usted* y que le avise a su doctor de cualquier cambio.

Examínese los senos de dos formas:

1. Frente al espejo:

Párese frente al espejo y mírese los pechos con cuidado. Pocas mujeres

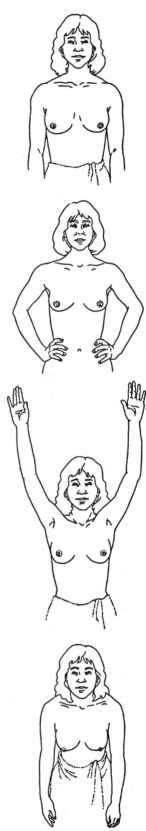

Cómo examinarse los senos frente al espejo

tienen los senos exactamente iguales. Es normal que un seno sea un poquito más grande que el otro. Aprenda lo que es normal para usted.

Mírese los senos en cuatro posiciones (vea los dibujos en la página 196):

• Párese con los brazos colgando.

• Póngase las manos en las caderas.

• Levante los brazos sobre la cabeza.

• Inclínese hacia adelante.

En cada posición, fíjese si hay cambios en la forma de los senos, y en el color y la textura de la piel y el pezón. También fíjese si sale algún desecho de los pezones. Apriétese suavemente el pezón de cada seno entre el dedo pulgar y el índice. Observe si sale algo.

2. Acostada:

Para examinarse el seno izquierdo, ponga una almohada o toalla doblada bajo su hombro izquierdo. Si sus senos son grandes, acuéstese del lado derecho y voltee el hombro izquierdo bastante hacia atrás para extender el seno de una forma pareja (si se amontona de un lado no lo podrá examinar bien).

Use las puntas de los tres dedos de en medio de la mano derecha para examinarse el seno. Mueva los dedos en pequeños círculos, como del tamaño de una moneda de diez centavos. No quite los dedos de la piel. Ponga presión suave, regular y profunda en cada área del seno para sentir completamente el grosor del tejido. Lo que busca son bultos, partes que se hayan endurecido o cambios de cualquier tipo.

Luego examínese el seno entero, moviendo la mano de arriba para

abajo, como se muestra en el primer dibujo. Tiéntese todo el tejido desde la clavícula hasta la línea del sostén y desde la axila hasta el esternón. Comience en la axila y baje los dedos hasta la línea del sostén. Mueva los dedos un poquito hacia el centro (como el ancho de un dedo) y súbalos hasta la clavícula. Repita hasta que haya examinado el seno entero.

Otra forma de hacerse el examen es imaginándose que el seno es un reloj. Comience por la parte de afuera del seno a las 12:00, tiéntese lentamente hacia la 1:00 y luego siga el sentido de las agujas del reloj hasta llegar a las 12:00 otra vez. Cuando termine, mueva los dedos una pulgada hacia el pezón y tiéntese otra vez en el sentido de las agujas del reloj.

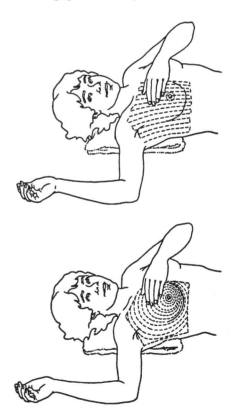

Cómo examinarse
los senos acostada

Ponga la almohada o la toalla debajo del otro hombro y examínese el otro seno.

Si nota cualquier bolita, dureza, desecho del pezón o algún otro cambio, avísele de inmediato a su doctor. Recuerde, la mayoría de los bultos o bolitas no son cánceres, pero necesitará que su doctor le examine los senos para hacer el diagnóstico.

Si se examina los pechos cada mes, aprenderá lo que es normal para usted y se dará cuenta rápidamente si algo cambia. Para aprender a examinarse bien los senos, hay que practicar. Usted puede conseguir más información sobre el autoexamen de los senos a través del Programa de Educación para la Salud de su centro médico.

Examen profesional de los senos

El segundo método para descubrir a tiempo algún problema de los senos es el examen físico hecho por su profesional de salud. Este examen es muy parecido al examen que se puede hacer usted misma. Se recomienda un examen profesional de los senos cada uno o dos años para las mujeres mayores de 40 años de edad.

Mamografía

Una mamografía es una radiografía del seno. Ayuda a encontrar bultos o tumores de los senos que son muy pequeños, y que por eso no se pueden sentir al examinarse tan solo tocándose.

Se ha demostrado que las mamografías pueden salvar vidas entre las mujeres mayores de 50 años de edad. En este grupo, la mamografía ha reducido, hasta por un tercio, el porcentaje de muertes por cáncer del seno. En cambio, no se ha demostrado que las mamografías prolonguen o mejoren la vida de las mujeres menores de 50 años de edad. Es probable que esto se deba a que el tejido de los senos antes de la menopausia es más denso ("tupido") y por eso los tumores son más difíciles de encontrar. Quizás también se deba a otros factores que parecen estar relacionados con la propagación de los tumores que dan antes de la menopausia.

Cuando una mamografía indica que hay algo anormal en un seno, muchas veces hay que hacer una biopsia (que es una pequeña operación para tomar una muestra del tejido del seno). Para evitar biopsias innecesarias, y sobre todo porque las mamografías antes de los 50 años no parecen tener beneficio, muchos expertos ya no las recomiendan antes de esa edad. El Instituto Nacional del Cáncer (*National Cancer Institute*) tampoco recomienda las mamografías antes de los 50 años. Después de los 50 años de edad (y en particular, después de la menopausia), las mamografías se recomiendan cada uno o dos años. También se recomiendan para mujeres menores de 50 años que tengan familiares (madre, hermana) que han padecido de cáncer del seno antes de la menopausia.

Cómo hacer una cita

• Escoja una fecha entre 7 y 14 días después de su regla.

• No se ponga desodorante, perfume, talco o loción, pues estas cosas pueden afectar la calidad de la radiografía.

- Vístase de manera que no se tenga que quitar más que la camisa o la blusa.

Consejos para la salud de los senos

- Examínese los senos cada mes. Las mujeres mismas descubren la mayoría de los tumores. Si se descubre a tiempo, el cáncer del seno generalmente es curable.

- Después de que cumpla 40 años, vaya a que le hagan un examen profesional de los senos cada uno o dos años.

- Hágase mamografías regularmente. Para saber qué tan seguido hacérselas, vea "Pruebas para la detección temprana" en la página 33.

- No tome más de una bebida alcohólica al día. El beber mucho alcohol aumenta el riesgo del cáncer del seno.

La salud de los órganos sexuales

Los exámenes de la pelvis y las pruebas de Papanicolau son importantes para la salud de la mujer. Estos exámenes pueden indicar a tiempo si hay cualquier cosa rara o anormal en la cérvix (el cuello de la matriz). Es mejor descubrir cualquier enfermedad cuando apenas esté empezando y sea más fácil de tratar.

Cómo examinarse

Nota: Quizás a usted le dé vergüenza examinarse los genitales. Pero al igual que en el caso de los senos, es importante que lo haga para ayudar a asegurar su salud y bienestar.

Los genitales (o partes ocultas) de una mujer incluyen dos pares de labios que se hallan alrededor de la abertura urinaria (el hoyito por donde sale la orina), la abertura de la vagina y el clítoris. Además, si usted se examina a sí misma, llegará a entender mejor su cuerpo y lo que es normal para usted.

Examínese regularmente toda el área de los genitales para ver si tiene cualquier llaga, verruga, área hinchada y roja, o un flujo o desecho fuera de lo común. Un flujo normal puede ser blanco o amarillento y oler un poco a vinagre. Puede haber mucho o poco flujo y éste puede ser espeso o aguado; cada mujer es diferente. A mediados del ciclo de la regla (durante la ovulación), por lo general hay mucho moco transparente y resbaloso. Si la cantidad, el olor o la consistencia de su flujo cambia de lo normal, vea Vaginitis en la página 215.

No debe sentir dolor ni tener que esforzarse para orinar y la orina debe

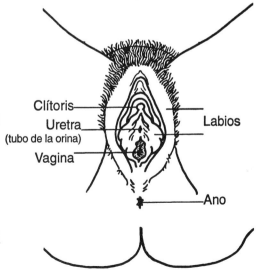

Los genitales de la mujer

salir en un chorro más o menos constante. La orina debe ser de color amarillo claro y no debe oler mucho a amoníaco. Si tiene dolor o ardor al orinar, vea Infecciones de las vías urinarias en la página 213.

Examen de la pelvis

Un examen de la pelvis hecho por un profesional consistirá en un examen por fuera de los genitales, una prueba de Papanicolau y un examen manual.

La prueba de Papanicolau es un examen para detectar el cáncer de la cérvix (el cuello de la matriz). La prueba de Papanicolau detecta del 90 al 95 por ciento de los cánceres de este tipo, así que es una prueba confiable e importante. La prueba se hace así: el profesional que la atienda le abrirá un poco la vagina con un instrumento llamado espéculo. Luego tomará una muestra de las células de su cérvix y su vagina. Esto puede ser molesto, pero no debe ser doloroso. Si está muy incómoda, dígalo. El espéculo se puede ajustar para que no sea tan molesto.

Las células se embarran en un pequeño cristal y se envían a un laboratorio para ser examinadas. Si hay células anormales, su doctor le pedirá que regrese al consultorio para hacerle más pruebas. En cualquier caso, su doctor debe darle los resultados de su prueba de Papanicolau. Pídale que se los explique.

Para el examen manual, el profesional se pone guantes, se engrasa dos dedos y se los mete a usted en la vagina. Con la otra mano, le empuja la barriga. Esto le ayuda a sentirle los ovarios y la matriz.

Cómo hacer una cita

Se recomienda que una joven o una mujer tenga su primera prueba de Papanicolau cuando comience a tener relaciones sexuales. Así que, por ejemplo, una muchacha de 16 años que ya tenga relaciones sexuales debe ir a que le hagan esta prueba.

Se recomienda que las mujeres se hagan pruebas de Papanicolau cada uno a tres años. Esto es porque el cáncer de la cérvix toma bastante tiempo en desarrollarse. Las mujeres que tienen sexo con un solo compañero y que han tenido varias pruebas de Papanicolau con resultados normales, necesitan exámenes aún menos frecuentes.

Las mujeres que tienen más de un compañero sexual o que han tenido varios exámenes con resultados anormales necesitan hacerse la prueba cada año. Hable con su ginecólogo o proveedor personal.

Haga la cita para una o dos semanas después de su regla. No se haga un lavado vaginal, no tenga relaciones sexuales ni use productos higiénicos vaginales durante las 24 horas antes de que le hagan el examen, porque esas cosas pueden afectar los resultados.

Embarazo: Cómo tener un bebé sano

Usted puede mejorar las posibilidades de que su bebé nazca sano. Los siguientes consejos le ayudarán.

Antes de embarazarse

La salud de la madre, antes y durante las primeras semanas del embarazo, es muy importante para la salud del bebé. Comience a ayudar a su bebé aún antes de embarazarse.

- Si tiene diabetes, presión alta, cualquier enfermedad que cause ataques epilépticos o convulsiones, o cualquier enfermedad de familia, hable con su doctor antes de embarazarse. Quizás su doctor quiera cambiar su tratamiento y tal vez pueda recetarle medicinas que sean más seguras para el bebé en desarrollo.

- Antes de tratar de embarazarse, hágase un análisis de la sangre para ver si tiene inmunidad (resistencia) a la rubéola. Si su prueba indica que no la tiene, usted deberá vacunarse contra esa enfermedad y usar algún método anticonceptivo por lo menos durante tres meses después de vacunarse.

- Si tiene cualquier seña de una enfermedad transmitida por contacto sexual o si tiene dudas sobre la historia sexual de su pareja, vea las páginas 227 a 229. También haga una cita con su doctor para que le haga exámenes y pruebas.

- Coma bien. Asegúrese de comer bastantes verduras de hojas verdes y legumbres. También tome pastillas de ácido fólico que contengan 0.4 mgs. de folacina. El ácido fólico ayuda a prevenir ciertos defectos de nacimiento, como por ejemplo la espina bífida. Otros alimentos que contienen bastante ácido fólico son el cereal enriquecido, el pan de trigo integral, el hígado y las naranjas.

- No fume. Vea la página 125.

- No tome bebidas alcohólicas.

- No use drogas ilegales ni de ningún otro tipo y elimine cualquier medicina que no sea absolutamente necesaria.

- Si está muy angustiada o deprimida, busque ayuda. Vea las páginas 315 a 317.

- Cómprese un buen libro sobre el embarazo y comience a leerlo.

Los primeros tres meses del embarazo

- Continúe sin fumar, sin tomar bebidas alcohólicas y sin usar drogas.

Pruebas de embarazo caseras

Si usted queda embarazada, es importante que lo sepa de inmediato. La forma más rápida de enterarse es con una de las pruebas de embarazo que se pueden hacer en casa. Estas pruebas (como First Response, Clearblue Easy y Advance Pregnancy Test) se pueden comprar sin receta, en cualquier farmacia. Si se hacen correctamente, estas pruebas son económicas y muy confiables. Algunas marcas se pueden usar a los pocos días de saltarse una regla. Escoja una prueba que tenga instrucciones sencillas y sígalas con mucho cuidado. Los errores pueden dar resultados falsos.

Si la prueba indica que está embarazada, haga una cita con su doctor para confirmar el resultado de la prueba. Su médico puede hablar con usted sobre sus opciones y/o empezar a atenderle su embarazo.

- Vaya con un médico obstétrico o con su doctor de familia para que cuide su salud y la de su bebé durante el embarazo.

- Siga comiendo bien. Si usted tiene pocos recursos, llame al departamento de salud de su condado para preguntar si puede conseguir alimentos gratis a través del programa WIC (Women, Infants, and Children, o sea, Mujeres, Bebés y Niños). Este programa regala fichas para comprar alimentos nutritivos a las mujeres que corren un alto riesgo de tener problemas durante su embarazo.

- Siga tomando 0.4 mg de ácido fólico todos los días. Muchos médicos ya no recomiendan que las mujeres embarazadas tomen vitaminas, siempre y cuando estén comiendo bien. De hecho, hay algo de evidencia que las vitaminas pueden causar más náusea o vómitos al principio del embarazo.

- Si tiene o cuida a un gato, no limpie usted la caja donde obre, ni toque el excremento del gato. También, cocine bien todas las carnes antes de comerlas. El excremento de gato, al igual que la carne cruda o poco cocida pueden causar toxoplasmosis. La toxoplasmosis es una infección que puede dañar el cerebro del bebé en el vientre o causar un aborto (pérdida o malparto).

- Evite todos los vapores de productos químicos, pinturas y sustancias venenosas.

- Si toma café o refrescos que contengan cafeína, no tome más de dos tazas o más de medio litro al día.

Náusea y vómitos del embarazo

A muchas mujeres, los primeros meses del embarazo les causan mareos, náusea y vómitos. Estos malestares pueden dar a cualquier hora del día. Son una reacción normal del cuerpo al embarazo. Puede que los siguientes consejos le sean de ayuda:

- Coma de cinco a seis comidas pequeñas al día para evitar tener el estómago vacío. Incluya algo de proteína en cada una de estas comidas.

- Coma galletas saladas o pan tostado antes de levantarse de la cama en las mañanas.

- Coma alimentos ricos en vitamina B_6, como cereales y granos integrales, nueces y cacahuates, semillas (de ajonjolí, calabaza y girasol) legumbres como frijoles y habas, y tomates y plátanos. No tome vitaminas en los primeros meses del embarazo sin consultar a su médico. Las vitaminas pueden causar náusea.

- Sea optimista. Estos malestares generalmente sólo duran los tres o cuatro primeros meses del embarazo.

Del cuarto al sexto mes del embarazo

- Siga los mismos consejos que para los primeros meses del embarazo.

- Tenga cuidado de no caerse ni golpearse:

- Siempre use su cinturón de seguridad cuando vaya en auto.

- Use zapatos bajitos y cómodos.

- Siga haciendo ejercicio como de costumbre, excepto que algo menos para que no se canse demasiado ni le cueste trabajo respirar.

- Evite deportes en los que sea fácil caerse o golpearse.

- Aumente el calcio en su dieta, bebiendo más leche (como un litro o 4 tazas al día de leche descremada o del 1% de crema) o comiendo otros alimentos ricos en calcio. Vea la página 300.

- Controle su peso según se lo aconseje su doctor.

Los últimos tres meses del embarazo

- Mantenga en práctica todos los consejos ya descritos.

- Descanse bastante.

- Tome clases de preparación para el parto con su pareja o con la persona que la vaya a acompañar y haga una cita para recorrer el Departamento de Maternidad (*Labor and Delivery*, en inglés) de su hospital.

- Si es apropiado, inscriba a sus otros niños en una clase que les ayude a prepararse para la llegada del nuevo bebé.

- Practique los ejercicios de relajación de la página 286. Le serán de ayuda durante el parto.

- Decida con su pareja y su doctor qué es lo que espera y desea que pase durante el parto y el nacimiento de su bebé. (Por ejemplo, puede decidir si quiere que le den medicinas para el dolor, etc.) Ponga todo por escrito.

- Manténgase de buen humor.

Cesáreas

La forma natural de nacer es por la vagina, y la mayoría de los bebés nacen así. Pero cuando la salud del bebé o de la madre está en peligro, los doctores también pueden sacar al bebé haciendo una incisión o corte en el vientre de la madre. A esto se le llama cesárea.

Las cesáreas tienen tres desventajas principales:

- Más riesgo. A muchas de las madres que tienen una cesárea les dan infecciones o hemorragias que requieren medicinas o tratamientos adicionales. Además, es cuatro veces más probable que una madre muera al tener una cesárea que al tener un parto "natural" (por la vagina)— aunque aun así, las probabilidades de morir durante una cesárea son muy bajas.

- Recuperación más larga. Generalmente, la madre puede irse a casa en menos de un día después de un parto vaginal. En cambio, después de una cesárea muchas madres se quedan en el hospital dos o tres días. Después de una cesárea, la madre también tiene que limitar sus actividades durante cuatro a seis semanas para permitir que la herida sane bien.

- Menos participación. La madre y otros miembros de la familia pueden participar más durante un parto natural. La cesárea es una operación (cirugía), lo que limita la participación de la familia.

Las cesáreas son apropiadas cuando el bebé o la madre están en peligro. Una cesárea no se debe hacer sólo porque es más fácil de planear o porque usted ya ha tenido una cesárea antes. Pregúntele a su doctor lo que puede hacer para tratar de evitar una cesárea.

Amamantamiento

La leche de pecho es el alimento ideal para su recién nacido. Vea la página 174.

Sangrado entre reglas

Muchas mujeres sangran un poco o "se manchan" entre sus reglas. Esto no quiere decir necesariamente que tengan un problema grave. Las mujeres que usan un aparato o dispositivo intrauterino (*IUD*, en inglés) tienen más probabilidades de mancharse entre reglas. También es común que una mujer sangre un poco al ovular y durante los primeros tres meses de usar píldoras anticonceptivas, Depo-Provera o Norplant. También es común mancharse o sangrar regularmente mientras que se le da pecho al bebé.

Si el sangrado es leve y ocurre sólo de vez en cuando, probablemente no hay de qué preocuparse.

Use tampones o toallas sanitarias y evite la aspirina, la cual puede hacer que sangre más tiempo.

Cuándo llamar a Kaiser Permanente

- Si junto con el sangrado tiene dolores o calambres raros o fiebre (calentura).

- Si el sangrado es muy fuerte (tiene que cambiarse una toalla sanitaria de tamaño maxi o un tampón de tamaño super cada hora, por más de seis horas seguidas).

- Si el sangrado dura más de diez días seguidos u ocurre durante tres meses seguidos.

- Si el sangrado le da después de tener relaciones sexuales.

- Si tiene más de 35 años de edad y tiene sangrado de cualquier tipo entre reglas, o si el sangrado le dura mucho con sus reglas.

Menopausia

La mayoría de las mujeres tienen la menopausia entre los 45 y los 55 años de edad, cuando el cuerpo empieza a producir menos hormonas femeninas (estrógeno y progesterona). Los cambios hormonales hacen que las reglas se vuelvan irregulares antes de que paren por completo. La mujer también puede tener ataques de calor o "bochornos", resequedad en la vagina y cambios de humor. La osteoporosis (la condición en que los huesos se debilitan mucho y pueden romperse fácilmente) también está directamente relacionada con la disminución del estrógeno que ocurre con la menopausia. Vea la página 88.

Los **cambios en la regla** son diferentes en cada mujer. Las reglas se pueden volver más fuertes o más ligeras, y se pueden tardar más en venir o venir con más frecuencia. Además puede haber manchado entre reglas. Algunas mujeres tienen reglas irregulares por años durante la menopausia. Otras tienen reglas regulares hasta que de repente les dejan de bajar por completo. Cada mujer es única y pasará por la menopausia de una forma diferente.

Los **ataques de calor** o bochornos son períodos repentinos en que la mujer siente mucho calor, suda y se pone roja. Los bochornos muchas veces comienzan en el pecho y se extienden al cuello, la cara y los brazos. Del 75 al 80 por ciento de las mujeres tienen bochornos durante la menopausia. Pueden dar hasta una vez por hora y durar hasta tres o cuatro minutos. Si dan de noche, pueden interrumpirle el sueño. La mayoría de los bochornos se quitan en un año o dos, pero algunos pueden durar por varios años.

La resequedad en la vagina (que sucede porque hay menos flujo y humedad en la vagina) puede causar dolor durante y después de las relaciones sexuales. Los cambios en la vagina también pueden aumentar el riesgo de infecciones. Vea Vaginitis en la página 215.

Los **cambios de humor** se deben a los cambios en las hormonas y el cuerpo que suceden durante la menopausia. Es común que una mujer se sienta nerviosa, desganada, muy triste o malhumorada y que tenga problemas para dormir.

Muchas mujeres tienen temor de la menopausia por los trastornos emocionales que les pueda causar y porque piensan que tal vez pierdan su sexualidad. Por otro lado, muchas mujeres la esperan con agrado porque desean deshacerse de las molestias de la regla y de la necesidad de usar anticonceptivos.

Si usted entiende lo que le pasa y usa tratamientos en casa para aliviarse las molestias, podrá pasar por la menopausia con más facilidad.

Tratamiento en casa

Reglas irregulares:

- Apunte las fechas de sus reglas (y otros datos que le parezcan importantes) en caso de que necesite hablar sobre ellos con su médico.

Métodos anticonceptivos durante la menopausia

Algunas mujeres pueden quedar embarazadas durante la menopausia, aunque ya no tengan la regla regularmente.

Las mujeres que dejan de tener la regla *antes* de los 50 años de edad y que no quieren salir embarazadas, deben seguir usando métodos anticonceptivos (algo que no sea la píldora) por dos años. Las píldoras anticonceptivas se pueden tomar bajo supervisión médica.

Las mujeres que dejan de tener la regla *después* de los 50 años de edad, por lo general sólo necesitan usar métodos anticonceptivos por un año.

Bochornos o ataques de calor:

• Mantenga su casa y lugar donde trabaje a una temperatura fresca.

• Vístase con varias capas de ropa suelta que se pueda quitar fácilmente.

• Tome mucha agua y jugos. No tome bebidas con cafeína o alcohol si le producen bochornos.

• Haga ejercicio regularmente. Esto ayudará a que se estabilicen sus hormonas. También le ayudará a dormir mejor.

Resequedad de la vagina:

• Use un lubricante para la vagina que se disuelva en agua, como K-Y Jelly, Surgilube o Today Personal Lubricant. No use productos de petrolato, como vaselina.

Cambios de humor:

• Lo mejor que puede hacer es darse cuenta de que su condición no es única y que usted no está sola. Hable sobre sus molestias con otras mujeres. No se impaciente ni se enoje consigo misma. Si puede, explíquele a sus familiares y amigos lo que le está pasando y pídales su cariño y comprensión.

Cuándo llamar a Kaiser Permanente

• Si tiene sangrado prolongado e irregular, sobre todo si usted pesa de más.

• Si está pensando en tomar pastillas de hormonas.

Tratamiento con hormonas

Como ya hemos mencionado, la causa de las molestias de la menopausia es una baja en la producción de hormonas femeninas. Esta baja en hormonas también produce otros riesgos a largo plazo. El tratamiento con pastillas de hormonas ayuda no sólo a aliviar las molestias a corto plazo, sino también a disminuir los riesgos a largo plazo. Hay dos tipos de tratamientos con hormonas: uno en que se da puro estrógeno (*estrogen replacement therapy* o *ERT*, en inglés) y otro en que se usa estrógeno junto con progestina (*hormone replacement therapy* o *HRT*, en inglés).

El tratamiento con puro estrógeno sólo se les receta a las mujeres que han tenido una histerectomía (la operación para sacar la matriz). Esto es porque ese tratamiento aumenta el riesgo de cáncer de la matriz. El tratamiento que combina estrógeno y progestina por lo general sólo se les receta a las mujeres que todavía tienen la matriz. Las mujeres que todavía tienen la matriz, pero que de cualquier forma reciben el tratamiento de puro estrógeno, necesitan ir a exámenes regulares para que su médico revise si ha habido algún cambio en su matriz.

Los tratamientos con hormonas disminuyen algunos riesgos, pero aumentan otros. Considere estas cosas al tomar su decisión:

Osteoporosis

Ambos tratamientos reducen el riesgo de osteoporosis y retrasan el proceso que hace que los huesos se debiliten (proceso que ocurre después de la menopausia). Esto a su vez ayuda a reducir el riesgo de quebraduras o fracturas. Para información sobre cómo prevenir la osteoporosis, vea la página 88.

Males del corazón

El tratamiento con puro estrógeno aumenta un tipo de colesterol provechoso (conocido como *HDL*, en inglés). Eso a su vez reduce el riesgo de tener males del corazón. Los estudios del otro tratamiento de hormonas indican que ése también ayuda a proteger la salud del corazón.

Para las mujeres que ya han tenido la menopausia, el riesgo de padecer de una enfermedad del corazón es mayor que muchos otros riesgos. Por eso, para muchas de ellas, el tratamiento con puro estrógeno puede ser la mejor selección.

Cáncer del seno

No se ha demostrado todavía si los tratamientos con hormonas aumentan el riesgo del cáncer del seno. Algunos estudios han encontrado que el tratamiento puede aumentar un poco el riesgo; otros estudios han indicado que el riesgo no aumenta. Sin embargo, las mujeres que tienen cáncer activo en los senos no deben recibir ninguno de los tratamientos. Algunas mujeres que han padecido de cáncer del seno en el pasado, pero que han estado sin cáncer por lo menos durante cinco años, quizás puedan recibir el tratamiento de estrógeno con progestina. Consulte a su médico.

Cáncer de la matriz

El tratamiento con puro estrógeno aumenta el riesgo del cáncer de la matriz. El tratamiento que incluye progestina no aumenta el riesgo de este tipo de cáncer.

Enfermedades de la vesícula biliar

Ambos tipos de tratamiento aumentan el riesgo de tener enfermedades de la vesícula biliar.

Lo que hay que tomar en cuenta

Los tratamientos con hormonas reducen las molestias de la menopausia. Sin embargo, el tratamiento con estrógeno y progestina también tiene efectos secundarios que quizás algunas mujeres no quieran o no puedan aguantar. Por ejemplo: este tratamiento puede hacer que algunas mujeres sangren por la vagina regularmente, se sientan hinchadas y tengan calambres, náusea y los senos sensibles. A veces su doctor podrá disminuir estos efectos ajustando la dosis de hormonas.

Para que los tratamientos hagan provecho a largo plazo, hay que tomar las pastillas de hormonas por muchos años. Las mujeres que estén recibiendo el tratamiento a largo plazo necesitan ir regularmente con su profesional de la salud.

¿Debe usted tomar hormonas?

Los tratamientos con hormonas generalmente no se les recomiendan a las mujeres que han tenido cáncer del seno, problemas con cóagulos (cuajarones) de sangre, enfermedades del hígado, o sangrados por la vagina que no hayan sido diagnosticados por un médico.

• Hable con su doctor sobre los riesgos y los beneficios de estos tratamientos. Al parecer, los riesgos de tomar hormonas a corto plazo (hasta por un año) son pocos. Pero si usted está pensando en tomar hormonas a largo plazo, tenga en cuenta lo siguiente:

• Si usted corre poco riesgo de tener osteoporosis o enfermedades del corazón, quizás no valga la pena que tome hormonas a largo plazo. En ese caso, el beneficio de las hormonas podría ser mínimo en comparación con el riesgo y las molestias que le pudieran causar.

Si usted corre un alto riesgo de osteoporosis o enfermedades del corazón, los beneficios de tomar hormonas a largo plazo podrían valer la pena, a pesar de las molestias o riesgos que le pudieran causar.

Molestias de la regla

Muchas mujeres tienen diferentes molestias cuando les baja la regla. Entre otras cosas, pueden tener calambres en la barriga, en la cintura o en los muslos, dolores de cabeza, diarrea, estreñimiento, náusea, mareos y desmayos.

Durante el ciclo de la regla, una parte de la matriz produce una hormona llamada prostaglandina. Esta hormona hace que la matriz se contraiga (se apriete), lo que muchas veces causa dolor. Se piensa que quizás los dolores muy fuertes que algunas mujeres

tienen con la regla se deban a que esas mujeres producen más prostaglandina que otras, o quizás se deba a que esas mujeres son más sensibles a los efectos de la prostaglandina.

Tratamiento en casa

• Haga ejercicio regularmente. Eso ayuda a disminuir el dolor de los calambres. Vea el Capítulo 17.

• El ibuprofen y el naproxen (Aleve) limitan la producción de prostaglandina y generalmente calman mejor los calambres que la aspirina o el acetaminofeno. Tome la medicina el día antes de que le baje la regla, o a la primera seña de dolor. Y tómela con leche o con comida, porque puede caerle mal en el estómago.

• El calor (compresas calientes, un cojín eléctrico y baños calientes) ayuda a relajar los músculos y a calmar los calambres.

• Los tés de manzanilla, yerbabuena y moras son buenos para calmar los nervios y los músculos tensos.

• Vea si le sirve usar toallas sanitarias en vez de tampones.

• Si usted tiene otros síntomas como aumento de peso, dolor de cabeza y tensión, vea Síndrome premenstrual en la página 210.

Cuándo llamar a Kaiser Permanente

• Si tiene sangrado muy fuerte (se tiene que cambiar más de una toalla sanitaria maxi o un tampón super cada hora, por más de seis horas seguidas), o si el sangrado le dura más de 10 días.

- Si la regla le baja más seguido que cada 21 días.

- Si sospecha que su dispositivo intrauterino (*IUD*, en inglés) le está causando los calambres.

- Si los dolores no se le alivian con el tratamiento en casa.

- Si junto con la regla le da una fiebre repentina, diarrea o salpullido (ronchas).

- Si de repente le empiezan a dar calambres fuertes con la regla, después de años de tener reglas con menos dolor.

- Si los calambres le empiezan de cinco a siete días antes de la regla, o si los calambres no se le calman cuando deja de sangrar.

- Si tiene un dolor en la pelvis que no parece estar relacionado con el ciclo de su regla.

Reglas que son irregulares o que no vienen

Una regla puede no venir o ser irregular por diferentes razones. Por lo general, lo primero que hay que considerar es el embarazo, pero también hay otras causas:

- La tensión nerviosa, un aumento o una baja de peso, los viajes y un aumento de ejercicio (para ciertas atletas, es común que les deje de bajar la regla).

- El uso de píldoras anticonceptivas puede causar que las reglas sean más ligeras o menos frecuentes, o que no bajen.

- La menopausia o la menarquía (la etapa cuando una joven empieza a tener la regla). Al principio, una joven puede tener reglas irregulares por varios años.

- Problemas de las hormonas o de los ovarios, la matriz o las trompas.

- Algunas medicinas, incluyendo los esteroides, tranquilizantes y pastillas para perder peso.

Prevención

- No use una de las dietas que limitan mucho lo que puede comer (tanto en cantidad como en variedad). No pierda mucho peso en poco tiempo.

- Aprenda a hacer ejercicios de relajación (vea la página 286) y hágalos regularmente. Le ayudarán a estar menos tensa o angustiada.

- Si quiere hacer más ejercicio, vaya aumentándolo poco a poco.

Tratamiento en casa

- Si tuvo relaciones sexuales el mes anterior, hágase una prueba de embarazo en casa. Vea la página 201.

- Siga los consejos de prevención ya descritos.

- Practique diferentes modos de reducir y controlar su tensión nerviosa. Vea el Capítulo 17.

- Si usted hace ejercicio muy pesado, entrene menos o pregúntele a su doctor si le recomienda que tome pastillas de estrógeno, progesterona y/o calcio para evitar que se le debiliten los huesos.

- Si está a dieta, coma una mayor cantidad y variedad de alimentos.

- Si es mayor de 45 años, quizás le esté comenzando la menopausia. Vea la página 204.

- Si tiene algún problema que la esté angustiando, trate de resolverlo lo mejor que pueda. Haga lo posible por estar calmada. No se preocupe mucho por haberse saltado una regla. Eso les pasa a muchas mujeres. Si usted no está embarazada, lo más probable es que el próximo mes su regla le baje como de costumbre.

Cuándo llamar a Kaiser Permanente

- Si es posible que esté embarazada, haga una cita para confirmar la prueba de embarazo que se haya hecho en casa. Su médico podrá hablar con usted sobre sus opciones y/o empezar a atenderle su embarazo.

- Si normalmente su regla es bastante puntual, pero no le ha venido dos veces y no está embarazada, no le está comenzando la menopausia, no está a dieta, no está haciendo mucho ejercicio ni tampoco ha estado muy tensa o nerviosa.

- Si el tipo de ejercicio que hace le impide entrenar menos. (Puede que usted necesite tomar hormonas o calcio.)

- Si no le ha venido la regla dos o tres veces, está tomando píldoras anticonceptivas y no se le ha olvidado tomarse ninguna.

Síndrome premenstrual

A muchas mujeres les dan diferentes molestias de 7 a 10 días antes de que les baje la regla (menstruación). A estas molestias se les llama síndrome premenstrual (*PMS*, en inglés). Se calcula que como un 90 por ciento de las mujeres alguna vez ha tenido algunas de las molestias de este síndrome. Las molestias sólo afectan severamente como a un 10 por ciento de las mujeres.

Hay más de 150 malestares físicos y emocionales que se relacionan con el síndrome premenstrual. Algunos de los malestares físicos son los dolores de cabeza, dolores de espalda, aumento de peso, sensibilidad en los senos, retención de agua y pesadez, antojos y ganas de comer mucho, diarrea o estreñimiento, mareo o desmayos y torpeza.

Los malestares emocionales incluyen irritabilidad y enojo, cambios de humor repentinos, angustias, ganas repentinas de llorar, tristeza, cansancio, falta de concentración, agresividad y pocas ganas de tener relaciones sexuales. Por lo general, las molestias mejoran cuando la regla comienza.

Para saber si usted padece del síndrome premenstrual, hágase estas preguntas:

- ¿Me dan las mismas molestias cada mes?

- ¿Se mejoran o se me quitan las molestias cuando me comienza la regla?

- ¿Paso por lo menos una semana de cada mes sin estas molestias?

Apunte en un diario qué molestias le dan alrededor de la regla e indique cuándo le dan y qué tan fuertes son. Si las molestias le dan de una manera más o menos regular durante varios meses, lo más probable es que padezca de síndrome premenstrual.

Tratamiento en casa

- Coma comidas más pequeñas, cada tres o cuatro horas, con bastantes granos, frutas y verduras. No coma muchas grasas ni dulces y coma menos sal para evitar la pesadez lo más posible.

- Si deja de fumar y de tomar bebidas con alcohol o cafeína, puede que se le quiten algunas de las molestias.

- Haga ejercicio. Si hace ejercicio regularmente, tendrá malestares más leves antes de la regla. Vea el Capítulo 17.

- Pruebe una de las medicinas para el síndrome premenstrual que se compran sin receta, como Midol o Pamprin. Muchas de estas medicinas contienen una combinación de medicamentos que ayudan a aliviar los calambres, la pesadez y el dolor de cabeza.

- A muchas mujeres les ayuda tomar 50 mg de vitamina B_6, dos veces al día. No tome más de 100 mg al día.

- Si puede, trate de hacer cosas que le agraden. Intente estar en calma lo más posible. Para relajarse, quizás le ayuden las técnicas de la respiración profunda y el yoga. Vea el Capítulo 17.

- Muchas veces ayuda hablar con otras mujeres. Usted encontrará que el síndrome afecta a muchas de sus amigas y compañeras de trabajo. O si quiere, participe en un grupo de apoyo para mujeres con síndrome premenstrual. Puede conseguir más información en su centro médico.

Cuándo llamar a Kaiser Permanente

- Si tiene malestares físicos y emocionales muy fuertes, y siente que no los puede controlar.

- Si las molestias no se le quitan cuando le comienza la regla.

Pérdida del control para orinar

Muchas mujeres tienen problemas para controlar cuándo orinan. A esta condición se le llama incontinencia urinaria y es bastante común.

Aunque algunos casos de incontinencia no son curables, muchos sí se pueden controlar. Muchas medicinas comunes, incluyendo los diuréticos, pueden causar incontinencia temporalmente. Otras causas de la incontinencia son el estreñimiento, las infecciones urinarias, los cálculos o piedras en las vías urinarias y el reposo en cama por mucho tiempo. La incontinencia se puede curar si se trata el problema que la esté causando.

Hay tres tipos de pérdida crónica o duradera del control de la vejiga:

Con la "incontinencia por presión", salen chorritos de orina cuando la persona hace ejercicio, tose, se ríe, estornuda, o hace otros movimientos o actividades que apachurran la vejiga. Este problema afecta con más frecuencia a las mujeres, aunque los hombres lo pueden tener después de una operación de la próstata.

Los ejercicios Kegel (vea la página 213) muchas veces ayudan a corregir este tipo de incontinencia.

La "incontinencia por impulso" sucede cuando la persona siente ganas de orinar tan rápido que no tiene tiempo de llegar al excusado. Algunas causas de este tipo de incontinencia son los derrames cerebrales, la enfermedad de Parkinson, los cálculos (o piedras) en los riñones o en la vejiga y las infecciones de la vejiga.

La "incontinencia por exceso" ocurre cuando la vejiga no puede vaciarse completamente. Este problema puede deberse a diabetes o a que la próstata está agrandada.

Tratamiento en casa

- No deje que la incontinencia le cause pena o vergüenza. Trabaje junto con su médico para encontrar y tratar las causas del problema.

- No deje que la incontinencia le impida hacer las cosas que le agradan. Puede comprar calzoncillos o toallas higiénicas absorbentes (como Attends o Depend) en las farmacias o supermercados. Nadie sabrá que los está usando.

- No tome café, té ni otras bebidas que contienen cafeína, porque la cafeína estimula la vejiga demasiado. Pero no deje de tomar suficientes líquidos de otros tipos; usted los necesita para mantenerse sana en general.

- Cada vez que orine, vacíe la vejiga dos veces. Primero, vacíe la vejiga lo más que pueda y relájese un momento. Luego intente vaciarla otra vez.

- Orine a un horario determinado, quizás cada tres o cuatro horas durante el día, ya sea que tenga o no tenga ganas de hacerlo. Tal vez esto le ayude a controlar su vejiga de nuevo.

- Use ropa que se pueda quitar fácilmente, como pantalones con resorte en la cintura. Si los botones y cierres le causan dificultades, quizás le convenga reemplazarlos con velcro.

- Manténgase seca la piel de la ingle para que no le salgan ronchas. Quizás le ayude ponerse vaselina o pomada Desitin.

- Fíjese bien qué medicinas toma, incluyendo medicinas que compre sin receta, ya que algunas afectan el control de la vejiga.

- La incontinencia a veces se debe a una infección de las vías urinarias. Si siente dolor o ardor al orinar, vea más adelante cómo tratar en casa este tipo de infecciones.

- Para la incontinencia por presión, haga ejercicios Kegel todos los días. Vea la página 213.

Cuándo llamar a Kaiser Permanente

- Si pierde el control para orinar, aunque sea una sola vez y con poca orina.

- Si siente que no puede vaciar completamente la vejiga.

Ejercicios Kegel

Los ejercicios Kegel pueden ayudar a curar o mejorar la incontinencia por presión. Estos ejercicios fortalecen los músculos que controlan la corriente de orina.

- Para encontrar los músculos en cuestión, detenga la orina a medio chorro y luego empiece a orinar de nuevo. Repita esto varias veces. Los músculos que usted siente que se aprietan alrededor del ano y la uretra (el tubo de la orina) son los que hay que fortalecer.

- Apriete estos músculos mientras que no está orinando. Si se le mueven las nalgas o el estómago, no está usando los músculos correctos. Practique hasta que pueda hacer bien el ejercicio.

- Aguante la contracción por tres segundos, y luego relájese por tres segundos.

- Repita el ejercicio de 10 a 15 veces por tanda.

- Haga por lo menos tres tandas de ejercicios Kegel al día.

Los ejercicios Kegel son sencillos y efectivos. Los puede hacer en cualquier lugar y a cualquier hora. Nadie sabrá que los está haciendo, excepto usted.

Infecciones de las vías urinarias

Las infecciones de las vías urinarias (también llamadas infecciones de la vejiga o cistitis), son comunes en las mujeres, las jovencitas y algunos bebés varones. También les pueden dar a los hombres.

Las primeras señas pueden ser ardor o dolor al orinar y comezón o dolor en la uretra (el tubo por donde sale la orina de la vejiga). También puede haber molestias en la parte de abajo de la barriga y ganas frecuentes de orinar sin poder pasar mucha orina. Los hombres con estas molestias pueden tener una infección de la próstata. Vea la página 222.

Las infecciones urinarias generalmente son causadas por una bacteria (llamada *E.coli*) que normalmente se encuentra en el sistema digestivo. Es más fácil que este tipo de infección les dé a las mujeres que a los hombres.

Hay otras cosas que pueden irritar el área de los genitales, lo cual a su vez puede ayudar a producir una infección de la vejiga. Algunos ejemplos son el tener relaciones sexuales, usar diafragmas, ponerse pantalones muy apretados, andar en bicicleta, usar jabones y talcos perfumados, e incluso comer cosas picantes.

Empiece el tratamiento en casa a la primera seña de irritación o dolor al orinar. Las infecciones urinarias se extienden fácilmente entre los órganos del sistema urinario y, si no se atienden pronto, pueden llegar a los riñones y causar problemas mucho más serios.

Prevención

• Beba más líquidos; el agua es lo mejor.

• Orine con frecuencia.

• Las mujeres deben limpiarse de adelante hacia atrás después de obrar, para evitar que las bacterias del ano lleguen a la uretra (el hoyito de la orina es la punta de la uretra). Las niñas chiquitas deben acostumbrarse a limpiarse así desde que aprenden a ir al baño solas.

• Evite ponerse lavados vaginales con frecuencia y no use desodorantes en la vagina ni otros productos perfumados.

• Lávese el área de la vagina una vez al día, con pura agua o con un jabón suave. Enjuáguese y séquese bien.

• Las mujeres que sufren de muchas infecciones urinarias deben orinar pronto después de tener relaciones sexuales. Quizás también les ayude beber mucha agua después del contacto sexual.

• Use ropa interior de algodón, pantimedias con entrepierna de algodón y ropa suelta.

• El beber jugo de arándano (*cranberry juice*, en inglés) puede proteger contra estas infecciones, especialmente en las mujeres que han tenido la menopausia.

Tratamiento en casa

• Tome mucha agua en las primeras 24 horas, después de que le den señas de la infección. Trate de tomar hasta ocho litros (dos galones) de agua o más. Esto ayudará a sacar las bacterias de la vejiga.

• No tome bebidas con alcohol o cafeína.

• Un baño de agua caliente puede ayudar a calmar el dolor y la comezón.

• Examínese el área de los genitales y tómese la temperatura dos veces al día. Si tiene fiebre, quizás su infección sea más seria.

• No tenga relaciones sexuales hasta que sus síntomas se mejoren.

• Si una niña tiene enrojecimiento y ardor en la vagina, o dolor en la barriga, quizás sea alérgica al jabón o jabón de burbujas con que la bañen.

Sangre en la orina

Un golpe en los riñones, una infección de las vías urinarias o el correr mucho pueden producir sangre en la orina. La sangre en la orina puede ser seña de una enfermedad grave, tanto en las mujeres como en los hombres. Si usted tiene este problema, avísele a un profesional de salud.

Cuando la orina tiene sangre, se puede ver rosada o roja. Pero también se puede ver así debido a colorantes naturales o artificiales de alimentos que la persona coma, como por ejemplo betabeles (remolachas), zarzamoras o comidas con colorantes rojos. Si su orina se pone rosa o roja, y usted piensa que es porque tiene sangre, llame a su médico de inmediato.

Cuándo llamar a Kaiser Permanente

- Si tiene dolor al orinar junto con cualquiera de los siguientes síntomas:

  ○ Escalofríos o fiebre de 101 grados o más

  ○ No puede orinar cuando siente la necesidad

  ○ Dolor de espalda, justo abajo de las costillas

  ○ Sangre o pus en la orina

  ○ Desecho anormal de la vagina

  ○ Náusea o vómito

- Si los síntomas no mejoran después de 24 horas de tratamiento en casa.

- Si está embarazada o tiene diabetes y le dan señas de una infección de las vías urinarias.

Vaginitis

La vaginitis es cualquier infección, inflamación o irritación que causa un cambio en el flujo normal de la vagina. Las señas incluyen cambios en la cantidad, color, olor o consistencia del flujo; comezón, dolor al orinar y dolor durante las relaciones sexuales. Dos tipos comunes de vaginitis son las infecciones de moniliasis (algodoncillo) y las infecciones de bacterias *Hemophilus* (vaginosis bacteriana). Con algunas enfermedades de transmisión sexual (enfermedades venéreas) también puede haber un desecho anormal de la vagina. Vea la página 227.

La vaginitis por lo general se debe a un desequilibrio de las bacterias que normalmente viven en la vagina. Este desequilibrio a su vez se puede deber a diferentes causas:

- Irritación causada por ponerse demasiados lavados vaginales, usar jabones fuertes, productos higiénicos perfumados, o pantalones muy apretados, tener relaciones sexuales o andar en bicicleta.

- Antibióticos que matan a las bacterias protectoras.

- Angustias y tensión, embarazo, diabetes y píldoras anticonceptivas. Los cambios hormonales de la menopausia también pueden causar un tipo de vaginitis. Vea la página 204.

La vaginitis es común y no siempre es seña de una enfermedad de transmisión sexual. A algunas mujeres les da vaginitis más fácilmente que a otras. Por desgracia, la vaginitis suele repetirse.

Prevención

- Use pantaletas (calzones) de algodón. Los microbios que causan la vaginitis crecen mejor en los lugares húmedos y calientitos. Las pantaletas de nailon y las pantimedias suelen atrapar el calor y el sudor. No use pantalones que le queden apretados en la entrepierna y los muslos.

- Límpiese de adelante hacia atrás después de obrar para no llevar las bacterias del ano a la vagina.

- Lávese el área de la vagina una vez al día, con pura agua o con un jabón suave y no perfumado. Enjuáguese y séquese bien.

- No se ponga lavados o duchas vaginales. La vagina se limpia sola.

- No se ponga productos perfumados en la vagina (como desodorantes vaginales). Irritan la piel delicada.

- Cámbiese los tampones por lo menos tres veces al día, o alterne los tampones con toallas sanitarias. Asegúrese de quitarse el último tampón que haya usado para la regla.

- Coma todos los días una taza de yogur con cultivos activos. A algunas mujeres eso les ayuda a evitar infecciones de moniliasis (algodoncillo). El yogur puede ser especialmente provechoso si está tomando antibióticos.

- A algunas mujeres les ayuda ponerse yogur con cultivos activos de acidófilos directamente en la vagina. Póngase el yogur con una cucharita o con un aparatito para hacerse lavados vaginales.

Tratamiento en casa

- La vaginosis bacteriana puede aliviarse sola en tres o cuatro días.

- Evite tener relaciones sexuales por dos semanas, para que los tejidos irritados de la vagina tengan tiempo de sanar.

- No se rasque. Use compresas frías para aliviarse la comezón.

- Asegúrese de que la causa de la vaginitis no sea un tampón olvidado u otro objeto que haya dejado en la vagina.

- Para las infecciones de moniliasis o algodoncillo se pueden comprar pomadas sin receta (como Gyne-Lotrimin o Monistat).

- Si tiene ardor, dolor al orinar y ganas de orinar con frecuencia, vea

Infecciones de las vías urinarias en la página 213.

Cuándo llamar a Kaiser Permanente

- Si junto con el flujo o desecho tiene molestias o dolor en la pelvis y fiebre.

- Si el desecho y los otros síntomas son muy molestos.

- Si hay posibilidad de que tenga una enfermedad de transmisión sexual (vea la página 227). Puede que su pareja también deba recibir tratamiento.

- Si una infección de moniliasis no se le quita después de tres o cuatro días de usar una pomada comprada sin receta médica. Quizás la infección se deba a otro tipo de microbio.

- Si está usando a menudo las pomadas para moniliasis que se compran sin receta médica.

- Si tiene dolor durante las relaciones sexuales, que no se alivia usando un lubricante en la vagina, como K-Y Jelly.

- Si tiene un flujo anormal que le dura más de dos semanas.

Si tiene una cita para ver a un profesional de la salud, no use cremas vaginales ni tenga relaciones sexuales durante las 48 horas antes de su consulta. Estas cosas pueden dificultar su diagnóstico.

Su médico puede recetarle medicina para curarle la infección. Vea la página 341, donde se describe el uso apropiado de antibióticos. Si la vaginitis le vuelve a dar después del tratamiento, quizás su pareja también necesite tratamiento. (La infección generalmente no causa síntomas en los hombres.)

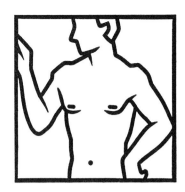

Capítulo 13

La salud del hombre

En promedio, los hombres viven siete años menos que las mujeres. Esto se debe en gran parte a que las mujeres en general tienen hábitos más saludables que los hombres. Para poder vivir más tiempo, los hombres necesitan comenzar a vivir más sanamente.

Hábitos riesgosos

Si uno considera las siete causas principales de muerte para los hombres entre 25 y 44 años de edad, uno encontrará que, en todos los casos, los malos hábitos contribuyen a que los hombres vivan menos que las mujeres, como ya mencionamos.

1. Accidentes (21 por ciento de las muertes)

• Los hombres tienen el doble de probabilidad que las mujeres de manejar después de haber tomado.

• La probabilidad de que un hombre use su cinturón de seguridad es nueve por ciento menor que para una mujer.

2. Infección con el virus del SIDA (16.5 por ciento de las muertes)

• Esta causa de muerte tiene que ver directamente con el hábito de tener relaciones sexuales sin protegerse (ya sean relaciones entre dos hombres o un hombre y una mujer) al igual que con el uso de drogas inyectadas.

3. Enfermedades del corazón (11 por ciento de las muertes)

• Los hombres consumen 45 por ciento más colesterol en su dieta que las mujeres.

• La probabilidad de fumar es seis por ciento mayor para los hombres que para las mujeres.

• La probabilidad de tener sobrepeso es cuatro por ciento mayor para los hombres que para las mujeres.

4. Cáncer (10 por ciento de las muertes)

• La probabilidad de fumar mucho es 12 por ciento mayor para los hombres que para las mujeres.

5. Suicidio (10 por ciento de las muertes)

• Los hombres tienen la mitad de las probabilidades que las mujeres de buscar ayuda profesional para sus problemas emocionales.

6. Asesinatos (10 por ciento de las muertes)

• La probabilidad de poseer una pistola u otra arma es 70 por ciento mayor para los hombres que para las mujeres.

7. Enfermedades del hígado (tres por ciento de las muertes)

• Los hombres tienden a tomar bebidas alcohólicas diariamente cinco veces más que las mujeres.

Si quiere vivir más tiempo y sentirse mejor, comience a vivir más sanamente, poco a poco.

Aunque este capítulo se llama "La salud del hombre", no trata a fondo los problemas de nutrición, control de la tensión y seguridad que los hombres necesitan resolver para tener una vida larga y saludable. Más bien, este capítulo presenta información sobre problemas específicos de la salud de los hombres. Para mayor información, vea los Capítulos 17 y 18.

Salud de los genitales

Para evitar infecciones bacterianas, límpiese el pene (miembro) todos los días. Límpiese sobre todo bajo el prepucio si no ha sido circuncidado. El aseo diario también reduce el riesgo (ya bajo) de cáncer del pene. A los niños hay que enseñarles como a los tres o cuatro años a retraerse el prepucio, lavarse el pene y luego cubrirlo con el prepucio otra vez. Es posible que el prepucio no se pueda retraer por completo hasta que el niño cumpla tres años o más. Si es difícil o doloroso retraer el prepucio, no lo haga.

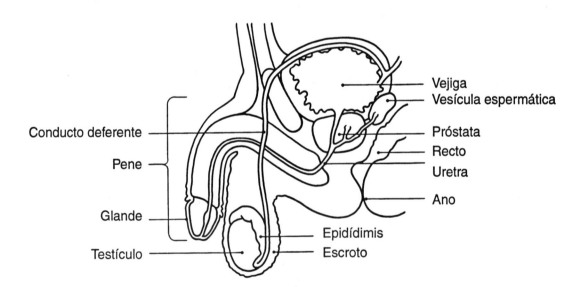

Los genitales del hombre

Cómo examinarse los testículos

Se recomienda que los adolescentes y los hombres jóvenes que corren un alto riesgo de contraer cáncer de los testículos se examinen los testículos una vez al mes. El cáncer de los testículos es muy raro. El riesgo es mayor para los hombres cuyos testículos no han bajado o no bajaron normalmente o para aquéllos que han tenido parientes con este tipo de cáncer. El cáncer de los testículos casi siempre se puede curar, si se descubre a tiempo.

El mejor momento de examinarse los testículos es después de un baño o ducha caliente, cuando la piel del escroto está relajada.

- Párese y coloque la pierna derecha sobre algo elevado. En el baño, puede usar la orilla de la tina o el asiento del excusado.

- Examínese el testículo derecho, rodándolo suavemente entre el pulgar y los demás dedos de las dos manos. Sienta si hay algún bultito duro. El testículo debe sentirse redondo y liso.

- Fíjese si el testículo se siente más grande o si su consistencia ha cambiado. Es normal que un testículo sea un poco más grande que el otro. Pero si hay una diferencia bastante grande, avísele a un profesional de salud.

- Levante la pierna izquierda y examínese el testículo izquierdo de la misma manera.

Haga una cita de inmediato con su profesional de salud si nota alguna de las siguientes condiciones:

- Bultos o nodos raros en los testículos

- Dolor o hinchazón en los testículos o el escroto, sin ninguna razón.

- Llagas en el pene o desecho de cualquier tipo. Vea la página 227 y hable con su doctor.

Problemas de erección

Los problemas de erección (impotencia) son comunes y generalmente se pueden tratar en casa. Básicamente, un hombre tiene un problema de erección si no puede levantar o mantener una erección para tener relaciones sexuales. Los problemas de erección o impotencia muchas veces se deben a las tensiones del trabajo, o de las relaciones personales, a depresión, cansancio, lastimaduras, o a los efectos secundarios de algunas medicinas. Estos problemas por lo general son temporales y se pueden solucionar con tratamiento en casa. Los hombres que por muchos años han fumado o han tenido problemas de la circulación, también pueden tener problemas de erección. Estos últimos son más difíciles de tratar.

Prevención

La mayoría de los problemas de erección se pueden evitar siguiendo dos consejos. El primero es hacer el amor de una manera más relajada. El segundo es cuidarse de los efectos secundarios que diferentes medicinas o enfermedades pueden causar. En general, a medida que un hombre envejece, se vuelve más difícil para él levantar y mantener una erección. Sin embargo, con el ambiente y los estímulos apropiados, un hombre sano puede tener erecciones a cualquier edad.

Tratamiento en casa

- Antes que nada, asegúrese de que su problema no se deba a algún medicamento. Muchas medicinas pueden causar problemas de erección, incluyendo varios medicamentos para la presión alta, diferentes diuréticos y muchas de las medicinas que afectan el humor. Pídale a su doctor o farmacéutico que revise si sus medicinas pueden afectar las funciones sexuales, o, si puede, investigue esto usted mismo.

- Las bebidas alcohólicas y el tabaco empeoran los problemas de erección. Evítelos.

- Si está tenso, nervioso o preocupado, trate de relajarse (vea el Capítulo 17). Las tensiones en su vida lo pueden distraer y dificultarle las erecciones. Quizás le ayude hacer ejercicio regularmente. También pruebe otras actividades para reducir la tensión.

- Tome su tiempo para excitarse antes de hacer el acto sexual. Comuníquele a su pareja que a usted le gustaría que lo acaricie. Haga el amor con toda la calma que necesite.

- Tenga paciencia. Si usted ha perdido a algún ser querido o tiene una nueva pareja, quizás todavía no esté listo para tener erecciones. Generalmente, después de algunas semanas, usted se sentirá mejor y podrá tener erecciones de nuevo. Mientras tanto, no se angustie.

- Averigüe si puede tener erecciones en otras ocasiones. Si puede tener una erección al masturbarse o cuando se despierta, lo más probable es que su problema se deba a tensión nerviosa o a algún problema emocional.

Cuándo llamar a Kaiser Permanente

- Si piensa que el problema quizás se deba a una medicina. Tal vez su médico pueda recetarle otra medicina que no le cause problemas.

- Si no puede tener una erección del todo, o si piensa que su problema puede tener una causa física.

- Si después de varios meses de tratarse en casa todavía tiene problemas, piense en consultar a un psicólogo o consejero.

- Si ha probado todas sus opciones durante varios meses sin que le den resultado, tal vez quiera hablar con su médico sobre otros tratamientos. Hay inyecciones, dispositivos e implantes que podrían ayudarle a tener erecciones.

Hernias (desaldillados)

Cuando hay un área débil en los músculos del abdomen, puede que una parte del intestino se salga por allí. A esto se le llama una hernia. Las hernias son más comunes en los hombres que en las mujeres. Muchas veces, las hernias ocurren en la ingle y pueden salirse al escroto. Las hernias inguinales son las que dan en el canal inguinal, que va desde el abdomen hasta el escroto.

Las hernias muchas veces resultan por hacer mucha fuerza con los músculos del abdomen, como por ejemplo al levantar cosas pesadas, al toser, o al hacer esfuerzo para obrar. Algunas veces, los niños nacen con un área débil en los músculos del abdomen.

Las señas de una hernia pueden aparecer poco a poco o de repente. La persona puede sentir como que algo ha cedido y tener poco o mucho dolor.

Éstas pueden ser algunas de las señas:

• Debilidad, presión, ardor, o dolor en la ingle o el escroto.

• Un bulto o una bolita en la ingle o en el escroto. Puede que sea más fácil ver el bulto cuando la persona tose y éste puede desaparecer cuando la persona se acuesta.

• Dolor en la ingle al hacer esfuerzo, al levantar cosas pesadas o al toser.

Hay hernias que uno puede volver a empujar a su lugar y hernias que no.

A veces, una hernia puede quedar atrapada fuera del abdomen (por ejemplo, en el escroto). Si esto sucede, puede que le deje de llegar sangre (hernia estrangulada). Esto es peligroso, porque sin sangre, el tejido se hincha y muere. El tejido muerto se infecta rápidamente y debe recibir atención médica de inmediato. Un dolor en la ingle o el escroto que aumenta rápidamente es seña de que una hernia se ha estrangulado.

Prevención

• Evite hacer mucha fuerza con los músculos de la barriga.

• Siga las recomendaciones de la página 65 para levantar objetos sin lastimarse. No levante cosas que sean muy pesadas para usted.

• Fortalezca sus músculos abdominales. Vea el ejercicio para fortalecer la barriga en la página 66.

• Evite hacer esfuerzo al obrar.

Cuándo llamar a Kaiser Permanente

• Si sospecha que tiene una hernia, vaya a su doctor para que le haga un diagnóstico completo y evalúe sus riesgos. La mayoría de las hernias no necesitan operarse a menos que no lo dejen hacer sus actividades diarias, le causen mucho dolor o tengan bastante riesgo de estrangularse.

• Si tiene un dolor que va empeorando en el abdomen, el escroto o la ingle.

• Si tiene un dolor leve o un bulto en la ingle sin que sepa por qué, y si no se le quita en una semana.

Problemas de la próstata

La próstata es un grupo de glándulas, en forma de rosca, que se halla justo abajo de la vejiga, a medio camino entre el recto y la base del pene. La próstata rodea la uretra, que es el tubito que lleva la orina desde la vejiga hasta la punta del pene. La próstata es del tamaño de una nuez y produce la mayor parte del líquido del semen.

Los tres problemas más comunes de la próstata son infección (prostatitis o "tapado de orín"), agrandamiento de la próstata y cáncer de la próstata.

Infección de la próstata (prostatitis)

Hay dos tipos de prostatitis: aguda y crónica. Las infecciones agudas dan de repente con algunas o todas estas señas:

- Fiebre y escalofríos

- Dolor y ardor al orinar y al eyacular (soltar semen)

- Ganas fuertes y frecuentes de orinar, aunque sólo pueda orinar un poquito

- Dolor en la espalda (a la altura de la cintura) o la barriga

- Sangre en la orina (a veces)

Las señas de la prostatitis crónica generalmente son más leves que las de la prostatitis aguda. Por lo general, no dan fiebre ni escalofríos. Ambos tipos de prostatitis pueden dar junto con una infección de las vías urinarias. Vea la página 213.

Algunas veces, los hombres tienen síntomas urinarios dolorosos sin tener una infección. Esta condición puede llamarse prostatodinia y a menudo se debe a tensión o ansiedad.

La prostatitis generalmente se alivia con tratamiento en casa y antibióticos. Si la infección vuelve, quizás necesite usted tomar antibióticos a largo plazo.

Prevención

- Tome más líquidos, hasta de 8 a 12 vasos al día. Cuando empiece a orinar más seguido que de costumbre, sabrá que está tomando suficientes líquidos. Esto le limpiará las vías urinarias.

- Evite las bebidas con alcohol y cafeína. La cafeína puede producirle ganas fuertes y frecuentes de orinar. Recuerde que algunos refrescos (sodas) contienen cafeína, al igual que el café y el té.

- Trate de no estar muy tenso o nervioso. La prostatodinia tiene que ver directamente con la tensión y ansiedad de la persona.

Tratamiento en casa

- Tome tanta agua como pueda aguantar.

- No tome nada de alcohol ni cafeína.

- Las duchas y los baños calientes calman el dolor y también son buenos para relajarse.

- La aspirina o el ibuprofen pueden ayudar a calmarle los dolores y fiebre que puede resultar con infección.

Cuándo llamar a Kaiser Permanente

- Si las molestias para orinar le dan junto con fiebre, escalofríos, vómito o dolor en la espalda o la barriga.

- Si la orina es roja o rosada, sin que se deba a algo que haya comido o tomado. Vea la página 214. Debe llamar a Kaiser Permanente sin falta, si tiene sangre en la orina.

- Si las molestias no se le quitan en cinco días, a pesar del tratamiento en casa.

- Si los síntomas cambian o empeoran de repente.

- Si tiene dolor al orinar o al eyacular, o si le sale un desecho del pene. Vea la página 227.

Agrandamiento de la próstata (no causado por cáncer)

En los hombres mayores, la próstata se puede agrandar. Esto parece ser un proceso natural y no es una enfermedad en sí. Sin embargo, a medida que la próstata se vuelve más grande, puede aplastar la uretra (el tubo de la orina) y causar problemas como estos:

• Dificultades para empezar a orinar y para dejar de orinar por completo (hay un goteo)

• Ganas de orinar seguido, que inclusive pueden despertarlo por la noche

• Dolor al orinar

• El chorro de la orina se vuelve menos fuerte

• No se vacía la vejiga por completo

Tener la próstata agrandada no es un problema serio, a menos que se vuelva muy difícil orinar, o que la orina estancada cause infecciones de la vejiga o dañe los riñones. Es muy común tener algo de goteo y esto no es necesariamente seña de un problema de la próstata.

Generalmente no es necesario operar una próstata agrandada. Antes, la cirugía era un tratamiento común. Pero las investigaciones recientes muestran que, en la mayoría de los casos, una próstata agrandada no sigue empeorando con el tiempo, como se pensaba antes. En muchos hombres los síntomas permanecen iguales y a veces se quitan solos. En esos casos, puede ser mejor no hacer nada. Hay medicinas que pueden ayudar a mejorar los síntomas en algunos hombres. Su doctor puede explicarle sus opciones y aconsejarle.

Prevención

Como la próstata produce el líquido del semen, existe la creencia de que las eyaculaciones regulares (dos o tres veces por semana) ayudan a evitar que la próstata se agrande. No hay una prueba científica de esto, pero a la vez, el hacerlo no presenta ningún riesgo.

Tratamiento en casa

• No tome antihistamínicos ni descongestivos, ya que pueden empeorar los problemas para orinar.

• Si con frecuencia las ganas de orinar lo molestan por la noche, beba menos líquidos antes de irse a la cama. Evite sobre todo las bebidas con alcohol y cafeína.

• No se aguante las ganas de orinar y tómese su tiempo. Vea si le ayuda orinar sentado en el excusado, en vez de parado.

• Si tiene goteo después de orinar, lávese el pene una vez al día para evitar infecciones.

• Vea también Pérdida del control para orinar en la página 211.

Cuándo llamar a Kaiser Permanente

• Si le da fiebre, escalofríos o dolor en la espalda o la barriga.

• Muchas clases de medicamentos (los diuréticos, tranquilizantes, antihistamínicos, descongestivos y antidepresivos) pueden empeorar los problemas urinarios. Pregúntele a su médico si su problema se puede deber a alguna medicina que esté tomando. De ser así, pregúntele si le puede recetar otro medicamento que no tenga estos efectos secundarios.

• Si las molestias de una próstata agrandada duran más de dos semanas. Si su médico lo examina pronto, podrá confirmar el diagnóstico y explicarle sus opciones.

Cáncer de la próstata

El cáncer de la próstata es el tipo de cáncer más común y es la segunda causa principal de muerte por cáncer en los hombres. Se vuelve más común con la edad: la mayoría de los casos se ven en hombres mayores de 65 años. Generalmente los tumores son pequeños y crecen despacio. Como este cáncer ataca a una edad avanzada, generalmente los hombres que lo tienen mueren de otras causas. Pero este cáncer puede ser muy serio si es muy grande, está avanzado o da a una edad más joven. Si se halla a tiempo, antes de que pase a otros órganos, puede ser curable.

El cáncer de la próstata no tiene síntomas específicos. La mayoría de los hombres no tienen ningún síntoma. En algunos casos, este cáncer causa molestias para orinar parecidas a las de una próstata agrandada. En los casos avanzados, pueden haber otros síntomas si el cáncer ha llegado a otras partes del cuerpo, como a los huesos.

A veces, el cáncer de la próstata es de familia. Es más común en los hombres afroamericanos y también suele ser más común en los hombres que tienen una dieta alta en grasas.

Prevención

De que se sepa, no hay manera de reducir el riesgo de cáncer de la próstata, excepto comiendo una dieta baja en grasas.

Tratamiento en casa

El tratamiento para el cáncer de la próstata puede ser diferente para cada persona. Trabaje con su médico para asegurarse de que el tratamiento que reciba le brinde beneficios a largo plazo. Hay muchos factores importantes que usted debe considerar al escoger un tratamiento, incluyendo su edad, estado general de salud, condiciones médicas que tenga y las características de su cáncer.

Aprenda todo lo posible sobre los tratamientos que pueda recibir. Tome en cuenta que quizás la mejor opción sea esperar y observar su cáncer con cuidado, hasta que usted y su médico puedan escoger el tratamiento que más le convenga.

Cuando llamar a Kaiser Permanente

Se ha discutido mucho si realmente conviene examinar a hombres que no tienen ningún síntoma de cáncer mediante los exámenes del recto y una prueba de sangre especial llamada *prostate-specific antigen* o *PSA*, en inglés. No se ha demostrado que estas pruebas puedan mejorar o alargar la vida. Por eso muchos expertos no las recomiendan.

Para mayor información, hable con su médico o visite su Centro de Educación para la Salud más cercano.

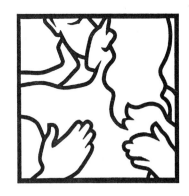

Capítulo 14

La salud sexual

La sexualidad es un aspecto importante de la salud. La sexualidad puede afectar la forma en que amamos o estimamos a otras personas y en que nos apreciamos a nosotros mismos. También puede influir en nuestras amistades. La sexualidad se basa en los profundos valores personales que aprendemos de nuestros padres, de nuestra cultura, de nuestra religión y de nuestras propias experiencias.

La sexualidad puede ser confusa; hay muchos mitos y creencias falsas. Los padres de familia tienen la obligación de guiar a sus hijos a medida que ellos vayan formando sus opiniones y valores acerca del sexo y la sexualidad. Si puede, hable con sus hijos sobre su sexualidad y déles buena información. Enséñeles a tomar decisiones responsables sobre el sexo y la sexualidad, y a no arriesgar su salud. Si por cualquier razón, a usted y a su pareja les da pena hablar con sus

hijos, pídale a otra persona que hable con ellos. Escoja a alguien que sea de confianza y que comparta sus valores.

Este capítulo contiene información útil para las personas que tienen relaciones sexuales. Incluye información sobre los métodos anticonceptivos y las enfermedades de transmisión sexual, incluyendo el SIDA (*AIDS*, en inglés).

La planificación familiar y los métodos anticonceptivos

Los métodos anticonceptivos pueden ayudarle a evitar embarazos que no quiera. No obstante, no hay ningún método anticonceptivo que sea 100 por ciento efectivo y que no tenga riesgos (excepto el no tener relaciones sexuales). El cuadro de la siguiente página describe brevemente los métodos anticonceptivos más comunes.

Métodos anticonceptivos

Método	Embarazos*	Comentarios
Esterilización Ligadura de trompas (mujeres) Vasectomía (hombres)	Menos de 1	Generalmente es permanente.
Métodos de hormonas Píldoras anticonceptivas	3 (menos de 1 con el use debido)	Aumenta el riesgo de tener problemas de la circulación y presión alta en las fumadoras. Puede causar cambios en las fechas de la regla.
Norplant (injerto) Depo-Provera (inyección))	Menos de 1 Menos de 1	
Dispositivo Intrauterino o DIU (*IUD*, en inglés)	3	Puede causar hemorragia y calambres. El cuerpo lo puede arrojar sin que la mujer lo note. Aumenta el riesgo de infección de la pelvis.
Métodos de barrera Condón solo	12	Para la mayor protección, hay que usarlos correctamente.
Condón + espermicida	5	Dan la protección más segura contra las enfermedades venéreas.
Esponja Diafragma Tapa de hule para la cérvix	18 – 28 18 18	
Espermicidas Jalea, crema, espuma, supositorios	21	Para la mayor protección, hay que usarlos correctamente.
Usados con condón	5	
Períodos de no tener relaciones (planificación familiar natural: método de la temperatura, del moco o del ritmo o calendario)	20	
Retirarse antes de eyacular	18	
Ningún método	85	

*Número típico de embarazos accidentales por cada 100 mujeres, en un año.

Repase cada uno de ellos con su pareja antes de decidir cuál les conviene más. Su profesional de la salud le puede ayudar a entender mejor los riesgos y la eficacia de cada método.

El condón (preservativo o forro) es un método anticonceptivo que también protege contra las enfermedades de transmisión sexual, aunque no es 100 por ciento efectivo. Un condón usado junto con una espuma o jalea que contenga nonoxynol-9 brinda la mayor protección posible, pero no una protección total. Otros métodos, como el diafragma, la tapa de hule para la cérvix y la esponja, dan muy poca protección contra las enfermedades venéreas.

Enfermedades de transmisión sexual

Las enfermedades de transmisión sexual (*STDs*, en inglés) o enfermedades venéreas son infecciones que pasan de una persona a otra a través de las relaciones sexuales o del contacto genital. Algunas de las enfermedades venéreas más comunes son la clamidia, el herpes genital, las verrugas genitales, la gonorrea, la hepatitis B y la sífilis. La más peligrosa de todas estas enfermedades es el SIDA. Hablamos del SIDA en la página 229.

La **clamidia** es una infección de bacterias que afecta a millones de hombres y mujeres. Esta enfermedad puede ser difícil de detectar; como el 80 por ciento de las mujeres y el 10 por ciento de los hombres que tienen clamidia no tienen síntomas. Cuando

sí hay síntomas, éstos aparecen de dos a cuatro semanas después de contagiarse. Algunos de los síntomas que las mujeres pueden tener incluyen: un desecho de la vagina, reglas que se adelantan o se atrasan, dolor al orinar, comezón en los genitales o dolor en la parte baja de la barriga. Los hombres pueden tener un desecho del pene o dolor al orinar.

La clamidia se cura fácilmente con antibióticos. Si en una mujer no se detecta y no se trata, la clamidia puede causar la enfermedad inflamatoria de la pelvis, que a su vez puede causar esterilidad (la mujer no podrá tener hijos).

El **herpes genital** es causado por el virus herpes simple. Este virus es el mismo que causa las llagas de fiebre o fuegos (vea la página 270). El herpes genital se transmite fácilmente por medio del contacto sexual y del contacto directo con la piel de una persona infectada. Las señas aparecen de 2 a 30 días después de contagiarse.

El primer ataque de herpes genital puede ser muy agudo, con muchas llagas o ampollas dolorosas. También puede dar con fiebre, dolor de cabeza y dolores de los músculos. Los nodos linfáticos se pueden hinchar. Si salen llagas en la uretra o la vagina, puede haber dolor al orinar o un desecho de la vagina. En poco tiempo (de una a tres semanas) las llagas formarán costras y desaparecerán. Por otro lado, el primer ataque de herpes puede ser tan leve que la persona ni se de cuenta que lo tiene. También es posible estar infectado con herpes y no tener ningún síntoma.

No hay tratamiento que cure el herpes. Una vez infectado, usted puede tener ataques repetidos. Por lo general, estos ataques son más cortos y menos fuertes que el primero. Usted puede tener comezón, ardor u hormigueo en el lugar donde le vayan a salir las llagas. Hay medicina que ayuda a que los ataques sean más leves y menos frecuentes. Por lo general, esta medicina sólo ayuda a las personas que tienen ataques fuertes y frecuentes.

Las **verrugas genitales** son causadas por el virus humano papiloma (*HPV*, en inglés) el cual se transmite por contacto sexual. Las verrugas generalmente se ven como bolitas carnosas o manchas lisas y blancuzcas. Pueden salir en los labios de la vagina, dentro de la vagina, en el pene o el escroto, o alrededor del ano. Este problema es de especial importancia para las mujeres, porque hay la posibilidad de que las mujeres infectadas con el virus papiloma corran un mayor riesgo de tener cáncer de la cérvix (el cuello de la matriz). El virus se puede detectar por medio de la prueba de Papanicolau. Si las verrugas son molestas o salen en la cérvix, un profesional de la salud las puede quitar. En algunos casos, las verrugas vuelven a salir.

La **gonorrea,** que también se conoce como la gota o blenorragia, es una infección de bacterias que se transmite por contacto sexual. Algunas señas de esta enfermedad son dolor al orinar, un desecho de la vagina, reglas adelantadas o atrasadas o un desecho espeso del pene. Muchas personas infectadas no tienen síntomas. Si no se trata, la gonorrea puede producir enfermedad inflamatoria de la pelvis en las mujeres y hacer que no puedan tener hijos. A veces la gonorrea puede llegar a las coyunturas y causar artritis.

La **hepatitis B** es una infección de virus que se transmite por medio del contacto sexual o del contacto con sangre infectada. Una mujer embarazada que esté infectada también puede pasarle el virus a su bebé. Las señas de la enfermedad aparecen de dos a cinco meses después de contagiarse. Incluyen vómito, dolor de barriga, pérdida del apetito y un color amarillento en los ojos y la piel (ictericia). Más o menos una de cada tres personas infectadas no tienen síntomas. Uno de los efectos a largo plazo de la enfermedad es el daño al hígado, que puede causar la muerte. La vacuna contra la hepatitis B se recomienda para todos los bebés y para las personas que corren un alto riesgo de contraer esta enfermedad. Vea la página 30.

La **sífilis** es una infección de bacterias que se transmite por medio del contacto sexual o por el uso de agujas contaminadas. Las señas aparecen de dos semanas a un mes después de contagiarse. La primera seña es una pequeña llaga o ampolla roja, llamada chancro, que aparece en los genitales, el área del ano o en la boca. Como esta llaga no duele, puede que la persona no se dé cuenta que la tiene. Puede que los nodos linfáticos en la ingle también se hinchen.

Si la sífilis no se trata pronto, puede causar otros problemas después de dos a ocho semanas, incluyendo salpullido, manchas pelonas, fiebre, hinchazón de los nodos linfáticos y molestias como de gripe. Muchas de estas señas se pueden confundir fácilmente con las de otras enfermedades. La sífilis se puede tratar con antibióticos. Si no se trata, la sífilis puede causar problemas graves y hasta la muerte.

Prevención

Es más fácil prevenir una enfermedad de transmisión sexual que tratarla después de que ocurra. Sólo hay dos formas de eliminar por completo el riesgo de contraer una de estas enfermedades. Una es teniendo relaciones sexuales con una sola persona que no esté infectada y le sea fiel. La otra es no teniendo relaciones sexuales del todo.

• No tenga relaciones sexuales mientras usted o su pareja estén recibiendo tratamiento para una enfermedad venérea.

• Si usted o su pareja tienen herpes, eviten el contacto sexual cuando la persona infectada tenga una ampolla o una llaga abierta. Cuando tengan relaciones sexuales, usen siempre condones.

• Las mismas precauciones que reducen su riesgo de contraer VIH (*HIV*, en inglés) también reducen su riesgo de contraer otras enfermedades venéreas. Para otros consejos sobre cómo protegerse contra estas enfermedades, vea la página 231.

Cuándo llamar a Kaiser Permanente

Haga una cita lo más pronto posible si tiene algún desecho anormal o llagas, ampollas o enrojecimiento en los genitales, o si sospecha que puede haber contraído una enfermedad venérea.

Las enfermedades de transmisión sexual tienen que ser diagnosticadas y tratadas por un profesional médico. Su doctor o un departamento de salud pueden hacerle el diagnóstico y recetarle el tratamiento que necesite. Su pareja también debe recibir tratamiento, aunque no tenga síntomas. Él o ella podría volver a infectarlo a usted o podría tener complicaciones serias.

La infección de VIH y el SIDA

El SIDA (síndrome de inmunodeficiencia adquirida o *AIDS,* en inglés) es causado por el virus de inmunodeficiencia humana (VIH o *HIV,* en inglés). Este virus destruye el sistema de defensa, de modo que el cuerpo no puede combatir enfermedades, aunque sean bastante leves. El SIDA es la última etapa de la enfermedad del VIH, cuando el cuerpo ya no puede combatir enfermedades ni infecciones.

Para saber si una persona tiene el virus del SIDA, hay que hacerle una prueba de sangre. En las personas infectadas, la sangre contiene los anticuerpos del virus. Después de infectarse, pueden pasar hasta seis meses antes de que aparezcan los anticuerpos. Una persona infectada con VIH puede verse sana por 10 años o más, antes de que le den síntomas de SIDA.

El VIH *no* se transmite por medio de mosquitos o zancudos, asientos de excusados o el contacto diario con una persona infectada (por ejemplo, si la persona le da la mano, le tose encima, come con usted, etc.). Usted tampoco puede contraer el VIH si dona sangre.

El riesgo de contraer el virus al recibir sangre o productos de sangre es muy pequeño, porque desde 1985, toda la sangre se examina para asegurarse de que no tenga VIH.

El VIH sólo se transmite cuando la sangre, el semen o los flujos vaginales de una persona infectada entran al cuerpo de otra persona. Éstas son algunas actividades que sí transmiten el virus del SIDA:

1. Usar las mismas agujas y jeringas que ha usado una persona infectada (como por ejemplo, para inyectarse drogas).

2. Tener relaciones sexuales por el ano con una persona infectada sin usar un condón. Con frecuencia, el sexo por el ano desgarra los vasos sanguíneos del recto, y el virus entra al cuerpo por allí.

3. Tener contacto sexual por la boca o la vagina con una persona infectada, sin usar condones.

Los bebés que nacen o toman pecho de madres infectadas también corren un alto riesgo de contraer el virus.

A usted no se le pegará el virus del SIDA si una persona infectada lo toca, lo abraza o lo besa suavemente. Siempre y cuando usted siga los consejos que aparecen más adelante, en la sección sobre prevención, será casi imposible que contraiga el virus.

Si usted hace algo que lo ponga en peligro de contraer el virus, se debe hacer una prueba de sangre seis meses después. Si usted se infecta con VIH, es importante que se le haga el diagnóstico y se le dé tratamiento lo más pronto posible, inclusive antes de que aparezcan señas de la enfermedad.

Usted puede saber si está infectado con VIH, haciéndose una prueba de sangre sencilla y confidencial, ya sea en Kaiser Permanente o en un departamento de salud. Recuerde que pueden pasar hasta seis meses antes de que se desarrollen los anticuerpos del VIH. El virus puede transmitirse aún antes de que aparezcan los anticuerpos. Los científicos creen que todas las personas infectadas con VIH, tarde o temprano padecerán de SIDA. A pesar de que hay tratamientos para algunos de los síntomas del SIDA, en la actualidad no hay ninguna cura y al parecer esta enfermedad siempre causa la muerte.

Señas de la infección de VIH y el SIDA

Las primeras señas de una infección de VIH son como las señas de una gripe que no se cura. Algunas de las señas son:

• Pérdida de peso rápida sin razón aparente

• Sudores por la noche y fiebre que no se quita

• Mucho cansancio que no se quita

• Diarrea persistente

• Nodos linfáticos hinchados en el cuello, las axilas o la ingle

A medida que el sistema de defensa se debilita, pueden dar otros síntomas que incluyen:

- Llagas raras en la piel o en la boca; manchas blancas en la boca

- Brotes más frecuentes de llagas de fiebre (fuegos)

- Respiración corta y tos seca, sin razón

- Dolor o entumecimiento severo en las manos y los pies

- Cambios en la personalidad o pérdida de algunas habilidades mentales

- Cánceres e infecciones raras

Estos síntomas generalmente se deben a muchas otras enfermedades aparte de la infección de VIH y del SIDA. No obstante, si le da o no se le quita cualquiera de estos síntomas, sin que haya una buena explicación, llame a su médico. Es aún más importante que llame si, por cualquier razón, usted corre un mayor riesgo de infectarse con el virus del SIDA.

Prevención

Sólo hay dos formas de eliminar por completo el riesgo de contraer SIDA u otra enfermedad de transmisión sexual. Una es teniendo relaciones sexuales con una sola persona que no esté infectada y le sea fiel. La otra es no teniendo relaciones sexuales del todo. Los siguientes pasos le ayudarán a *reducir* su riesgo:

- Si usted está empezando una relación sexual con alguien, hable de antemano con él o ella sobre el VIH y otras enfermedades venéreas.

Averigüe si su pareja tiene o podría tener la infección (por ejemplo, si sus hábitos lo ponen en peligro de contraer el virus). Recuerde que es posible estar infectado sin saberlo.

- Use condones con cualquier pareja nueva que tenga hasta que esté seguro de que la persona no tiene ninguna enfermedad venérea. Use los condones hasta que esté seguro de que durante su relación, ninguno de los dos tendrá relaciones sexuales con otra persona sin protegerse.

- Recuerde que pueden pasar hasta seis meses antes de que el virus del SIDA se pueda detectar en la sangre. Si usted y su pareja deciden hacerse una prueba de sangre para averiguar si necesitan usar condones, deberán esperar seis meses después de que cualquiera de ambos haya tenido relaciones sexuales sin protegerse o haya hecho cualquier cosa que lo ponga en peligro de contraer el virus. Durante ese tiempo, ninguno de los dos deberá tener relaciones sexuales sin protegerse. Será necesario que usen condones cada vez que tengan relaciones sexuales.

- No tenga relaciones sexuales sin protegerse con ninguna persona que tenga señas de una enfermedad venérea o que haya sido expuesta a una enfermedad de ese tipo. Recuerde que una persona puede transmitir una enfermedad venérea aunque no tenga ninguna seña de la enfermedad.

- No tenga relaciones sexuales de ningún tipo (por la vagina, el ano o la boca) sin protegerse, si tiene cualquier duda sobre la historia sexual de la otra persona. Use condones de látex desde el principio hasta el final del contacto sexual. Los condones "naturales" o de piel de oveja no protegen contra el virus del SIDA. Para una protección aún mayor, use un espermicida que contenga nonoxynol-9 junto con los condones. Ponga el espermicida directamente en la vagina, no en el condón.

- No se fíe de los espermicidas, la esponja o el diafragma para protegerse contra las enfermedades venéreas. Si se usan junto con un condón, estos métodos añaden un poco de protección. Pero solos no dan una protección adecuada. Estos métodos no protegen contra el SIDA.

Además de las recomendaciones anteriores, los siguientes consejos también reducirán su riesgo de contraer el VIH:

- Evite las actividades mencionadas en la página 230, que transmiten el virus del SIDA. Hay actividades que son más seguras como besar con la boca cerrada, abrazarse, darse masajes o tocarse de otras maneras agradables.

- Nunca use agujas, jeringas ni otros artículos personales que puedan estar contaminados con sangre de otra persona. A veces las agujas quedan contaminadas aún después de hervirlas.

Para mayor información, llame gratis a la línea Nacional del SIDA en español al (800) 344-7432.

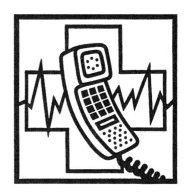

Capítulo 15

Primeros auxilios y emergencias

Este capítulo habla sobre las emergencias médicas graves y las situaciones menos urgentes que requieren de primeros auxilios. Le recomendamos que lea este capítulo antes de que lo necesite. Así, cuando haya una emergencia o alguien esté herido, usted sabrá dónde buscar información. Si usted puede actuar con confianza en cualquier tipo de emergencia, la persona herida se tranquilizará.

Éstas son algunas de las emergencias médicas que cubre este capítulo:

- Hemorragias, cuadro de la página 249.

- Respiración de boca a boca y Resucitación cardiopulmonar (RCP), página 234.

- Dolor en el pecho, página 245.

- Golpes y heridas en la cabeza, página 254.

- Envenenamiento, página 261.

- Choque, página 265.

- Pérdida del conocimiento, página 266.

Qué hacer en una emergencia

Respire profundamente. Cuente hasta 10. Dígase a sí mismo que usted puede hacerse cargo de la situación.

Evalúe el peligro. Protéjase a sí mismo y proteja al herido contra incendios, explosiones u otros peligros. No mueva a la persona si sospecha que ella se ha lastimado la espina, a menos que el peligro sea muy grande.

Si la persona está inconsciente o no reacciona, revise lo básico: las vías respiratorias, la respiración y el pulso. Si la persona no está respirando, vea

"Respiración de boca a boca y resucitación cardiopulmonar" más abajo.

Encuentre todos los problemas del herido y decida cuáles son más importantes. Antes que nada, trate las condiciones de vida o muerte (como hemorragias o choque). Luego revise si la persona tiene huesos rotos u otras heridas. Si necesita ayuda de emergencia, llame al 911 o a la enfermera consejera de emergencias.

Protección legal

Si lo necesitan a usted en una situación de emergencia, haga lo que pueda. La mayoría de los estados de este país tienen una ley del "buen samaritano" para proteger a las personas que ayudan en una emergencia. A usted no lo pueden demandar por dar primeros auxilios, a menos que se pruebe que usted haya sido culpable de un gran descuido.

Respiración de boca a boca y resucitación cardiopulmonar

Advertencia: la resucitación cardiopulmonar (RCP) puede hacer *mucho daño* si se da incorrectamente o cuando el corazón de la persona no ha dejado de latir. *Nunca* dé RCP a menos que:

1. La persona haya dejado de respirar.

2. El corazón le haya dejado de latir.

3. No haya nadie más que sepa cómo dar RCP mejor que usted.

Esté preparado: tome un curso de RCP de la Cruz Roja Americana (*American Red Cross*) o de la Asociación Americana del Corazón (*American Heart Association*).

Cuando tenga que mantener viva a una persona recuerde que hay tres cosas básicas que tiene que hacer, en este orden: Primero debe abrir un conducto de aire para poder comenzar la respiración. Luego debe dar respiración de boca a boca. Así finalmente podrá comenzar las compresiones del pecho que se necesitan si el corazón de la víctima ha dejado de latir.

Paso 1: Revise si la persona está consciente.

Agarre a la víctima de los hombros y grítele: "¿Está bien?" Si la persona no responde, voltéela de espaldas A MENOS que sea posible que se haya lastimado la espina. De ser así, déle vuelta suavemente a la cabeza, el cuello y los hombros *al mismo tiempo*, como si fueran una sola unidad, hasta que la persona quede acostada boca arriba.

Si la víctima no reacciona, llame a los servicios de emergencia.

• **Niños menores de 9 años de edad:** dé un minuto completo de respiración de boca a boca (y RCP si no hay pulso), y luego llame al 911 o a los servicios de emergencia.

• **Adultos y niños mayores de 9 años de edad:** llame al 911 o a los servicios de emergencia inmediatamente. Luego dé respiración de boca a boca (y RCP si no hay pulso).

Paso 2: Abra la vía del aire.

Revise si la persona está respirando. Fíjese si el pecho y la barriga de la víctima se están moviendo. Escuche y sienta si está saliendo aire de la boca. Si la víctima no está respirando, abra la vía del aire:

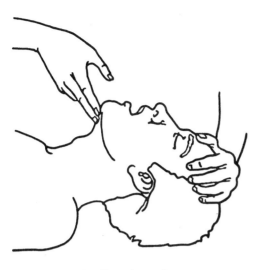

**1. Incline la cabeza
y suba la barbilla**

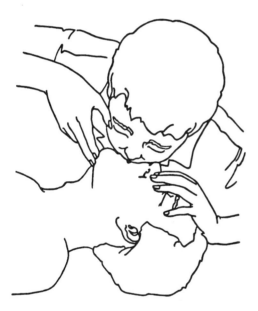

2. Sople despacio en la boca

- Voltéele la cabeza de lado y sáquele con los dedos cualquier cosa extraña que tenga en la boca.

- Ponga una mano en la frente de la víctima y dóblele la cabeza suavemente hacia atrás.

- Ponga los dedos de su otra mano bajo la barbilla de la víctima y levántele la barbilla hacia adelante. Vea el dibujo número 1.

Con un bebé tenga mucho cuidado de no doblarle la cabecita demasiado hacia atrás.

- A veces, la persona logra respirar tan solo con que le abran la vía del aire. Así que mantenga abierta la vía del aire y observe, escuche y sienta si hay señas de respiración. Si la persona no comienza a respirar, empiece inmediatamente a darle respiración de boca a boca.

Paso 3: Comience a dar respiración de boca a boca.

- Apriétele la nariz a la víctima con el dedo pulgar y el índice. Con su otra mano, siga levantándole la barbilla hacia adelante para mantener abierta la vía del aire.

- Respire profundamente y ponga su boca sobre la boca de la víctima, de modo que la tape por completo. Vea el dibujo número 2.

- **En un bebé:** Tape la boquita y la naricita del bebé con su boca.

- Sóplele despacio en la boca hasta que el pecho se le levante. Dé aire como de 1½ a 2 segundos cada vez. Quite su boca de la boca de la víctima y respire profundamente entre cada soplido de boca a boca. Deje que el pecho de la víctima baje y sienta cómo sale el aire.

- Déle dos respiros completos y sienta si tiene pulso.

Paso 4: Revise si tiene pulso.

Encuentre en el cuello la arteria carótida:

235

• Encuentre primero la manzana o nuez de la garganta. Deslice el dedo medio y el índice a la ranura que queda junto a la manzana.

• Sienta si hay un pulso por 5 ó 10 segundos.

Si no hay pulso: comience las compresiones del pecho. Vea el paso 5.

Si hay pulso: siga dando respiración de boca a boca hasta que llegue la ayuda o la persona comience a respirar sola. Aunque la persona empiece a respirar otra vez, tendrá que ir a que la examine un profesional de la salud.

Dé la respiración de boca a boca así:

• Adultos y niños de 9 años o mayores: 1 respiro cada 5 segundos

• Niños de 1 a 8 años de edad: 1 respiro cada 4 segundos

• Bebés menores de 1 año: 1 respiro cada 3 segundos

Paso 5: Comience las compresiones del pecho.

• **Para adultos:** arrodíllese junto a la víctima. Con los dedos halle la punta del esternón, donde se juntan las costillas. Ponga dos dedos en la punta del esternón, y ponga la base de la palma de la otra mano arribita de esos dos dedos. Vea el dibujo 3.

• Coloque su otra mano encima de la que acaba de acomodar. No deje que sus dedos toquen el pecho de la persona ya que podrían dañarle las costillas. Vea el dibujo 4.

• Enderece sus brazos, trabe los codos y mantenga sus hombros directamente sobre sus manos. Vea el dibujo 5.

• Empuje hacia abajo a un ritmo regular. Use el peso de su cuerpo y man-

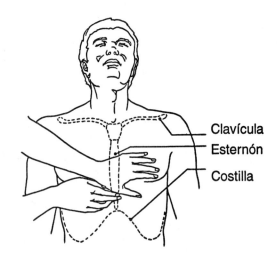

Clavícula
Esternón
Costilla

3. Dónde se halla el esternón

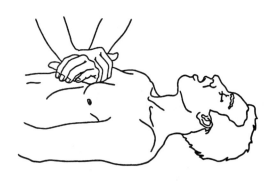

4. Posición de las manos para no dañar las costillas

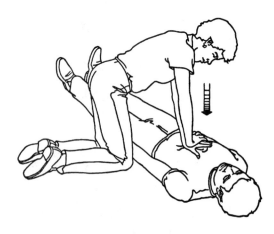

5. Mantenga los hombros sobre el esternón

tenga los brazos derechos. La fuerza de cada compresión debe caer directamente sobre el esternón, haciendo que se hunda de 1½ a 2 pulgadas (3 a 5 cm). Puede ayudarle el contar "uno y dos y tres y cuatro...", hasta empujar 15 veces. Empuje hacia abajo cada vez que diga un número. Entre cada compresión, quite el peso de su cuerpo, pero no mueva las manos del pecho de la víctima.

• Después de 15 compresiones, rápidamente incline la cabeza de la persona, levántele la barbilla y déle 2 respiros lentos y completos. Entre cada respiro, deténgase y respire usted profundamente.

• Repita 4 veces el ciclo de las 15 compresiones y 2 respiros. Búsquele el pulso de nuevo a la persona. Si todavía no tiene pulso, siga dándole respiración de boca a boca y haciéndole las compresiones del pecho hasta que llegue ayuda, o hasta que le regresen el pulso y la respiración.

Guía rápida para la RCP

	Adultos	Niños	Bebés
Si la persona tiene pulso, dele un respiro de rescate cada:	5 segundos	4 segundos	3 segundos
Si la persona no tiene pulso, encuentre el lugar donde se hacen las compresiones del pecho:	Coloque 2 dedos sobre el esternón, donde se juntan las costillas	Como en un adulto	A un dedo de ancho debajo del nivel de los pezones
Haga compresiones del pecho con:	2 manos una encima de la otra; la base de la palma de una mano sobre el esternón	La base de la palma de 1 mano sobre el esternón	2 ó 3 dedos sobre el esternón
Número de compresiones por minuto:	de 80 a 100	de 80 a 100	Por lo menos 100
Profundidad de la compresión:	1½ a 2" (3 a 5 cm)	1 to 1½" (2 a 3 cm)	½ to 1" (1 a 2 cm)
Proporción de compresiones por respiros:			
1 rescatador	15:2	5:1	5:1
2 rescatadores	5:1	5:1	5:1

Recomendaciones de la Asociación Americana del Corazón

- **Para un niño:** use la base de la palma de una sola mano y empuje con menos fuerza, de modo que el esternón sólo se hunda de 1 a 1½ pulgadas (2 a 3 cm).

- **Para un bebé:** ponga 2 dedos sobre el esternón, como a un dedo de ancho por debajo del nivel de los pezones. Empuje suavemente, de modo que el esternón sólo se hunda más o menos ½ pulgada (1 cm).

- **A los bebés y los niños:** hágales 5 compresiones del pecho y luego deles 1 respiración. Repita 4 veces y busque el pulso de nuevo. Si todavía no hay pulso, siga dando respiración de boca a boca y haciendo las compresiones del pecho hasta que llegue ayuda, o le regrese el pulso y la respiración al niño.

más, no es muy probable que el reinjerto tenga éxito.

- Limpie el diente y vuelva a colocarlo en su lugar (en el hueco de la encía), o entre la encía y la mejilla (tenga cuidado de no tragárselo). También puede poner el diente en un pequeño envase con leche, pero no lo ponga en agua de la llave.

Cuándo llamar a Kaiser Permanente

- Si se le cae un diente permanente.

- Si a su niño se le cae un diente de leche, haga una cita antes de que pasen dos semanas. Quizás sea necesario ponerle un aparatito que mantenga el espacio vacío, hasta que salga el diente permanente.

Pérdida accidental de un diente

Si se le cae un diente permanente por accidente, quizás un dentista se lo pueda volver a poner. Como los dientes de leche se tienen que caer de cualquier forma, por lo general no hay que preocuparse si uno se cae por un golpe u otro accidente.

Tratamiento en casa

- Llame de inmediato a su dentista para hacer una cita de emergencia. Un reinjerto es más efectivo si se hace durante los primeros 30 minutos después del accidente. En cambio, si se dejan pasar dos horas o

---

Mordidas de animales

Si lo muerde un animal, es probable que quiera saber si necesita vacunarse contra la rabia. Los animales salvajes que más transmiten la rabia son los mapaches, los zorrillos, los zorros y los murciélagos. Los perros y los gatos que han sido vacunados raramente tienen rabia. Pero muchos perros y gatos callejeros no están vacunados. La rabia es muy poco común, pero si no se trata, puede causar la muerte. El tratamiento no causa mucho dolor; es como cualquier otra inyección. Si a usted lo muerde un animal salvaje, avísele a su doctor o al departamento de salud de su condado.

Las mordidas que rompen la piel, a menudo causan infecciones bacterianas. Las mordidas de gatos y de gente tienen más probabilidad de infectarse. A la persona le puede dar tétano si sus vacunas no están al día. Vea la página 28.

Prevención

• Vacune a todas sus mascotas contra la rabia. No tenga animales salvajes de mascotas.

• No moleste a un animal cuando esté comiendo, aunque sea suyo.

• Enseñe a los niños a no acercarse a los perros y gatos callejeros, ni a jugar con ellos.

• No toque a los animales salvajes ni los provoque para que no lo ataquen. No toque a animales enfermos o heridos.

Tratamiento en casa

• Lave la mordida de inmediato con agua y jabón. Cúresela como si fuera una estacada o un pinchazo fuerte. Vea la página 263.

• Si lo muerde la mascota de alguien, averigüe si el animal ha sido vacunado contra la rabia.

• Si un animal sano muerde a alguien, hay que encerrarlo y vigilarlo durante 10 días para ver si le dan señas de rabia. Si usted no puede encontrar al dueño o no puede confiar en que observe al animal, llame a su departamento de salud local.

• Si lo muerde un animal salvaje, llame a su departamento de salud. Ellos le podrán informar si ese animal transmite la rabia en su área y si usted necesita tratamiento.

Cuándo llamar a Kaiser Permanente

• Si lo muerde un animal salvaje.

• Si lo muerde un perro o un gato que se está portando raro, está echando espuma por la boca o que lo atacó sin razón.

• Si lo muerde un animal cuyo dueño no puede asegurarle que el animal haya sido vacunado contra la rabia.

• Si la mordida es muy grave y quizás haya que coserla, o si la mordida fue en la mano o en la cara.

• Si le dan señas de infección:

  ◦ Dolor, enrojecimiento, hinchazón o sensibilidad que van aumentando

  ◦ Sensación de calor o rayitas rojas que se extienden de la mordida

  ◦ Sale pus de la mordida

  ◦ Fiebre de 100 grados o más, sin que haya otra causa

Sangre bajo una uña

Es común que uno se golpee o se machuque una uña. Por lo general estas heridas no son muy serias, pero si hay sangre bajo la uña, la presión puede causar mucho dolor.

El dolor sólo se puede aliviar haciendo un hoyito en la uña para que salga la sangre. Usted puede hacer esto en casa. Quizás le dé asco o nervios intentarlo, pero es lo mismo que haría un profesional.

Este remedio sólo funciona si el dolor es muy fuerte y palpitante (la persona puede sentir el pulso latiéndole bajo la uña), tanto así que no deja dormir a la persona.

Tratamiento en casa

• Póngase hielo tan pronto como pueda, para bajar la hinchazón y calmar el dolor.

• Para hacer un hoyito en la uña y aliviar la presión, siga estos pasos:

  ○ Enderece un clip o sujetapapeles y ponga la punta en la lumbre hasta que esté bien caliente y roja.

  ○ Ponga la punta del clip sobre la uña y deje que la derrita. No necesita empujar el clip. La persona no sentirá dolor porque la uña no tiene nervios. Si la uña es gruesa, puede requerir varios intentos.

  ○ En cuanto se abra el hoyito, la sangre saldrá por allí y se quitará el dolor.

• Remoje el dedo tres veces al día, en una mezcla de mitad de agua oxigenada y mitad de agua caliente.

• Si a los pocos días siente presión otra vez, vuelva a abrir el hoyito en el mismo lugar.

Cuándo llamar a Kaiser Permanente

• Si la persona no deja que le agujere la uña.

• Si aparecen señas de infección después de dos o tres días:

  ○ Dolor, hinchazón, enrojecimiento o sensibilidad que van aumentando

  ○ Sensación de calor y rayitas rojas que se extienden del área

  ○ Pus

  ○ Fiebre de 100 grados o más, sin que haya otra causa

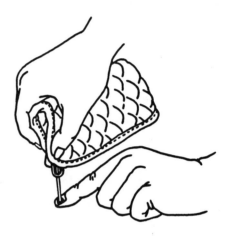

Alivie la presión haciendo un hollito en la uña

Contusiones abdominales

Las contusiones causadas por un golpe en el estómago pueden lastimar mucho la pared del abdomen y hacer que sangren los órganos internos. Con frecuencia, estas contusiones se deben a puñetazos, a accidentes en automóviles, bicicletas, o toboganes, o a accidentes que suceden esquiando. En este tipo de accidentes, la persona se golpea contra un objeto o cae contra el suelo.

Las señas de este tipo de lesiones son parecidas a las del choque o conmoción: pulso rápido, presión baja de la sangre y piel fría y húmeda. El abdomen se puede poner tieso o sensible. El herido puede estar confundido y no poder recordar o explicar lo que le pasó.

Tratamiento en casa

- Observe el pulso, la presión de la sangre y la respiración del herido. Un pulso rápido y débil, una presión sanguínea que va bajando o una respiración muy rápida o muy lenta puede ser seña de una hemorragia interna. Si aparecen estas señas, llame al 911 o lleve al herido a la sala de emergencia.

- Acueste al herido con los pies más altos que el corazón. Aflójele la ropa y tápelo con una cobija para que no le dé frío. No le dé nada de comer ni de beber aunque tenga sed.

- Esté pendiente de las señas de choque: desmayo, debilidad, sueño o confusión; sudores y piel fría y húmeda.

Cuándo llamar a Kaiser Permanente

Llame al 911 o lleve al herido a la sala de emergencia:

- Si aparecen señas de choque, hasta 48 horas después de una contusión en la barriga (vea el principio de esta sección y la página 265).

- Si después de un golpe en el abdomen hay una hemorragia del recto, la uretra (el tubo de la orina) o la vagina.

- Si el golpe causa náusea, vómito, acidez (agruras) o pérdida del apetito.

- Si la barriga se pone hinchada y dura, o si la persona siente mucho dolor si le empujan la barriga.

- Si le preocupa cualquiera de los síntomas que observe.

Moretones

Los moretones por lo general se deben a golpes o caídas que rompen pequeños vasos sanguíneos bajo la piel. La sangre llega a los tejidos que rodean el área del golpe. Esto es lo que hace que el área se ponga morada.

A las personas que toman aspirinas o medicinas que evitan que se formen coágulos en la sangre, se les pueden hacer moretones fácilmente. A veces, los moretones también salen después de sacarle sangre a una persona.

Un ojo moro es un tipo de moretón. Use el tratamiento en casa para moretones y revise el ojo.

Tratamiento en casa

- Durante las primeras 48 horas, póngase hielo o una compresa fría, por 15 minutos a la vez, para ayudar a que los vasos sanguíneos se encojan y la hinchazón baje. Mientras más pronto ponga el hielo, menos sangrado habrá.

- Si puede, ponga en alto el área golpeada. Así la sangre se irá de esa área y habrá menos hinchazón.

- Descanse la parte que se haya lastimado para no dañarla aún más.

- Si el moretón todavía le duele después de 48 horas, póngase toallas calientes, un cojín eléctrico o algo parecido.

Cuándo llamar a Kaiser Permanente

- Si aparecen señas de infección:

  ○ Dolor, hinchazón, enrojecimiento o sensibilidad que van aumentando

  ○ Sensación de calor y rayitas rojas que se extienden del área

  ○ Pus

  ○ Fiebre de 100 grados o más, sin que haya otra causa

- Si un golpe en el ojo causa:

  ○ Mucho sangrado en la parte blanca del ojo, o sangre en la parte de color del ojo (iris).

  ○ Problemas de la vista o vista doble.

  ○ Incapacidad de mover el ojo normalmente en todas direcciones.

  ○ Dolor agudo en el ojo mismo en vez de en la cavidad o cuenca del ojo.

- Si de repente le empiezan a salir moretones fácilmente, o si le salen bastantes moretones o tiene moretones que le vuelven, sin que usted sepa por qué.

Quemaduras

Las quemaduras pueden ser de primer, segundo o tercer grado, dependiendo de qué tan hondas sean, no de cuánto dolor causen ni de qué tan extensas sean. Una quemadura de primer grado sólo afecta la capa de afuera de la piel. La piel se pone seca, adolorida y sensible. Un ejemplo es una quemadura de sol leve.

Una quemadura de segundo grado afecta varias capas de la piel. La piel se hincha, lagrimea o se ampolla.

Una quemadura de tercer grado afecta todas las capas de la piel y también los tejidos y órganos que se encuentren debajo de allí. La piel se pone seca, de color blanco pálido o negra como carbón, se hincha y a veces se abre. Los nervios quedan dañados o mueren. Por eso, puede que la persona tenga poco dolor, excepto en los bordes donde la quemadura sea de segundo grado.

Prevención

- Instale detectores de humo en cada piso de su hogar. Revise y cambie regularmente las pilas (baterías).

- Tenga un extinguidor de incendios cerca de la cocina. Revíselo una vez al año.

- Ajuste la temperatura del calentador de agua a 120 grados Farenheit o menos, para evitar quemaduras.

- No fume en la cama.

Si sus ropas se empiezan a quemar:

• No corra porque avivará las llamas. Tírese en el suelo y ruede para apagar las llamas.

• Apague las llamas con una cobija, una alfombra o un abrigo.

• Use agua para apagar el fuego y enfriar la piel.

Para evitar quemaduras en la cocina:

• Tenga cuidado al preparar comidas calientes.

• Cuando ponga ollas y sartenes sobre la estufa, voltéeles los mangos hacia atrás.

• Si se enciende la grasa o lo que esté cocinando, tápelo con una tapa o una olla para ahogar el fuego. No le eche agua a la grasa ardiente.

• Vigile cuidadosamente a los niños.

Tratamiento en casa

• Para el tratamiento en casa de quemaduras de sol, vea la página 168.

• Deje que caiga agua fría de la llave sobre la quemadura, por 10 ó 15 minutos. El agua fría es el mejor tratamiento inmediato para las quemaduras leves. El frío baja la temperatura de la piel y hace que la quemadura sea menos grave. No use hielo porque puede dañar la piel lesionada aún más.

• Quite de la parte quemada cosas como anillos, pulseras, relojes o zapatos. Si la parte quemada se hincha, será más difícil quitar estas cosas después.

Para las quemaduras de primer grado y de segundo grado con ampollas que no han reventado:

• No toque la quemadura por 24 horas. No la cubra a menos que le roce la ropa. De ser así, cubra la quemadura con una gasa. Pegue la tela adhesiva para detener la gasa lejos de la quemadura. No rodee una mano, un brazo o una pierna con tela adhesiva. Cambie la gasa en 24 horas y luego cada dos días.

• Después de que una quemadura leve sane por dos o tres días, le puede poner jugo de zábila (áloe) para ayudar a que se alivie.

• No le ponga pomada, mantequilla, grasa, aceite o ungüento a una quemadura. Estas cosas aumentan el riesgo de infección y no ayudan a que la quemadura sane.

• En las quemaduras de segundo grado, no reviente las ampollas. Si las ampollas se revientan, limpie el área dejando que le caiga agua de la llave. Póngale a la quemadura una pomada antibiótica, como Polysporin o Bacitracin y cúbrala con una gasa estéril. No toque la herida con las manos ni con objetos que no estén esterilizados. Cambie la gasa todos los días, limpie la quemadura y cúbrala otra vez.

• La aspirina o el ibuprofen pueden ayudar a calmar el dolor de las quemaduras leves.

Las quemaduras de tercer grado necesitan atención médica de inmediato. Llame a un profesional de la salud y haga en casa lo siguiente:

- Asegúrese de que el fuego que haya causado la quemadura ya esté apagado.

- Acueste a la persona para que no le dé choque.

- Cubra el área quemada con una sábana limpia, remojada en agua fresca.

- No le ponga ninguna pomada o medicamento a la quemadura.

Cuándo llamar a Kaiser Permanente

- Para todas las quemaduras de tercer grado.

- Si tiene cualquier duda acerca del alcance de la quemadura, o si no está seguro si es una quemadura de segundo o tercer grado.

- Si una quemadura de segundo grado afecta la cara, las manos, los pies, los órganos sexuales o una coyuntura.

- Si una quemadura rodea un brazo o una pierna, o si cubre más de un cuarto de la parte afectada del cuerpo.

- Las quemaduras eléctricas muchas veces son más extensas de lo que parecen. Un doctor las debe examinar.

- Si el dolor dura más de 48 horas.

- Si aparecen señas de infección:

  ○ Dolor, hinchazón, enrojecimiento o sensibilidad que van aumentando

  ○ Sensación de calor y rayitas rojas que se extienden del área

  ○ Pus

○ Fiebre de 100 grados o más, sin que haya otra causa

- Si se quema un bebé, una persona mayor o una persona que tiene diabetes.

Quemaduras del ojo con productos químicos

Esta clase de quemaduras ocurren cuando le entra al ojo un ácido u otra sustancia química, como un producto de limpieza, gasolina o aguarrás (trementina). Los vapores de los productos químicos fuertes también pueden quemar o irritar los ojos. El ojo se pone rojo, lagrimea y puede estar sensible a la luz. Si hay mucho daño, el ojo se ve blancuzco.

Tratamiento en casa

- Enjuáguese inmediatamente el ojo con agua para sacarle el producto químico. Llene un lavamanos o una olla grande con agua, meta la cara en el agua y abra y cierre los ojos para hacer que el agua llegue a todas las partes del ojo. Quizás sea necesario mover los párpados con los dedos. Otro método es poner la cara bajo una llave de agua o una regadera prendida.

- Enjuague el ojo durante 15 ó 20 minutos. Si todavía le duele el ojo, siga enjuagándolo hasta que se le quite el dolor.

- Después cúbrase el ojo con un vendaje o una tela limpia.

Cuándo llamar a Kaiser Permanente

• Enjuague el ojo y vaya de inmediato a la sala de emergencia si le ha entrado al ojo un ácido fuerte, como el ácido de batería, o una sustancia corrosiva, como lejía o Drano (limpiador de tuberías).

• Si le entra algún producto químico en el ojo y tiene que enjuagarlo.

• Si el ojo todavía le duele después de 20 minutos de tratamiento en casa.

• Si el ojo parece estar dañado. Algunas de las señas son:

  ◦ Enrojecimiento que no se quita

  ◦ Desecho o lagrimeo

  ◦ Cualquier problema de la vista, como visión doble o borrosa, o sensibilidad a la luz

  ◦ Si la parte de color del ojo (iris) se ve blancuzca

Dolor en el pecho

LLAME INMEDIATAMENTE AL 911 U OTROS SERVICIOS DE EMERGENCIA si siente como que el dolor le aplastara o le apretara el pecho, si el dolor va empeorando o si le da con cualquiera de estas señas de un ataque al corazón:

• Sudores

• Respiración corta

• Dolor que se extiende al hombro, al cuello, al brazo o a la quijada

• Náusea o vómito

• Mareos

• Pulso rápido o irregular

Para resucitación cardiopulmonar (RCP), vea en la página 234.

Para mayor información sobre el dolor en el pecho, vea la página 109.

Atragantamiento

Generalmente una persona se atraganta cuando se le atora un pedazo de comida u otra cosa en las vías respiratorias. La técnica descrita en la página 246, (llamada maniobra de Heimlich), puede ayudarle a botar lo que la persona tenga atorado.

Una persona que se está atragantando no puede toser, hablar ni respirar, y puede ponerse azul o negruzca.

Prevención

• No tome mucho alcohol antes de comer. Una persona con los sentidos entorpecidos tal vez no mastique bien o trate de tragarse pedazos muy grandes de comida.

• Tome bocados pequeños. Corte la carne en trozos pequeños. Mastique bien la comida.

• No les dé a los niños menores de tres años palomitas de maíz, cacahuates (maní) o caramelos duros. Vigile a los niños más grandes cuando coman estos alimentos.

• No deje que los niños menores de tres años jueguen con juguetes que tengan partes muy pequeñas, que ellos puedan tragarse (más chicas que una fresa).

Cuándo llamar a Kaiser Permanente

- Si la persona pierde el conocimiento. Llame al 911 y trate de darle respiración de boca a boca. Vea la página 234.

- Llame aunque saque lo que la persona haya tenido atorado. Puede que el objeto atorado haya dañado la garganta o que la técnica de rescate haya lastimado la barriga.

Técnica para rescatar a una persona que se está atragantando (Maniobra de Heimlich)

ADVERTENCIA: No use esta técnica de rescate a menos que la persona *no pueda respirar* o se esté poniendo azul, no pueda hablar y usted esté *seguro* de que la persona se está atragantando. Vea también Atragantamiento en la página 245. **LLAME AL 911 O A LOS SERVICIOS DE EMERGENCIA si la persona pierde el conocimiento o si usted no logra sacar el objeto.**

Adultos y niños de más de un año

Si la persona está parada o sentada:

- Párese detrás de la persona y abrácela por la cintura.

- Haga un puño con una mano. Ponga el lado del pulgar de su puño contra la barriga de la persona, arribita del ombligo, pero bastante abajo del esternón. Vea el dibujo A.

- Agarre su puño con la otra mano. Entonces, dé un empujón repentino y hacia arriba en la barriga. Esto puede hacer que salga el objeto que estaba atorado. Use menos fuerza con los niños pequeños. Vea el dibujo B.

- Repita esto hasta que el objeto salga o hasta que la persona pierda el conocimiento.

- Si usted se atraganta cuando esté solo, dese los empujones en la barriga usted mismo, o agáchese con fuerza sobre el respaldo de una silla para botar lo que traiga atorado.

Si la persona está en el piso:

- Voltéela boca arriba.

- Arrodíllese encima de la persona con sus rodillas a cada lado de las caderas de ella.

- Coloque la base de la palma de una mano contra la barriga de la persona, justo arriba del ombligo, pero bastante abajo del esternón. Ponga su otra mano directamente sobre la primera. Vea el dibujo C.

- Déle un empujón repentino y hacia arriba a la persona en la barriga. Esto puede hacer que salga el objeto atorado. Use menos fuerza con los niños pequeños. Repita hasta que el objeto salga.

Bebé menor de un año

- Sostenga al bebé como se muestra en el dibujo D.

- Con la base de la palma de una mano dele un golpe no demasiado fuerte al bebé entre las escápulas de los hombros. Repita cuatro veces.

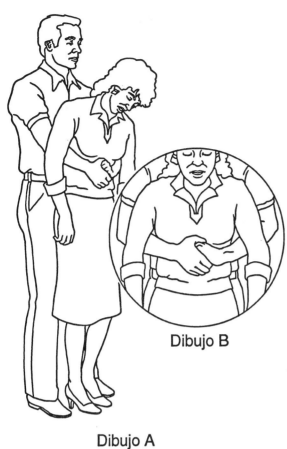

Dibujo B

Dibujo A

• Si los golpecitos en la espalda no dan resultado, sosténgale la cabecita al bebé y atraviéselo sobre una de sus piernas. El bebé debe estar todavía boca abajo.

• Ponga dos o tres dedos abajito del nivel de los pezones y déle al bebé hasta cuatro empujones hacia arriba, hasta que el objeto salga.

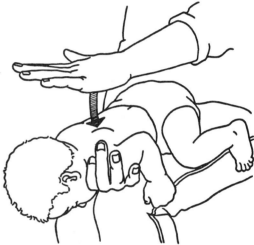

Dibujo D

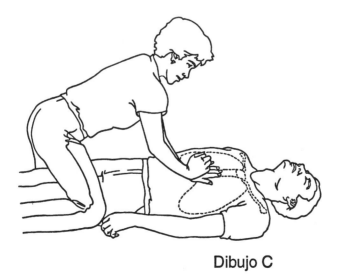

Dibujo C

Cortadas

Cuando hay una cortada, lo primero que hay que hacer es parar la hemorragia y determinar si la herida va a necesitar puntos.

Si la cortada está sangrando mucho o está botando sangre a chorros, vea "Cómo controlar una hemorragia fuerte" en la página 249.

El sangrado de las cortadas pequeñas generalmente se detiene solo o poniéndole un poco de presión a la herida. Para determinar si se necesita coser la herida, vea "¿Se necesitan puntos?" en la página 250. Si es necesario coser la cortada, siga los pasos del tratamiento en casa y luego consiga atención médica lo más pronto posible (no deje pasar más de ocho horas).

Si no es necesario coser la cortada, usted la puede limpiar y cubrir con una gasa o un parche en casa.

Tratamiento en casa

• Lave bien la cortada con agua y jabón. Cure una mordida de animal como si fuera una estacada o un pinchazo fuerte. Vea la página 263.

• Si hay sangrado, contrólelo poniendo presión directa sobre la herida, durante 10 ó 15 minutos.

• Deje las cortadas pequeñas al descubierto, a menos que se puedan irritar. Las cortadas sanan mejor cuando les da el aire.

• Si necesita cubrir una cortada, póngale primero una pomada antibiótica (Polysporin o Bacitracin). La pomada evitará que la cortada se pegue a la gasa o parche. No use alcohol, agua oxigenada, yodo ni mercurocromo. Estas sustancias pueden dañar el tejido y hacer que la cortada sane más despacio.

• Use una curita (Band-Aid) para seguir haciendo presión. Siempre colóquela de modo que cruce la cortada, a lo ancho y no a lo largo. Un parche de tipo mariposa (hecho en casa o comprado) puede ayudarle a mantener cerrada una cortada:

○ Corte una tira de tela adhesiva de una pulgada de ancho. Dóblela con la parte engomada hacia afuera. Córtela como se muestra en el dibujo A.

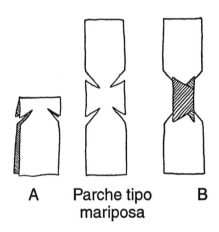

A   Parche tipo mariposa   B

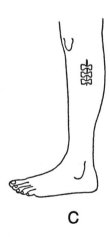

C

Cómo controlar una hemorragia fuerte

- Acueste a la persona y levántele la parte que le esté sangrando.

- Quite cualquier objeto que se vea en la herida. No trate de limpiar la herida.

- Presione firmemente la herida con un trapo limpio o con el material más limpio que tenga. Si los bordes de la herida están muy abiertos, júntelos. Si hay un objeto en la herida, ponga presión alrededor de la herida y no directamente sobre ella.

- Haga presión constante por 15 minutos. Si la sangre empapa el trapo, ponga otro encima sin levantar el primero. Siga haciendo presión.

- Si la presión directa no disminuye o para el sangrado en 15 minutos, apriete firmemente un punto de presión entre la herida y el corazón (vea el dibujo de abajo). La presión constante de este tipo puede parar la hemorragia con menos riesgo que un torniquete. Los torniquetes *sólo* se deben usar como un último recurso.

- Esté pendiente de señas de choque o conmoción. Vea la página 265.

- Llame al 911 o vaya a la sala de emergencia si no ha logrado controlar la hemorragia después de 15 minutos de intentarlo.

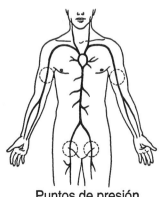

Puntos de presión

○ Desdoble la tela. Luego doble las partes cortadas con el engomado hacia adentro, como se muestra en el dibujo B. El centro de la tela adhesiva no estará pegajoso. Mantenga limpia la parte que quedará sobre la cortada.

○ Pegue una punta de la tela en la piel y luego jale la otra punta para cerrar bien la herida, como se muestra en el dibujo C.

○ Use más de un parche de mariposa si la cortada es larga.

- Cambie un parche por lo menos una vez al día, o cuando se moje. Siempre que sea posible, deje la cortada destapada.

Cuándo llamar a Kaiser Permanente

- Si la cortada necesita coserse. Hay que poner los puntos antes de que pasen ocho horas.

- Si una cortada sigue sangrando a través del parche después de ponerle 15 minutos de presión directa.

- Si la persona entra en estado de choque, aunque ya haya parado la hemorragia. Vea Choque en la página 265.

- Si sale sangre o un líquido claro de los oídos o la nariz después de un golpe en la cabeza (no como resultado de una cortada o un golpe directo en la nariz).

- Si la persona tiene entumecimiento, hormigueo o pérdida de sensación, o si no puede mover la parte afectada por debajo de la herida (por ejemplo, una mano o un pie).

¿Se necesitan puntos?

Los puntos dan mejor resultado si se ponen en menos de ocho horas después de que suceda la herida. Primero hay que lavar bien la cortada y detener el sangrado. Luego se puede decidir si se necesitan puntos. Junte los lados de la cortada. Si ésta se ve mejor, quizás convenga coserla. De ser así, no le ponga pomada antibiótica a la herida hasta que la revise un profesional de la salud.

Los puntos se pueden necesitar para:

- Cortadas profundas (más de ¼ de pulgada o ½ cm de hondo) que tienen bordes rasgados o que no cierran bien.
- Cortadas profundas en una coyuntura: un codo, un nudillo o una rodilla.
- Cortadas profundas de la mano o los dedos, del lado de la palma.
- Cortadas en la cara, los párpados o los labios.
- Cortadas en áreas en que no quiera tener cicatrices, sobre todo en la cara.
- Cortadas que llegan hasta un músculo o un hueso.
- Cortadas que siguen sangrando después de ponerles 15 minutos de presión directa.

Estas clases de cortadas generalmente hacen menos cicatrices si se les ponen puntos.

Los puntos quizás no se necesiten para:

- Cortadas con bordes lisos que casi no se abran cuando la persona mueva la parte afectada del cuerpo.
- Cortadas de menos de ¼ de pulgada (½ cm) de profundidad y de menos de una pulgada (como 2 cm) de largo.

- Si sus vacunas contra el tétano no están al día. Vea la página 28.
- Si hay o pudiera haber en la herida un objeto, como un pedacito de madera o una piedrita.
- Si aparecen señas de infección:
  - Dolor, hinchazón o sensibilidad que van aumentando
  - Enrojecimiento y sensación de calor, o rayitas rojas que se extienden de la cortada
  - Pus que sale de la herida
  - Fiebre de 100 grados o más, sin que haya otra causa

Cómo quitar un anzuelo

En la pesca, como en cualquier otro deporte, puede haber accidentes. A veces, los pescadores se clavan los anzuelos en los dedos. Es útil saber cómo sacarse un anzuelo (o sacárselo a otra persona), especialmente si uno está lejos de un centro médico.

Tratamiento en el campo

Saque el anzuelo siguiendo estos pasos:

- Para entumir el área por un rato, póngale hielo, agua muy fría o mucha presión.
- Paso A: Amarre un pedazo de hilo de pescar al anzuelo, cerca de la piel.
- Paso B: Agarre el ojo del anzuelo con una mano y empújelo hacia

abajo, como 1/8 de pulgada (1/3 cm) para que se suelte el gancho (o lengüeta).

- Paso C: Sin dejar de empujar el anzuelo (para que el gancho siga suelto), tire del hilo de pescar en línea paralela a la piel.

- Si el anzuelo está muy metido, otra opción es empujar completamente el anzuelo hasta que el gancho salga a través de la piel. Entonces corte el gancho y saque el resto del anzuelo.

- Lave bien la herida. Use jabón, si lo tiene. Cure la herida como si fuera una estacada. Vea la página 263.

- No trate de sacar un anzuelo del ojo de una persona.

Paso A

Paso B

Paso C

Cuándo llamar a Kaiser Permanente

- Si no puede sacar el anzuelo.

- Si sus vacunas de tétano no están al día. Vea la página 28.

- Si el anzuelo está en el ojo de la persona.

- Si aparecen señas de infección:

  ○ Dolor, hinchazón, enrojecimiento o sensibilidad que van aumentando

  ○ Sensación de calor y rayitas rojas que se extienden del área

  ○ Pus

  ○ Fiebre de 100 grados o más, sin que haya otra causa

Qué hacer si una parte del cuerpo se le atora en algo

A veces, los dedos, los brazos o las piernas se pueden atorar en algún objeto como una botella, un frasco o un tubo. Mantenga la calma; el pánico sólo empeorará la situación.

Tratamiento en casa

- No trate de sacar la parte atorada a la fuerza. Sólo hará que se hinche y así será más difícil sacarla.

- Trate de relajar la parte atorada. A veces esto es todo lo que se necesita para desatorarla.

- Si puede, ponga la parte en alto.

- Ponga hielo en el área que pueda alcanzar. Si hay hinchazón, puede

Preparación y respuesta para un terremoto o desastre

Prepárese para los terremotos, incendios, huracanes y tornados:

- Aprenda a apagar la electricidad y cerrar las llaves del gas y del agua.

- Fije y asegure los estantes y los objetos pesados (libreros, calentadores de agua, etc.) que pudieran lastimar a alguien al caerse.

- Tenga listas provisiones de emergencia que le alcancen por lo menos para 3 días (reemplace regularmente las provisiones):
  - De dos a cuatro litros de agua por día para cada persona
  - Un botiquín de primeros auxilios
  - Comida seca o enlatada que no se eche a perder, y un abrelatas
  - Cobijas y sacos de dormir
  - Bolsas de plástico para guardar basura
  - Un radio pequeño con pilas (baterías)

- Siempre tenga a la mano un abasto de sus medicinas necesarias como para una semana o más.

- Póngase de acuerdo con su familia sobre qué hacer si alguien no puede llegar a casa.

Durante un desastre:

- Mantenga la calma. Fíjese si alguien está herido y atiéndalo.

- Revise si hay incendios o una fuga de gas o de agua. Si sospecha que hay una fuga de gas, cierre las llaves del gas.

- Escuche los informes de emergencia que den por la radio.

que el hielo la baje y quizás así sea posible sacar la parte que tenga atorada.

- Si el hielo no da resultado, use agua jabonosa o aceite de cocinar. Voltee la parte atorada (o el objeto en que esté atorada) como para "desatornillarla" en vez de jalarla directamente.

Congelación

Cuando una persona pasa demasiado tiempo en el frío sin protegerse bien, la piel o la carne bajo la piel se le pueden congelar.

La piel congelada se ve pálida o azulosa, se pone tiesa o como hule, y se siente fría y entumida. Puede que la persona no pueda mover o usar el área congelada como de costumbre. Hay tres grados de congelación:

Primer grado: La piel se pone blanca y entumida. Si se vuelve a calentar pronto, es poco probable que le salgan ampollas.

Segundo grado: Por afuera, la piel se siente dura y congelada, pero el tejido bajo la piel todavía está blando, como siempre. Es probable que se formen ampollas.

Tercer grado: La piel se ve blanca o manchada y azulosa. Tanto la piel como el tejido bajo la piel se ponen duros y muy fríos.

Prevención

Cuando haga muchísimo frío, cuídese de no mojarse y quítese del viento.

Cúbrase cualquier parte de la piel que tenga destapada. No deje que le baje la temperatura interior del cuerpo:

• Póngase varias capas de ropa. La lana y el polipropileno son buenos para aislar el frío. Por afuera, póngase ropas que no dejen pasar el viento ni el agua. También use calcetines de lana y botas impermeables que le queden bien.

• Póngase un sombrero o un gorro para que no pierda calor por la cabeza. Póngase mitones (guantes sin separaciones para los dedos, excepto para el pulgar) en vez de guantes normales.

• Guarde ropa protectora y cobijas en su automóvil, en caso de que tenga una avería o un accidente en una región aislada.

• No tome alcohol ni fume cuando esté afuera en un clima muy frío.

Tratamiento en casa

• Pase adentro o resguárdese del viento.

• Revise si la persona tiene señas de hipotermia (vea la página 257) y trátela antes de atender la piel congelada.

• No caliente la parte congelada si es posible que se vuelva a congelar. Espere hasta que esté en un lugar seguro.

• Caliente áreas pequeñas (como las orejas, la cara, la nariz y los dedos) con el aliento o meta las manos o los pies bajo ropa caliente, junto a la piel. Asegúrese de no volver a sacar al frío esa parte del cuerpo. Si es

posible, ponga la parte congelada en agua caliente (de 104 a 108 grados) durante 15 a 30 minutos.

• No frote ni sobe el área congelada, porque podría dañar aún más los tejidos lesionados. Si es posible, evite caminar con los pies congelados.

• Mantenga caliente y en alto la parte congelada. Envuélvala en cobijas o una tela suave para evitar que se magulle.

• A medida que la piel se caliente, tal vez le salgan ampollas. No las reviente. Puede que la piel se ponga roja, arda, cosquillee o esté muy adolorida. La aspirina o el acetaminofeno le pueden ayudar.

Cuándo llamar a Kaiser Permanente

• Inmediatamente si la piel se pone blanca o azul, dura y fría (congelación de tercer grado). Hay que recalentar las áreas congeladas con cuidado y dar antibióticos para evitar infecciones y daño permanente de los tejidos.

• Si aparecen ampollas cuando la piel se vuelve a calentar (congelación de segundo y tercer grado). No reviente las ampollas ya que habrá un gran riesgo de infección en esa área

• Si aparecen señas de infección:

  ○ Dolor, hinchazón, enrojecimiento o sensibilidad que van aumentando

  ○ Sensación de calor y rayitas rojas que se extienden del área

  ○ Pus

  ○ Fiebre de 100 grados o más, sin que haya otra causa

Golpes o heridas en la cabeza

La mayoría de los golpes en la cabeza son leves y sanan tan fácilmente como los golpes en otras partes del cuerpo. Muchas veces, las cortadas en la cabeza sangran mucho porque los vasos sanguíneos del cuero cabelludo están cerca de la superficie. Este sangrado puede ser alarmante, pero no siempre indica que la herida sea grave.

Sin embargo, los golpes o heridas en la cabeza que no causan sangrado por fuera, pueden haber causado hemorragias e hinchazón por dentro. Este tipo de heridas pueden causar la muerte. Cualquier persona que se haya golpeado la cabeza debe ser vigilada cuidadosamente por 24 horas para ver si muestra señas de una lesión grave.

Prevención

• Use su cinturón de seguridad cuando viaje en auto u otro vehículo. Para los niños, use asientos de seguridad.

• Use un casco cuando ande en bicicleta o motocicleta y cuando patine.

• No se eche clavados en aguas poco profundas o aguas que no conozca.

Tratamiento en casa

• Si el herido está inconsciente, asegúrese de que no se haya dañado la espina o columna antes de moverlo (vea la página 265). Revise si tiene otras lesiones.

• Si está sangrando, ponga presión firme directamente sobre la herida con una venda o un trapo limpio,

---

Cinturones y asientos de seguridad en automóviles

Los cinturones de seguridad salvan vidas y evitan lesiones. Nadie tiene suficiente fuerza para detenerse en un choque repentino, ni siquiera a velocidades muy bajas. Los cinturones de seguridad reducen el riesgo de lastimarse gravemente y de morir.

• Póngase su cinturón de seguridad cada vez que esté en un auto. Mantenga el cinturón bien ajustado. Siempre use tanto el cinturón del regazo como el de los hombros.

• Hay que usar cinturones de seguridad aunque un auto tenga también bolsas de aire de seguridad. Estas bolsas salen del volante o del tablero del auto y se inflan en caso de un choque repentino. Protegen muy bien a los pasajeros que van adelante, pero de cualquier modo hay que usar los cinturones de seguridad.

• Los bebés y los niños menores de cuatro años y los que pesan menos de 40 libras (18 kilos) deben usar asientos de seguridad. Vea la página 174.

---

durante 15 minutos. Si la sangre empapa el trapo o vendaje, coloque otros encima del primero. Vea la página 249.

• Ponga hielo o compresas frías para bajar la hinchazón. Lo más probable es que de todas maneras salga un chichón, pero el hielo ayudará a calmar el dolor.

- Esté pendiente de estas señas de una lesión grave en la cabeza, inmediatamente después de que la persona se golpee y cada dos horas en las próximas 24 horas:

  ○ Confusión. Pregúntele a la persona su nombre, dirección, edad, la fecha, etc.

  ○ Incapacidad para mover los brazos y las piernas de un lado del cuerpo, o movimiento más lento de un lado del cuerpo que del otro.

  ○ Desgano, sueño más profundo de lo normal o dificultades para despertar.

  ○ Vómitos que no se quitan después de las primeras dos horas.

- Siga observando a la persona cada dos horas durante la noche. Despiértela y revise si tiene algún síntoma inusual. Llame al 911 o vaya a la sala de emergencia inmediatamente si no la puede despertar o si la persona tiene cualquiera de las señas que acabamos de describir.

- Revise si la persona se lastimó cualquier otra parte del cuerpo, sobre todo si ella se cayó. La preocupación por el golpe en la cabeza puede hacer que no se fije en otras lesiones que quizás también necesiten atención.

Cuándo llamar a Kaiser Permanente

- Si no puede parar el sangrado o si la herida necesita coserse. Vea la página 250.

- Si la persona pierde el conocimiento en cualquier momento después de la lesión.

- Si después del golpe en la cabeza, sale sangre o un líquido claro de los oídos o de la nariz (no como resultado de una herida o un golpe directo en la nariz).

- Si, después de los primeros minutos, la persona está confundida o tiene cualquier pérdida de la memoria.

- Si después del primer minuto, la persona tiene vista doble o dificultades para hablar.

- Si le da un dolor de cabeza muy fuerte: "El peor dolor de cabeza que he tenido en mi vida".

- Si le dan ataques o convulsiones.

- Si un lado del cuerpo se pone débil o entumecido.

- Si tiene vómitos después de las primeras dos horas, o vómitos fuertes después de los primeros 15 minutos. Generalmente no hay de qué preocuparse si al principio tiene un poco de náusea o vómitos.

Agotamiento por calor e insolación

El agotamiento por calor (golpe de calor) da cuando el cuerpo no puede sudar lo suficiente para refrescarse. Generalmente ocurre al trabajar o hacer ejercicio cuando hace mucho calor. Las señas incluyen:

- Cansancio, debilidad, mareos o náusea

- Piel fresca, húmeda, pálida, roja o sonrojada

A veces el agotamiento por calor se convierte en insolación. Ésta requiere de tratamiento de emergencia. La insolación sucede cuando el cuerpo deja de sudar, pero la temperatura del cuerpo sigue subiendo, con frecuencia hasta 105 grados o más. Las señas incluyen:

- Confusión, delirio o desvarío, o pérdida del conocimiento

- Piel caliente, seca, enrojecida o sonrojada, hasta en las axilas (arcas)

Prevención

- No haga ejercicio o trabajo pesado al aire libre durante las horas más calurosas del día.

- Use ropa suelta y de colores claros para reflejar el sol.

- Evite cambios repentinos de temperatura. Si un automóvil está muy caliente, airéelo antes de entrar en él.

- Si usted toma una medicina para no retener agua (un diurético como Lasix), pregúntele a su doctor si puede tomar una dosis menor durante la temporada de calor.

- Tome de 8 a 10 vasos de agua al día. Tome aún más agua si trabaja o hace ejercicio en el calor.

- Si hace ejercicio pesado cuando hace mucho calor, tome más líquido del que necesite para quitarse la sed. Por ejemplo, los corredores deben de tomar un vaso de agua de 10 a 15 minutos antes de correr y otro vaso de agua más o menos cada dos millas.

Tratamiento en casa

- Quítese del sol y váyase a un lugar fresco. Tome mucha agua fresca, a traguitos. Si tiene náusea o mareos, recuéstese.

- Báñese el cuerpo con una esponja mojada en agua fresca.

- Si la temperatura del cuerpo llega a 105 grados, es preciso bajarla de inmediato. Ponga trapos fríos y mojados por todo el cuerpo. Quizás sea necesario bañarse en agua fresca.

- Si logra bajar la temperatura a 102 grados, tenga cuidado de no enfriarse demasiado.

Cuándo llamar a Kaiser Permanente

- Llame al 911 o vaya a la sala de emergencia si aparecen señas de insolación. Tome pasos para bajar la temperatura del cuerpo y busque ayuda inmediata si:

  o La piel está seca (hasta en las axilas) y está muy roja o sonrojada.

  o La temperatura del cuerpo llega a 104 grados y sigue subiendo.

  o La persona está delirante (desvaría), confundida o inconsciente.

Hiperventilación ("susto" con resuello fuerte)

La hiperventilación sucede cuando uno respira rápida y profundamente.

Los síntomas que pueden dar con la hiperventilación incluyen:

- Entumecimiento u hormigueo en las manos, los pies o alrededor de la boca

- Latidos del corazón fuertes y rápidos y ansiedad

- Sensación de no poder tomar suficiente aire

- Mareos

- Dolor en el pecho

En casos fuertes, la persona puede perder el conocimiento.

Prevención

Si usted alguna vez ha hiperventilado:

- Pídale a las personas a su alrededor que le avisen si usted empieza a respirar muy rápido.

- Tan pronto como sienta que está respirando muy rápido o note otras señas de hiperventilación, empiece a respirar más despacio. Tome aire como cada cinco segundos, o lo suficiente para que se le quiten las molestias.

Tratamiento en casa

- Siéntese y haga todo lo posible por respirar más despacio.

- Use una técnica de relajación. Vea la página 286.

- Póngase una bolsa de papel sobre la nariz y la boca, y respire así por ratos cortos durante 5 a 15 minutos.

Cuándo llamar a Kaiser Permanente

- Si la hiperventilación le da a una persona que no se ve tensa o angustiada. Para ayudar a determinar si la persona está tensa, vea la página 315.

- Si la angustia e hiperventilación son frecuentes e interfieren con sus actividades diarias.

Hipotermia (temperatura demasiado baja)

La hipotermia sucede cuando la temperatura del cuerpo cae más abajo de lo normal. Esto ocurre cuando el cuerpo pierde calor más rápido de lo que puede producirlo, ya sea encogiendo los músculos o temblando.

Éstas son algunas de las primeras señas:

- Temblores

- Piel fría y pálida

- Desgano

- Juicio deteriorado

Éstas son señas más avanzadas:

- Barriga fría

- Pulso y respiración lentos

- Debilidad o sueño

- Confusión

La persona puede dejar de temblar si la temperatura le baja a menos de 96 grados.

La hipotermia es una emergencia. Si no se trata, puede causar rápidamente la pérdida del conocimiento e incluso la muerte. La hipotermia puede suceder a temperaturas de 45 grados (7 centígrados) y hasta más altas si hay lluvia y viento. A las personas enfermizas y no muy activas les puede dar hipotermia bajo techo si no se ponen ropa bastante abrigada.

Para tratar la hipotermia, es muy importante reconocerla pronto. Muchas veces, un caminante o un esquiador se enfriará a un nivel peligroso, antes de que otras personas se den cuenta de que le está pasando algo malo. Si alguien comienza a temblar mucho, a tropezarse o a responder a preguntas de una manera que no tiene sentido, sospeche que tiene hipotermia. Caliéntelo pronto.

Prevención

Siempre que piense estar afuera por varias horas en tiempo de frío, tome las siguientes precauciones:

- Póngase ropa abrigada y también ropa que no deje pasar el agua ni el viento. Use telas que retengan el calor aunque se mojen, como la lana o el polipropileno.

- Use un sombrero o gorro caliente. Mucho del calor del cuerpo se puede perder por la cabeza si uno no se la tapa.

- Si se moja o le da frío, busque dónde resguardarse bajo techo.

- Coma bien antes de salir y lleve consigo comida extra.

- No beba alcohol cuando esté en el frío. El alcohol hace que el cuerpo pierda calor más rápidamente.

- Las personas de edad avanzada o menos activas pueden evitar que les dé hipotermia bajo techo, si se visten con ropa abrigada y mantienen la temperatura del lugar donde estén a más de 65 grados.

Tratamiento en casa

La meta del tratamiento para la hipotermia es evitar que el cuerpo pierda más calor y recalentar a la persona lentamente. Lo mejor es subir la temperatura un grado (como medio centígrado) por hora.

- Si la hipotermia es leve, resguarde a la persona del frío y del viento, y déle ropa seca o de lana y bebidas calientes.

- En un caso moderado, quítele primero las ropas frías y mojadas. Luego caliente a la persona con el calor del cuerpo suyo, envolviéndose juntos en una cobija o en un saco de dormir.

- Déle bebidas calientes y alimentos que dan energía, como dulces. No le dé bebidas o alimentos a la persona si está confundida o inconsciente.

- No le dé bebidas alcohólicas.

- El recalentar a la víctima en agua caliente puede causarle un choque o un ataque al corazón. Pero, en una situación de emergencia, en que no haya ayuda y otros tratamientos caseros no den resultado, puede recalentar a la persona en agua caliente (de 100 a 105 grados) como un último recurso.

Cuándo llamar a Kaiser Permanente

• Si la persona pierde el conocimiento o parece estar confundida.

• Si la víctima es un niño o una persona mayor. Es buena idea llamar aunque los síntomas sean leves.

• Si la temperatura del cuerpo no sube a lo normal después de cuatro horas de calentamiento.

Sangrado de la nariz

El sangrado (o hemorragia) de la nariz puede ser molesto, pero generalmente se puede controlar en casa. Hay diferentes cosas que pueden hacer que a uno le sangre la nariz: el aire reseco, el catarro y las alergias, golpes en la nariz, ciertas medicinas (especialmente la aspirina), grandes alturas y el soplarse o meterse los dedos en la nariz.

Prevención

• El aire seco es una causa común del sangrado de la nariz. Humidifique su hogar, sobre todo las recámaras y no suba mucho la calefacción en las áreas donde duerma (60 a 64 grados).

• Si la nariz se le pone muy seca, respire aire húmedo por un rato (por ejemplo, de una regadera) y luego póngase un poquito de vaselina en la nariz para evitar que le sangre. Quizás también le sirvan las gotas de solución salina para la nariz.

• La aspirina puede provocar el sangrado de la nariz, así que limite su uso.

Tratamiento en casa

• Siéntese derecho y baje la cabeza un poco hacia adelante. Si echa la cabeza hacia atrás puede que la sangre se le vaya por la garganta.

• Suénese la nariz para sacarse todos los coágulos de sangre. Apriétese la nariz con los dedos o ponga presión firme durante 10 minutos completos contra el lado de la nariz que esté sangrando. Aguántese las ganas de ver si ya dejó de sangrar después de unos cuantos minutos.

• Deje de apretar la nariz después de 10 minutos. Si todavía le está sangrando, apriétela otra vez por otros 10 minutos. La mayoría de los sangrados de la nariz paran después de 10 a 30 minutos de hacer presión directa.

• Permanezca tranquilo por varias horas y no se suene la nariz por cuando menos 12 horas después de que le deje de sangrar.

Cuándo llamar a Kaiser Permanente

• Si la nariz no deja de sangrar después de 30 minutos de hacerle presión directa.

• Si la sangre le pasa por la garganta, aún con la nariz apretada.

• Si la nariz se ve deformada después de un golpe. Podría estar quebrada.

• Si la nariz le sangra con frecuencia.

Objetos en el oído

Los niños a veces se meten pequeños objetos en los oídos, o puede que un insecto les entre al oído. Puede ser difícil saber si un insecto está en el oído. Quizás su niño le diga algo así como: "El oído me está saltando".

Tratamiento en casa

Si un insecto está en el oído:

• No trate de matarlo. Jale la oreja para arriba y para atrás y apúntela hacia la luz del sol o una luz fuerte. A los insectos los atrae la luz, así que puede que el insecto se salga solo.

• Si el insecto no sale solo, llene el oído con aceite mineral, aceite de oliva o aceite de bebé. Puede que el insecto salga flotando.

Para otros objetos en el oído:

• Doble la cabeza hacia el lado afectado y sacúdala. El jalar suavemente la oreja para arriba y para atrás puede enderezar el canal y así echar fuera el objeto.

• Si el objeto es blando y lo puede ver bien, trate de sacarlo con unas pinzas con mucho cuidado. No intente esto si la persona no se queda quieta o si el objeto está tan adentro que usted no puede ver las puntas de las pinzas. Tenga cuidado de no empujar el objeto más para adentro.

• Llame a un profesional de la salud si no puede sacar el insecto o el objeto.

Objetos en el ojo

Una basurita o un pequeño objeto que entra al ojo muchas veces sale con las lágrimas. Si el objeto queda en el ojo, puede rasguñar la cobertura del ojo (córnea). La mayoría de los rasguños en la córnea son leves y sanan solos en uno o dos días.

Tratamiento en casa

• No se talle el ojo, porque podría rasguñar la córnea. A un niño chiquito quizás tenga que detenerle las manos para que no toque.

• No trate de quitar un objeto que esté en la pupila, o que se haya pegado en lo blanco del ojo. Cubra ambos ojos y llame a un profesional de la salud.

• Lávese las manos antes de tocar el ojo.

• Si el objeto está de un lado del ojo o en el párpado de abajo, intente esto: Humedezca un isopo (Q-tip) o la punta torcida de un pañuelo desechable (Kleenex) y toque con esto el objeto. El objeto debe de pegarse al isopo o al pañuelo. Es común que el ojo esté un poco irritado después de sacarle una basurita.

• Enjuague el ojo suavemente con agua fresca. Ayuda hacerlo con un gotero.

• Nunca use pinzas, palillos u otros objetos duros para sacar algo del ojo porque podría lastimarlo.

Cuándo llamar a Kaiser Permanente

• Si el objeto está en la pupila o si está clavado en el ojo. No jale un objeto que esté pegado en el ojo.

• Si no puede sacar el objeto.

• Si el dolor no se quita, si siente como que todavía tuviera algo en el ojo, o si tiene la visión borrosa después de sacar el objeto. Puede que se haya rasguñado la córnea. Mantenga el ojo cerrado.

• Si el dolor es fuerte.

Objetos en la nariz

Los niños a veces se meten objetos pequeños en la nariz, como cuentas o palomitas de maíz. Quizás usted se dé cuenta por primera vez cuando al niño le salga de un sólo lado de la nariz un moco verde o amarillo y apestoso. Quizás la nariz también esté sensible e hinchada.

Tratamiento en casa

• Ponga spray o gotas descongestionantes en el lado afectado de la nariz para reducir la hinchazón.

• Pídale al niño que se apriete el otro lado de la nariz y que sople para tratar de echar fuera el objeto.

• Si puede ver el objeto, trate de sacarlo con unas pinzas de puntas redondeadas. Detenga la cabeza del niño para que no se mueva y tenga cuidado de no empujar el objeto más para adentro. Si sale un poco de sangre por la nariz, no se preocupe. Si el niño se resiste, no trate de usar las pinzas.

• Llame a un profesional de la salud si no puede sacar el objeto después de hacer varios intentos.

Envenenamiento

PARA CUALQUIER ENVENENA-MIENTO: llame inmediatamente al 911 o al centro de control de envenenamiento de su área.

Los niños son capaces de tragarse casi cualquier cosa, incluyendo venenos. Aunque no esté seguro de qué o cuánto se haya tragado el niño, sospeche lo peor. Siempre créale a un niño que le diga que se ha tragado algo de veneno, sin importar que tan desagradable sea la sustancia. Usted no le hará daño a nadie que no haya tragado veneno si sigue los pasos que aparecen más adelante.

Si sospecha que el envenenamiento se debe a alguna comida, vea la página 56.

Prevención

Tome medidas para evitar los envenenamientos antes de que nazca su niño y definitivamente antes de que comience a gatear. Más o menos el 80 por ciento de los envenenamientos ocurren en niños de uno a cuatro años de edad. Los bebés crecen tan rápido, que a veces gatean y caminan antes de que uno pueda tomar medidas para protegerlos.

Envenenamiento con plomo

Los bebés y los niños que entran en contacto con plomo corren un mayor riesgo de tener problemas de aprendizaje y de crecimiento.

El plomo se encuentra en pinturas viejas, en tuberías de agua y en otras sustancias. La pintura hecha con plomo puede ser un peligro en las casas viejas, sobre todo si la pintura se está descascarando o cayendo.

Para reducir el riesgo de envenenamiento con plomo:

• Mantenga en buen estado todas las superficies pintadas. Limpie bien los pisos, los marcos de las ventanas y otras superficies que tengan pintura vieja que se esté pelando. La tierra alrededor de una casa pintada con pintura hecha con plomo puede estar muy contaminada.

• Mantenga a los niños alejados de obras de remodelación y reacabados en su casa.

• Si su casa tiene tuberías hechas de plomo o soldadas con plomo, abra la llave y deje que el agua corra unos cuantos minutos antes de usarla para cocinar o para mezclarla con la leche en polvo del bebé.

• Cuando su niño cumpla un año, llévelo a que le hagan una prueba de sangre para medir el nivel de plomo.

Para mayor información sobre cómo evitar el envenenamiento con plomo, llame al departamento de salud de su condado

• Nunca deje desatendida una sustancia venenosa, ni por un instante.

• Guarde todas las medicinas fuera del alcance de los niños. La cosa con que los niños se envenenan más comunmente es la aspirina, especialmente la aspirina de bebé de sabores. Después de usar una medicina, guárdela bajo llave de inmediato.

• No guarde bajo el fregadero (ni en cualquier estante bajo) sustancias venenosas como el destapador de cañerías, detergente de lavaplatos, limpiador de horno o alimento para plantas. Guarde esos productos fuera del alcance de los niños. El detergente para lavaplatos, en particular, es muy peligroso.

• Guarde los productos en su empaque original. Nunca ponga sustancias venenosas en envases de comida.

• Ponga cerrojos "a prueba de niños" en los estantes y cajones que no quiera que abran.

• Compre jarabe de ipecac que se pueda usar para provocar vómitos (vea la página 340) y tenga el número telefónico del centro de control de envenenamientos cerca del teléfono.

Tratamiento en casa

• Llame de inmediato al centro de control de envenenamientos, al hospital o a un profesional de la salud. Tenga a la mano el recipiente del veneno para que les pueda decir lo que es. Ellos le podrán indicar si debe o no debe hacer que la persona vomite.

- No haga que la persona vomite si:

  ○ Está teniendo ataques o convulsiones.

  ○ Está inconsciente.

  ○ Siente ardor en la boca o en la garganta.

  ○ Se ha tragado una sustancia corrosiva o un producto de petróleo (detergente de lavaplatos, lejía, cloro, desinfectante, destapador de cañerías, cera para el piso, queroseno, quitagrasas).

- Si el centro de control de envenenamientos se lo recomienda, haga que la persona vomite:

  ○ Dándole jarabe de ipecac, si lo tiene. Vea la página 340.

  ○ O metiéndole una cucharita o el dedo en la garganta.

- Cuando la persona comience a vomitar, póngale la cabeza más abajo que el pecho para evitar que le entre vómito a los pulmones.

Estacadas o pinchazos fuertes

Uno se puede pinchar con cualquier objeto puntiagudo o afilado que perfore la piel, como un clavo, una tachuela, un picahielo, un cuchillo, una navaja o una aguja. Las estacadas o pinchazos fuertes se pueden infectar fácilmente, porque son difíciles de limpiar y proveen un lugar cálido y húmedo donde pueden crecer las bacterias.

Tratamiento en casa

- Asegúrese de que no quede nada en la herida, como por ejemplo la punta de una aguja. Fíjese si el objeto está en una sola pieza.

- Permita que la herida sangre bastante para que se limpie por sí misma, a menos que ya haya habido una gran pérdida de sangre o la sangre salga a chorros. Si hay hemorragia fuerte, vea la página 249.

- Lave bien la herida con agua y jabón.

- Si una herida se tapa o se cierra, puede que una infección bajo la piel no se note por varios días. Por eso conviene que usted remoje la herida varias veces al día, durante cuatro o cinco días después de pincharse. Esto limpiará la herida de adentro hacia afuera y ayudará a evitar infecciones.

Cuándo llamar a Kaiser Permanente

- Si la herida está en la cabeza, el pecho o la barriga (a menos que sea una herida leve).

- Si la persona tiene entumecimiento u hormigueo, o si no puede mover la parte afectada más abajo de la herida.

- Puede que necesite vacunarse contra el tétano si se pinchó con un objeto sucio, como un alambre de púa, un clavo oxidado o una herramienta. Quizás también necesite vacunarse si se pinchó a través de un zapato de tenis. Vea la página 28.

• Si aparecen señas de infección:

  ○ Dolor, hinchazón, enrojecimiento o sensibilidad que van aumentando

  ○ Sensación de calor y rayitas rojas que se extienden de la herida

  ○ Pus

  ○ Fiebre de 100 grados o más, sin que haya otra causa

Raspones

Los raspones son tan comunes que casi no les hacemos caso. Sin embargo, un buen tratamiento en casa reduce las cicatrices y ayuda a evitar las infecciones.

Tratamiento en casa

• Generalmente, los raspones están muy sucios. Use unas pinzas para quitar las basuras grandes y luego limpie bien el raspón con una toallita, agua y jabón. Lo más probable es que la persona herida se queje mucho, pero es necesario limpiar bien el raspón para evitar infecciones y cicatrices. Si tiene un rociador de agua en el fregadero de la cocina, úselo para lavar el raspón, pero también límpielo con una toallita y jabón.

• Haga presión constante con una venda o tela limpia para parar el sangrado.

• El hielo puede ayudar a que el área no se hinche ni se magulle mucho.

• Si el raspón es grande o está donde lo puede rozar la ropa, póngale una

---

Cómo sacar las astillas

Si puede agarrar la punta de una astilla con unas pincitas, jálela suavemente hasta que salga. Si la astilla está enterrada en la piel, limpie una aguja con alcohol y agujere la piel donde esté la astilla. Levante la astilla con la punta de la aguja hasta que pueda agarrarla con las pincitas y jalarla.

Después de que haya sacado la astilla, lave el área con agua y jabón. Si es necesario, cubra la herida con un parche o una gasa para mantenerla limpia; si no, déjela destapada. Esté pendiente de las señas de infección. (Vea a la izquierda.)

Llame a un profesional de la salud si la astilla es muy grande o está muy metida y no se puede sacar fácilmente, o si la astilla está en el ojo.

---

pomada antibiótica y cúbralo con un parche que no se pegue (*Telfa*, en inglés). La persona sentirá menos dolor si pone la pomada en el parche primero.

Cuándo llamar a Kaiser Permanente

• Si sus vacunas contra el tétano no están al día. Vea la página 28.

• Si el raspón es muy grande y está muy sucio.

• Si no puede quitar la mugre y las basuras que están metidas bajo la piel. Si quedan allí, pueden dejar marcas y causar infecciones.

- Si aparecen señas de infección:

  ◦ Dolor, hinchazón, enrojecimiento o sensibilidad que van aumentando

  ◦ Sensación de calor y rayitas rojas que se extienden del raspón

  ◦ Pus que sale del raspón

  ◦ Fiebre de 100 grados o más, sin que haya otra causa

Choque (conmoción)

El choque puede dar como resultado de una lesión o de una enfermedad repentina. Cuando la sangre no alcanza a llegar a los órganos vitales, el cuerpo entra en estado de choque. A veces, hasta una herida leve puede causar un choque.

Éstas son algunas señas del choque:

- Piel fría, pálida y húmeda
- Pupilas agrandadas
- Pulso débil y rápido
- Respiración corta y rápida
- Sed, náusea o vómito
- Confusión o angustias
- Desmayo, debilidad, mareos o pérdida del conocimiento

El choque puede causar la muerte. Si se da a tiempo, el tratamiento en casa puede salvar vidas.

Tratamiento en casa

- Acueste a la persona y súbale las piernas 12 pulgadas (30 cm) o más. Pero si la lesión está en la cabeza, el cuello o el pecho, mantenga planas las piernas. Si la persona vomita, voltéela de lado para que el vómito salga de la boca.

- Controle cualquier sangrado (vea la página 249) y entablille cualquier quebradura (vea la página 93).

- Cuide que la persona esté calientita, pero no demasiado caliente. Coloque una cobija bajo la persona y cúbrala con una sábana u otra cobija, según el clima. Si la persona está en un lugar caluroso, trate de mantenerla fresca.

- Tómele el pulso a la persona cada cinco minutos y anótelo.

- Consuele y calme a la persona para que no esté angustiada.

Cuándo llamar a Kaiser Permanente

- Llame de inmediato para pedir ayuda si aparecen señas de choque.

Lesiones de la médula espinal

Con cualquier accidente que afecte el cuello o la espalda hay que considerar que puede haberse dañado la médula espinal. La parálisis permanente se puede evitar si se apoya y mueve a la persona de la manera correcta.

Algunas de las señas de una lesión de la médula espinal son:

- Dolor agudo en el cuello o la espalda
- Moretones en la cabeza, el cuello, los hombros o la espalda

- Debilidad, hormigueo o entumecimiento en los brazos o en las piernas

- Pérdida de control para orinar u obrar

- Sangrado o desecho claro que sale de los oídos o la nariz

- Pérdida del conocimiento

Tratamiento en casa

- Si sospecha que la persona se ha lastimado la médula espinal, no la mueva a menos que su vida esté en peligro (como si hay un incendio). En un accidente de automóvil no hay que arrastrar a las víctimas fuera del auto ni a ningún otro lado.

- Si la persona está en peligro, manténgale la cabeza y el cuello apoyados y derechos mientras que la mueve a un lugar seguro.

- Si la persona se lastimó al echarse un clavado, no la saque del agua porque podría causarle daño permanente. Mantenga a la persona flotando boca arriba hasta que llegue ayuda. El agua evitará que la médula espinal se mueva.

- Si piensa que la persona tiene una lesión de la médula, llame a un profesional de la salud para transportarla.

Pérdida del conocimiento

Una persona **inconsciente** no se da cuenta de lo que ocurre a su alrededor y no puede hacer ningún movimiento a propósito. Los desmayos son pérdidas breves del conocimiento. Una pérdida del conocimiento prolongada y profunda recibe el nombre de coma.

Una persona puede perder el conocimiento por diferentes causas, incluyendo un derrame cerebral, epilepsia, agotamiento por calor, coma diabético, choque de insulina, lesión en la cabeza o en la médula espinal, ahogo, borrachera, choque, hemorragia y ataque al corazón.

Un **desmayo** es una pérdida parcial del conocimiento, que generalmente ocurre cuando no llega suficiente sangre al cerebro. Cuando usted se cae o se acuesta, la sangre le puede llegar mejor a la cabeza y usted recobra el conocimiento. Los desmayos son una forma leve de choque o conmoción y generalmente no son serios. Pero si dan con frecuencia, puede haber un problema más grave.

Los mareos y los desmayos también se pueden deber a un susto o a una angustia repentina, o a una lesión. Vea la página 138.

Tratamiento en casa

- Asegúrese de que la persona desmayada pueda respirar. Revise si está respirando, y si es necesario, ábrale las vías del aire y comience a darle respiración de boca a boca. Vea la página 234.

- Mantenga a la persona acostada.

- Revísele el pulso. Si no tiene pulso, llame para pedir ayuda y comience la resucitación cardiopulmonar (RCP). Vea la página 234.

- Atienda cualquier lesión que tenga.

- No le dé nada de comer ni de beber a la persona.

- Busque alguna identificación médica, como por ejemplo un brazalete, collar o una tarjeta, que indique si la persona tiene un problema médico como epilepsia, diabetes o alergia a alguna medicina.

- Si la persona es diabética, quizás esté teniendo un choque de insulina (falta de azúcar en la sangre) o esté en coma diabético (demasiada azúcar en la sangre).

Cuándo llamar a Kaiser Permanente

- Si alguien ha perdido el conocimiento por completo.

- Si la pérdida del sentido sucede después de un golpe en la cabeza. Una persona que se haya lastimado la cabeza necesita ser observada cuidadosamente. Vea la página 254.

- Si una persona con diabetes pierde el conocimiento.

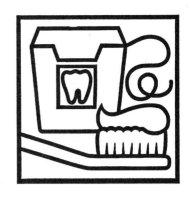

Capítulo 16

Problemas de los dientes y de la boca

Sus dientes le durarán toda la vida si se los cuida bien. Para que sus dientes se mantengan sanos, cepílleselos y límpieselos con seda dental a diario y visite regularmente a su dentista.

Escoja a su dentista con el mismo cuidado con que escogería a cualquier otro doctor. En la página 15 encontrará consejos sobre cómo hallar a un dentista que cumpla sus requisitos y que se preocupe por el cuidado preventivo.

Llaguitas o "fuegos"

A veces salen llagas pequeñas, redondas y dolorosas dentro de la boca. Estas llagas se pueden deber a una lesión dentro de la boca, a infecciones, a causas genéticas, al efecto de las hormonas femeninas o a la tensión emocional. Por lo general, estas llagas sanan en 7 a 10 días.

Prevención

• Trate de no lastimarse la boca por dentro:

  ○ Mastique la comida despacio y con cuidado.

  ○ Use un cepillo de dientes de cerdas suaves y cepíllese bien los dientes, pero con cuidado.

• Evite las comidas que parezcan producirle llagas.

Tratamiento en casa

• Evite el café, las comidas saladas y picantes, y las frutas cítricas (naranjas, limones, etc.)

• Póngase en la llaga un ungüento como Orabase. El ungüento le aliviará el dolor y le protegerá la llaga y ayudará a que ésta sane más pronto. Otros medicamentos para estas llagas, que usted puede comprar sin receta son: Gly-oxide, Amosan y

---

Problemas de los dientes y de la boca

Problema	Posibles causas
Manchas blancas, llagas o sangrado en la boca	Vea Llaguitas o "fuegos", pág. 269; vea moniliasis o algodoncillo, pág. 158. Si tiene llagas sin saber por qué y le duran más de 14 días, llame a un profesional de la salud.
Encías que sangran	Males de las encías. Vea Problemas de los dientes, pág. 272.
Dolor de muelas	Vea la pág. 276.
Llagas en los labios	Vea Llagas de fiebre, más abajo.
Mal aliento	Puede ser seña de problemas dentales, acidez o infección respiratoria.
Quijada tiesa y adolorida con dolor de cabeza	Vea Síndrome de la coyuntura temporomandibular, pág. 276; Dolor de cabeza por tensión, pág. 145.

Cankaid. El Ambesol puede ayudar a calmarle el dolor.

- Enjuáguese la boca con una cucharada de agua oxigenada mezclada con una taza (ocho onzas) de agua.

- Quizás también le ayude ponerse en la llaga un poquito de bicarbonato de sodio mezclado con agua.

Cuándo llamar a Kaiser Permanente

- Si estas llagas le salen después de empezar a tomar una medicina.

- Si una de estas llagas o una llaga de cualquier otro tipo no le ha sanado después de 14 días.

- Si tiene una llaga muy dolorosa o una llaga que le vuelve a dar una y otra vez.

- Si le sale otro tipo de manchas blancas en la boca, que no mejoran en una a dos semanas.

Llagas de fiebre

Las llagas de fiebre son pequeñas ampollas rojas que salen en los labios y en el borde de afuera de la boca. A menudo, después de varios días, estas llagas sueltan un líquido claro y forman costras. A veces, la gente las confunde con el impétigo, una infección que generalmente aparece en el área entre la nariz y la boca (vea la página 160). Pero el líquido que sale con el impétigo es turbio y color de miel, no es claro.

Las llagas de fiebre son causadas por un virus del herpes. A la mayoría de las personas les dan llagas de fiebre en alguna ocasión. Los virus del tipo herpes (la varicela es otro ejemplo de estos virus) quedan en el cuerpo después de la primera infección. Más tarde, algo estimula al virus y hace que se vuelva a poner activo. Las llagas de fiebre pueden aparecer después de estar en el sol, de tener catarro o fiebre, o de estar muy tenso. También pueden aparecer durante la regla. A veces, no se sabe por qué salen.

Prevención

- Evite besar a alguien que tenga una llaga de fiebre. Tampoco toque con ninguna parte de la piel las llagas de herpes en la ingle o en los genitales (vea la página 227). Ambos tipos de herpes pueden afectar tanto la boca como los genitales. Los condones ayudan a reducir el riesgo de contraer herpes durante las relaciones sexuales. Pero evite el contacto sexual por completo cuando usted o su pareja tengan llagas. Usen condones el resto del tiempo.

- Póngase una crema protectora para el sol en los labios, o use un sombrero, si parece ser que el sol le produce llagas.

- En algunos casos, ayuda estar menos tenso y nervioso. Practique con frecuencia los ejercicios de relajación. Vea la página 286.

Tratamiento en casa

- A la primera señal de que le vaya a salir una llaga de fiebre (hormigueo o comezón en el lugar donde le saldrá la llaga), póngase hielo. Quizás esto ayude a que la llaga sea menos severa.

- Para los labios resecos o partidos, use petrolato o vaselina.

- Úntese una pasta hecha de maicena y un poco de agua.

- El Blistex o el Campho-Phenique pueden calmar el dolor. No les preste estas pomadas a otras personas (para no contagiarlas).

- Tenga paciencia. Las llagas de fiebre por lo general desaparecen en 7 a 10 días.

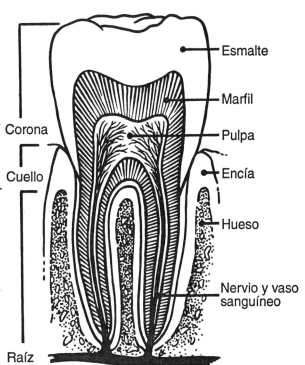

El diente

Cuándo llamar a Kaiser Permanente

• Si las llagas duran más de dos semanas o le dan con frecuencia.

• Si le salen muchas llagas de fiebre a la vez o le salen con mucha frecuencia. Su médico le puede recetar una medicina para reducir la frecuencia y la severidad de los brotes.

Problemas de los dientes

Las enfermedades dentales se pueden evitar. Sus dientes le durarán toda la vida si usted se los cuida bien en casa y va a hacerse chequeos profesionales regularmente. Cepíllese y use seda dental todos los días. Tanto las picaduras de los dientes (caries) como las enfermedades de las encías, se deben al efecto de la placa producida por bacterias.

La placa y las picaduras

Siempre hay bacterias en la boca. Si usted no las elimina cepillándose los dientes y limpiándolos con seda dental, las bacterias se van pegando a los dientes y van formando colonias más y más grandes. A esto se le llama placa. La placa forma una capa pegajosa sin color en los dientes.

Esta placa pegajosa daña los dientes de dos maneras. En primer lugar, los pequeños restos de comida que quedan en la boca (sobre todo los azúcares refinados) se pegan a la placa. La placa usa esa comida para producir

más bacterias y también para producir ácido. En segundo lugar, la placa mantiene el ácido contra la superficie de los dientes y evita que la saliva se mezcle con él. Si el ácido no se elimina, con el tiempo destruye el esmalte de los dientes. Eso es lo que causa las picaduras o caries.

Si usted sólo come a las horas de las comidas principales, las bacterias y el ácido se tardan como 24 horas en afectar la dentadura. Esto le da suficiente tiempo para que se cepille y elimine la placa y el ácido. Si come entre las comidas, la placa se acumula más rápidamente y usted necesita cepillarse los dientes con más frecuencia.

La placa y los problemas de las encías

La periodontitis (una inflamación de las encías y del hueso que apoya las encías) es una de las causas principales de la pérdida de los dientes. La periodontitis se debe a la placa producida por bacterias que se acumula y se pega a los dientes.

En la primera etapa de la enfermedad, llamada gingivitis, las encías se hinchan y sangran, y la persona tiene mal aliento. Esta etapa no es dolorosa y desafortunadamente, muchas personas no van por tratamiento.

A medida que la enfermedad avanza, va afectando los huesos y los ligamentos que sostienen a las encías. Las encías se encogen y van dejando espacios entre los dientes. Con el tiempo, los dientes se caen.

Las personas que tienen diabetes y las que fuman o mastican tabaco corren un mayor riesgo de padecer de perio-dontitis. Pero no hay quien no corra el riesgo de tener esta enfermedad. Se calcula que entre el 75 y el 80 por ciento de toda la gente en los Estados Unidos, tiene algún problema de las encías.

El que a veces le sangren las encías cuando se cepille los dientes o use seda dental, es una de las primeras señas de un problema de las encías. No obstante, si usted se las cuida bien, sus encías se aliviarán pronto. Cepíllese los dientes y límpieselos con seda dental todos los días. Tam-bién siga los consejos de prevención.

Prevención

• Vaya a un dentista o higienista den-tal dos veces al año, para que le lim-pie y le revise los dientes.

• Coma manzanas, zanahorias crudas y otros alimentos crujientes que lim-pian los dientes. También coma ali-mentos con mucha vitamina C (como frutas cítricas y tomates).

Cómo cepillarse los dientes

Cepíllese y use bien la seda dental para quitarse la placa de los dientes. Cepíllese por lo menos dos veces al día, de tres a cinco minutos cada vez. Límpiese toda la superficie de cada diente.

1. Use un cepillo de dientes de cerdas suaves y redondeadas, que le permita alcanzarse todas las partes de la boca. Cambie su cepillo por uno nuevo cada tres o cuatro meses.

2. Escoga una pasta con fluoruro (*fluoride*, en inglés) y use sólo un poquito (una cantidad como del tama-ño de un chícharo o arveja). El fluoru-ro es un mineral que fortalece el esmalte de los dientes y que combate el efecto dañino de la placa. Hay pas-tas dentales especiales (llamadas *tar-tar-control toothpastes*, en inglés) que pueden combatir la acumulación de placa dura o sarro en los dientes. Pero no es necesario usar este tipo de pas-tas. Lo mejor que usted puede hacer para controlar el sarro es cepillarse con cualquier pasta dental y limpiarse los dientes con seda dental todos los días.

3. Coloque el cepillo a un ángulo de 45 grados donde los dientes se unen con las encías. Empuje el cepillo con firmeza y muévalo suavemente de un lado a otro, usando pequeños movi-mientos circulares. No se frote los dientes con fuerza si tiene un cepillo de cerdas duras. Eso podría hacer que las encías se separen de los dientes y podría también dañar el esmalte.

4. Cepíllese todas las superficies de los dientes, tanto del lado de la len-gua, como del lado de las mejillas. Cepíllese especialmente bien los dien-tes de adelante y de la parte trasera de las muelas.

5. Cepíllese bien las superficies que se usan para masticar, con movimien-tos cortos hacia adelante y hacia atrás.

6. Cepíllese la lengua. La placa en la lengua puede causar mal aliento y es un buen lugar para que las bacterias se reproduzcan.

7. Use a veces tabletas reveladoras (*plaque disclosing tablets*, en inglés).

Estas tabletas indican si queda algo de placa en los dientes. Al masticarlas, colorean cualquier placa que quede en la dentadura después de haberse cepillado. Estas tabletas se pueden comprar en muchas farmacias.

Cómo usar la seda dental

El cepillarse bien los dientes sirve para quitar la mayor parte de la placa que se forma sobre ellos. El uso habitual de la seda dental es la mejor manera de eliminar la placa que se forma entre los dientes y más abajo de la línea de las encías. Use seda dental una vez al día, siguiendo uno de estos métodos:

1. Corte un pedazo de seda dental como de 18 a 20 pulgadas de largo (como medio metro). Enrolle una punta de la seda alrededor del dedo de en medio de su mano izquierda y la otra punta alrededor del dedo de en medio de su mano derecha, hasta que tenga las manos como a dos o tres pulgadas de distancia. (Vea el dibujo).

2. Use un pedazo de seda dental como de 12 pulgadas (30 cm). Amarre las puntas para formar un círculo. Si el círculo es demasiado grande, enrolle la seda alrededor de sus dedos de en medio para achicarlo.

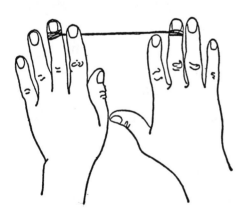

El primer método

Para limpiarse los dientes de arriba (ya sea con el primero o el segundo método), use el pulgar de una mano y el dedo índice de la otra, como se muestra en el dibujo.

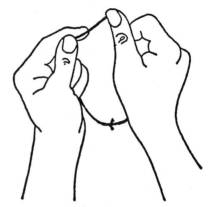

Sostenga la seda así para limpiarse los dientes de arriba

Para limpiarse los dientes de abajo, use ambos dedos índices para guiar la seda dental como se muestra en el dibujo. Debe haber como ½ pulgada de distancia.

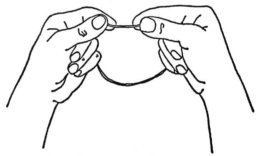

Sostenga la seda así para limpiarse los dientes de abajo

Pase la seda dental alrededor de cada diente y deslícela suavemente por debajo de la línea de las encías. Mueva la seda para arriba y para abajo con firmeza varias veces para quitar la placa. Si en vez de hacer esto, sólo mete y saca la seda una vez, no quitará mucha placa.

Los instrumentos para sostener la seda dental pueden ser bastante útiles, sobre todo para los adultos que le limpian los dientes a un niño. Quite la placa del modo ya descrito.

Con la práctica, se vuelve más fácil usar la seda dental. Cualquier sangrado que tenga al principio, se le irá quitando a medida que sus encías se vuelvan más sanas.

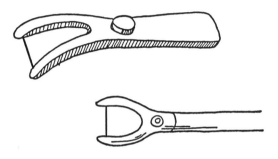

Instrumentos para
sostener la seda dental

El cuidado dental para los niños

Los niños deben ir a su primera visita con el dentista entre los dos y los tres años de edad. Por lo general, se recomienda que los adultos y los niños vayan al dentista cada seis meses para que les revisen y les limpien los dientes.

• Comience a cuidarles los dientes a sus niños desde pequeños, aún antes de que les salgan los dientes permanentes. No acueste a un bebé o a un niño pequeño con un biberón de jugo o de leche. El azúcar de estos líquidos puede picar los dientes. Sin embargo, el amamantar a un bebé hasta que se duerma no causa problemas.

• Comience a cepillarle los dientes a su niño en cuanto le salgan. Los padres deben cepillarles los dientes a sus niños por los primeros cuatro o cinco años, hasta que ellos puedan hacerlo bien solos. Una buena forma de enseñarle a un niño a limpiarse los dientes es así: usted cepílleselos a él o ella por la noche para que vea como lo hace, pero deje que él o ella se los cepille solos por la mañana. También revise de vez en cuando qué tan bien se está limpiando el niño los dientes usando tabletas reveladoras.

• Tan pronto como el niño tenga dientes que se toquen, empiece a limpiárselos con seda dental. Límpieselos usted hasta que el niño pueda usar bien la seda dental por sí mismo. Quizás le ayude usar uno de los instrumentos para sostener la seda dental.

Tratamiento con selladores y fluoruro

Un sellador es una capa de plástico que se le aplica al área de las muelas con que se mastica. Sirve para proteger las muelas contra picaduras. Los selladores son especialmente útiles para las muelas permanentes cuando acaban de salir, generalmente entre los 6 y 11 años de edad. Aún con selladores, es necesario cepillarse y limpiarse los dientes con seda dental todos los días.

Los niños y los adultos necesitan fluoruro para tener dientes fuertes. Hable con su dentista sobre la cantidad de fluoruro que hay en el agua de beber del área donde vive. Quizás necesite usted tratamientos de fluoruro.

Cuándo llamar a un dentista

- Cuando necesite una cita de rutina para que le revisen y limpien los dientes. Se recomienda hacer esto cada seis meses.

- Si las encías le sangran cuando se las presiona o si le sangran con frecuencia cuando se cepilla los dientes.

- Si tiene dientes sueltos o dientes que se le están separando, o si nota cambios en la forma en que sus dientes encajan cuando usted muerde.

- Si tiene las encías muy rojas, hinchadas o sensibles, o si le sale pus.

- Si tiene un dolor de muelas. Estos dolores dan cuando el marfil (vea el dibujo en la página 271) queda expuesto. Quizás el dolor se le pase por un tiempo, pero el problema no se le quitará. Tome aspirina, ibuprofen o acetaminofeno para aliviarse el dolor hasta que pueda ir a una consulta. Quizás también le ayude ponerse una compresa fría en la quijada.

Síndrome de la coyuntura temporomandibular

Una coyuntura del tamaño de una aceituna conecta el hueso de la quijada con el cráneo. Se le llama coyuntura temporomandibular (*TMJ*, en inglés). Cuando hablamos sobre el "síndrome de la coyuntura temporomandibular" nos referimos a un grupo de síntomas relacionados con algún tipo de tensión o daño que afecta a la coyuntura. Algunas de las señas de este síndrome son:

- Dolor en y alrededor de la coyuntura

- La coyuntura chasquea, cruje o hace otros ruidos

- La persona no puede abrir la boca a todo lo que da

- Dolor y espasmos de los músculos donde éstos se unen al hueso

- Dolor de cabeza, del cuello y de los hombros; dolor de oído o de ojos y dificultades para tragar

Es difícil determinar la causa de este problema. Algunas de las posibilidades más probables son:

- Una lesión, como un golpe directo a la quijada, o un estiramiento forzado de la quijada durante un tratamiento dental

- Hábito de apretar los dientes o de masticar chicle

- Artritis en la coyuntura

- Tensión crónica en los músculos, debido a angustia, depresión o una mala postura (generalmente afecta más a los músculos de la quijada que a la coyuntura)

- Dientes que no encajan bien cuando usted muerde

El tratamiento en casa y otros tratamientos aliviaran con éxito la mayoría de los síntomas de este problema. Su doctor puede recomendarle una tablilla de plástico para la boca, terapia física o calmantes para el dolor. Muy pocos casos requieren de una operación.

Prevención

• Practique regularmente la relajación progresiva de los músculos, sobre todo antes de dormirse. Vea la página 286.

• Deje de masticar chicle o alimentos duros a la primera señal de dolor o molestia en los músculos de la quijada.

• No se coma las uñas ni muerda lápices u otros objetos. Eso obliga a la quijada a estar en una posición incómoda y puede causarle dolor.

• Trate de tener una buena postura con el oído, el hombro y la cadera en línea recta. Vea la página 64.

Tratamiento en casa

• Siga los consejos preventivos.

• No masque chicle ni alimentos duros o pegajosos.

• No abra muy ancha la boca.

• No sostenga el auricular del teléfono entre el hombro y la quijada.

• Para descansar la quijada, mantenga los dientes separados y los labios cerrados. (Ponga la lengua contra el paladar de arriba, no entre los dientes.)

• Póngase una compresa fría en la coyuntura durante ocho minutos, tres veces al día. Abra y cierre suavemente la boca mientras tenga puesta la compresa. Si el músculo de la quijada está hinchado, póngale hielo seis veces al día.

• Tome aspirina o ibuprofen para bajar la hinchazón y calmar el dolor.

• Si no hay hinchazón, póngase un lienzo caliente y húmedo en el músculo de la quijada tres veces al día. Abra y cierre suavemente la boca mientras tenga el lienzo puesto. Alterne este tratamiento con el tratamiento con compresas frías.

• Si está muy tenso o si sufre de angustia o depresión, vea el Capítulo 19.

Cuándo llamar a Kaiser Permanente

• Si el dolor es muy fuerte.

• Si los síntomas del síndrome de la coyuntura temporomandibular le dan después de lastimarse la quijada.

• Si la quijada se le traba en ciertas posiciones.

• Si cualquier problema o dolor de la quijada le dura más de dos semanas, sin mejorarse.

• Si otros síntomas leves del síndrome de la coyuntura temporomandibular no mejoran después de cuatro semanas de tratamiento en casa.

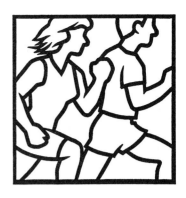

Capítulo 17

La buena condición física y la relajación

Es bueno para usted y para su salud mantenerse en forma y llevar una vida tranquila. Los consejos de este capítulo le pueden ayudar a disfrutar más de la vida.

Los beneficios del ejercicio

Ninguna cantidad de ejercicio puede garantizarle una larga vida. Sin embargo, con que haga algo de ejercicio, puede mejorar sus probabilidades de tener una vida sana. Usted se sentirá mejor, evitará más enfermedades y disfrutará más de la vida si está en buena condición y tiene una actitud positiva y una dieta saludable.

Piense en los beneficios de estar en buena forma que mencionamos aquí. Decida por cuál o cuáles de estas razones quiere usted comprometerse a seguir su propio programa de ejercicio.

Plan personal para estar en forma

Nadie le puede recetar a usted un plan perfecto para mantenerse en forma. Usted tiene que diseñar su propio plan, basándose en lo que le gusta

---

Los beneficios del ejercicio

- Calma la tensión y los nervios
- Es agradable y divertido
- Estimula la mente
- Ayuda a mantener un peso estable
- Controla el apetito
- Mejora la imagen que uno tiene de sí mismo
- Mejora la condición y la fuerza de los músculos
- Mejora la flexibilidad
- Baja la presión de la sangre
- Alivia el insomnio
- Aumenta el colesterol "bueno"
- Previene la diabetes

---

hacer y lo que va a seguir haciendo a largo plazo.

Para mantenerse en buena forma, lo más básico y lo más importante es ser consistente. Por desgracia, esto es lo que muchas personas olvidan. Las actividades moderadas y el ejercicio pueden rendir grandes beneficios siempre y cuando se hagan de una forma regular y consistente.

Un buen plan para estar en forma debe tener tres partes: ejercicios aeróbicos, fortalecimiento de los músculos y ejercicios de flexibilidad. Lea la sección sobre cada una de estas partes. Luego lea "Cómo fijar sus metas para estar en forma" en la página 284.

Ejercicios aeróbicos

Los ejercicios aeróbicos fortalecen el corazón y los pulmones. Algunos ejemplos de buenos ejercicios aeróbicos son: caminar rápido, correr, subir escaleras, andar en bicicleta, nadar y hacer baile aeróbico o cualquier otra actividad que haga que el corazón lata a un ritmo más rápido y lo mantenga así por cierto tiempo.

¿Qué tan fuerte necesita ser el ejercicio?

El ejercicio no tiene que hacerse de una forma muy fuerte para que sea provechoso. Al contrario, si usted hace ejercicio con demasiada fuerza, le hará menos provecho que si lo hace de una forma moderada.

Más que nada, fíjese cómo se siente. Si siente que se está esforzando demasiado, haga el ejercicio más despacio. Así será menos probable que se lastime y disfrutará mucho más del ejercicio.

Haga la "prueba de hablar y cantar" para determinar su mejor ritmo para hacer ejercicio:

- Si no puede hablar y hacer ejercicio al mismo tiempo, se está esforzando demasiado.

- Si puede hablar mientras hace ejercicio, lo está haciendo bien.

- Si puede cantar mientras hace ejercicio, podría esforzarse un poco más.

El ejercicio es más efectivo cuando uno puede hablar pero no cantar durante la actividad.

El ritmo ideal del corazón

Otra manera de saber cuánto se está esforzando es tomándose el pulso. Para obtener el mayor beneficio posible del ejercicio aeróbico, al hacer el ejercicio su pulso debe alcanzar entre el 60 y el 80 por ciento de su pulso máximo. Después de hacer ejercicio unos 10

Ritmo ideal del corazón	
Edad	Número de latidos 10 segundos
20	20 - 27
25	20 - 26
30	19 - 25
35	19 - 25
40	18 - 24
45	18 - 23
50	17 - 23
55	17 - 23
60	16 - 22
65	16 - 21
70	15 - 20

Su ritmo ideal es del 60 al 80 por ciento de su ritmo máximo (ritmo máximo del corazón = 220 menos su edad).

minutos, deténgase y tómese el pulso por 10 segundos. Compare ese número (según su edad) con el cuadro de la página 280. Si es necesario, esfuércese menos o más al hacer ejercicio para que así su pulso se mantenga entre los dos números señalados.

¿Qué tan seguido y por cuánto tiempo debo hacer ejercicio?

Se ha demostrado que basta hacer ejercicio por 20 minutos, tres veces a la semana, para mejorar la condición física. Sin embargo, puede ser más fácil acostumbrarse a hacer ejercicio si uno lo hace todos los días.

El ejercicio no necesariamente es más provechoso cuando se hace más intensamente. Pero sí lo es cuando se hace por más tiempo. Uno puede mejorar su condición con tan solo 10 minutos de ejercicio al día. Pero los beneficios serán mayores si uno hace ejercicio por más tiempo. Esto es cierto hasta para un máximo de una hora de ejercicio al día. Más de eso puede ser menos provechoso y puede traer consigo más riesgos de lastimarse.

Calentamiento y enfriamiento de los músculos

Durante los primeros cinco minutos de su rutina, haga el ejercicio despacio y con calma. Así sus músculos podrán calentarse como es debido. Cuando vaya a terminar, no acabe su rutina de golpe. Vaya haciendo el ejercicio más despacio, poco a poco. Luego haga unos cuantos ejercicios de estiramiento para mejorar su flexibilidad. Vea los dibujos de la página 282.

Beba agua extra antes y después de hacer ejercicio.

Fortalecimiento de los músculos

El fortalecer sus músculos mejorará su habilidad para trabajar y hacer actividades físicas. También le ayudará a no cansarse. Los ejercicios para fortalecer los músculos también le ayudarán a mejorar su postura y a tener más energía.

El entrenamiento con pesas libres, equipo de entrenamiento de pesas, o con tiras baratas de hule puede fortalecer los músculos en poco tiempo.

Hay otros ejercicios sencillos y seguros que sirven para fortalecer los músculos. Algunos ejemplos son las sentadillas con las rodillas dobladas, las planchas o lagartijas, el ejercicio de alzar la barbilla hasta una barra alta, el de levantar la pierna de un lado, y otros ejercicios de calistenia que fortalecen los músculos de la barriga, del cuello, de los brazos, de los hombros y de las piernas. Vea cómo hacer algunos de estos ejercicios en las páginas 65 a 68.

Flexibilidad

El estirarse sirve para mejorar el alcance de los movimientos y para tener los músculos menos tiesos y adoloridos. Es importante estirarse sobre todo cuando uno está acabando de hacer ejercicio y los músculos todavía están calientes. Vea los dibujos de estiramiento en la página 282.

- Haga cada ejercicio de estiramiento lentamente y poco a poco. Mantenga una tensión constante en el músculo.

- Relájese y sostenga cada ejercicio hasta contar a 10.

Ejercicios de estiramiento

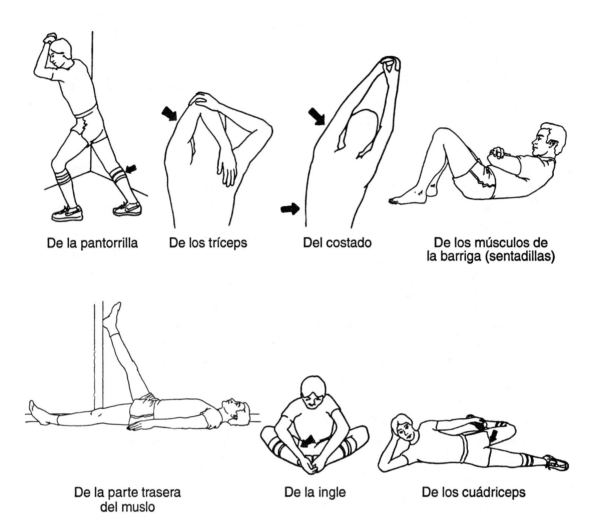

De la pantorrilla   De los tríceps   Del costado   De los músculos de la barriga (sentadillas)

De la parte trasera del muslo   De la ingle   De los cuádriceps

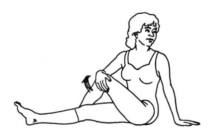

De la cadera doblada

Haga ejercicio con precaución

El ejercicio moderado no es peligroso para la mayoría de las personas. Pero para estar más seguro, comience lentamente y vaya haciendo ejercicio más fuerte poco a poco. No obstante, si contesta que sí a cualquiera de las siguientes preguntas, hable con su doctor *antes* de empezar un programa de ejercicio.

• ¿Le han dicho alguna vez que tiene un problema del corazón?

• ¿Tiene dolores en el pecho que no le han diagnosticado?

• ¿Tiene alta la presión de la sangre?

• ¿Se siente mareado a menudo?

• ¿Tiene artritis u otro problema de los huesos o de las coyunturas que podría empeorar si no hace ejercicio correctamente?

• ¿Tiene diabetes? Usted querrá hablar con su doctor sobre cómo afectará el ejercicio sus dosis de insulina.

Los hombres mayores de 40 años que piensan empezar un programa de ejercicios pesados (como correr, andar rápido en bicicleta o nadar) quizás deban hablar con su doctor sobre los posibles riesgos del ejercicio, si:

• No han estado activos *o*

• Tienen dos o más de las condiciones que aumentan el riesgo de tener problemas del corazón. Esas condiciones son fumar, tener colesterol de más de 200, presión más alta de 140/90, diabetes o historia familiar de problemas del corazón antes de los 45 años de edad.

• Cuando se relaje, tome aire y suéltelo al estirarse. Si siente dolor es porque se ha esforzado demasiado o porque está haciendo algo mal.

Haga un poco de estiramiento a diario. Puede hacerlo en cualquier momento. Por ejemplo, en vez de tomarse un descanso para beber café, haga unos cuantos ejercicios.

Cómo vencer las barreras al ejercicio

Hay seis barreras que se les presentan a muchas personas cuando piensan en hacer ejercicio. Aquí le sugerimos cómo vencer cada una de ellas.

1. ¿No tiene tiempo? Haga ejercicio por ratos cortos a lo largo del día entero. Por ejemplo, dé tres caminatas de 10 minutos en un día.

2. ¿Está muy cansado? Muchas veces, el cansancio se debe a la falta de ejercicio. El ejercicio da energía. Pruébelo.

3. ¿Le da vergüenza? A muchas personas les da vergüenza al principio. Esté orgulloso de que está cuidando su cuerpo.

4. ¿No tiene a nadie con quien hacer ejercicio? Es cierto que es más divertido hacer ejercicio con otras personas, pero si su compañero dejó de hacer ejercicio, búsquese a otra persona. Mientras tanto, haga ejercicio usted solo.

5. ¿Está malo el clima? Parece que siempre hace demasiado calor o demasiado frío, o que hay mucha lluvia o demasiado viento, pero que el clima nunca está perfecto para hacer ejercicio. Muchas personas hacen

ejercicio en cualquier clima. Pruebe diferentes actividades al aire libre y bajo techo.

6. ¿Es demasiado caro? Algunas formas de ejercicio sí pueden ser caras. Pero para estar en forma usted no necesita ser miembro de un club o de un gimnasio, ni comprar una bicicleta o unos tenis de la marca más cara. Hay muchas maneras sencillas y baratas de hacer ejercicio. Por ejemplo, en vez de manejar, camine.

Cómo fijar sus metas para estar en forma

¿Es usted tan fuerte y flexible, y está en tan buena forma física como le gustaría? De ser así, lo felicitamos. Esperamos que este capítulo le haya ayudado a reafirmar la importancia del ejercicio que usted ya hace. Sin embargo, si hay algo que quiera mejorar, le aconsejamos que trate de hacerlo poco a poco.

La única forma de caminar una gran distancia es paso a paso. La única forma de mejorar su condición física es también paso a paso.

• Primero decida qué aspecto de su condición física le gustaría mejorar (condición aeróbica, fortalecimiento o flexibilidad).

• Escoja una actividad que le agrade. Es más probable que no abandone algo que le guste hacer.

• Fíjese una meta que crea que puede alcanzar en un mes. Por ejemplo, decida que va a caminar por 10 minutos durante la hora del almuerzo, tres veces a la semana.

• Comience hoy mismo. Tome apuntes de lo que haga.

• Cuando alcance su primera meta, ¡prémiese con algo agradable! Luego, fije una nueva meta.

Si usted es persistente, conseguirá lo que quiere. Cada pequeña meta que logre lo acercará más a la condición física que desea. Cuando la alcance, su nueva condición beneficiará mucho su vida entera.

La tensión y la angustia

Los cambios y las exigencias de su vida producen en usted reacciones físicas, mentales y emocionales. Al conjunto de estas reacciones se le llama tensión nerviosa o estrés.

El estrés o la tensión viene con las molestias de la vida diaria: los embotellamientos de autos, las colas, las discusiones tontas y otros problemas de poca importancia. La tensión también viene con las crisis y los cambios de la vida, como las enfermedades graves, problemas del matrimonio, el divorcio, el desempleo, el comienzo de un nuevo trabajo o la partida de los hijos de la casa.

Todos estos eventos lo pueden obligar a usted a hacer ajustes en su vida. A menos que usted pueda descargar con frecuencia el estrés y las tensiones, puede correr un peligro mucho mayor de contraer enfermedades físicas y mentales.

Dado a que usted no puede controlar muchos de los grandes eventos de su vida, trate de controlar las cosas que sí pueda. El hecho de que haya un gran cambio en su vida, no quiere decir que todo lo demás también tenga que cambiar. Siga haciendo las actividades que hacía antes de que sucediera el cambio.

No todo el estrés es dañino. El estrés positivo lo puede animar a hacer cosas creativas e ingeniosas. Pero cuando los cambios y las exigencias de la vida lo abruman, el estrés negativo es el que lo empieza a afectar. Este capítulo contiene técnicas específicas que usted puede usar para controlar el estrés en su vida y que le ayudarán a sentirse lo mejor posible.

Cómo afecta el estrés al cuerpo

Las reacciones físicas inmediatas al estrés siempre son las mismas:

- El corazón late más rápido para enviar sangre a los músculos y al cerebro.

- Sube la presión de la sangre.

- La respiración se vuelve más rápida.

- La digestión se vuelve más lenta.

- Se suda más.

- Las pupilas se ponen más grandes.

- La persona siente una corriente de fuerza física.

Cuando algo nos alarma o nos asusta, ciertas glándulas del cuerpo sueltan sustancias químicas que, junto con las puntas de los nervios, producen las reacciones que acabamos de mencionar. El resultado es que el cuerpo se pone tenso, alerta y listo para reaccionar. Para la gente primitiva, estas reacciones eran una ventaja porque las preparaban para luchar contra el peligro que las amenazaba o para huir de él. Hoy en día, nuestros cuerpos reaccionan de la misma manera, aunque esta reacción ya no es tan útil porque no simplemente podemos luchar o huir (aunque a veces nos gustaría hacerlo).

Nuestros cuerpos se mantienen en estado de alerta hasta que sienten que el peligro ha pasado. Cuando el peligro o la causa de la alarma desaparece, el cerebro les avisa a las glándulas y ellas dejan de producir las sustancias químicas que causaron la reacción. Entonces el cuerpo regresa a su estado normal.

Los problemas con el estrés suceden cuando el cerebro no avisa que ya todo está bien. Si el estado de alarma dura demasiado tiempo, usted comienza a sufrir de estrés o tensión constante. Esto puede producirle muchos problemas de salud.

Cómo reconocer el estrés

Puede ser difícil reconocer o admitir que el estrés está afectando su salud. Si usted puede aprender a estar pendiente de sus efectos y a actuar de inmediato para combatirlos, usted podrá controlar su estrés.

Las señas del estrés son: dolor de cabeza, cuello tieso, dolor de espalda, respiración rápida, palmas sudorosas, malestar del estómago, etc. Usted puede enojarse y molestarse por cualquier cosa. Puede que pierda la paciencia más seguido y que le grite a su familia sin ninguna razón. Quizás tenga el pulso más rápido y se sienta nervioso o muy cansado todo el tiempo. Tal vez le cueste trabajo concentrarse.

Cuando le den estos síntomas, dese cuenta de que son señas de estrés y busque formas de combatirlos. A veces ayuda por lo menos entender por qué uno está de mal humor. Éste puede ser el primer paso para resolver el problema. A fin de cuentas, lo que más afecta su salud no es el estrés en sí, si no su manera de enfrentarse a él.

Cómo controlar el estrés

Algunas personas se tratan de relajar fumando, tomando alcohol o pastillas, o comiendo demasiado. Éstas cosas sólo empeoran la salud. En vez de recurrir a ellas, aprenda a controlar su estrés. Usted lo puede lograr usando el cuerpo para calmar la mente y la mente para calmar el cuerpo.

La tensión nerviosa afecta nuestros sentimientos y emociones. Al expresar estos sentimientos a otras personas, los podemos entender y controlar mejor. Las personas que se entienden bien con su pareja o con un buen amigo tienen alguien que les puede ayudar a controlar el estrés en sus vidas.

El llanto también puede aliviar las tensiones. Es una de las cosas que nos ayuda a mantener nuestra salud emocional. A algunas personas también les ayuda escribir o hacer trabajos manuales o artísticos (cerámica, pintura, etc.).

El ejercicio es la respuesta natural al estrés; es la reacción normal al impulso de luchar o huir. El caminar a buen paso aprovecha el pulso rápido y los músculos tensos causados por el estrés, y descarga la energía acumulada. Después de una caminata larga, el nivel de estrés será menor y más fácil de controlar.

El resto de este capítulo habla sobre las técnicas (exceptuando el ejercicio) que usted puede usar para resistir mejor el estrés, y para controlar mejor las cosas que le causan tensión en su vida, pero que usted no puede eliminar.

Técnicas para calmarse y relajarse

Además de las otras cosas que haga para controlar el estrés, algo que le será muy útil son las técnicas de relajación. Estas técnicas tienen el efecto contrario que la reacción de luchar o huir. Mientras aprende estas técnicas, es necesario que evite toda distracción.

Quizás necesite un poco de práctica para acostumbrarse a estas técnicas. Pero una vez que haya entrenado a su cuerpo y a su mente a relajarse (en dos o tres semanas), usted podrá hacerlo en cualquier momento que lo desee.

De los muchos métodos de relajación y meditación que existen, los tres siguientes son los más sencillos y efectivos. Le recomendamos que los haga dos veces al día, como por 20 minutos. Escoja un lugar donde no lo molesten ni lo distraigan.

Respiración en ondas

La meta de este ejercicio de respiración es aprender a usar los pulmones plenamente y a estar consciente del ritmo de su respiración. Esta técnica se puede hacer en cualquier posición, pero para aprenderla es mejor acostarse boca arriba, con las rodillas dobladas.

1. Póngase la mano izquierda sobre la barriga y la mano derecha sobre el pecho. Fíjese cómo se le mueven las manos cuando toma y cuando suelta aire.

2. Practique a respirar con la parte de abajo de los pulmones. Si lo hace bien, su mano izquierda subirá cuando usted tome aire, mientras que

su mano derecha no se moverá. Siempre tome aire por la nariz y suelte aire por la boca.

3. Cuando usted haya llenado y vaciado la parte de abajo de sus pulmones de 8 a 10 veces fácilmente, añada el segundo paso a su respiración: llene primero la parte de abajo de sus pulmones como antes, pero luego siga tomando aire para llenar también la parte de arriba. Cuando lo haga, su mano derecha subirá y la izquierda bajará un poco a medida que se le hunda la barriga.

4. Al soltar el aire lentamente por la boca, haga un sonido bajo (como ssshhh) mientras que le bajan primero la mano izquierda y luego la derecha. Mientras suelta el aire, sienta como la tensión abandona su cuerpo y usted se relaja más y más.

5. Practique a tomar y soltar el aire de esta manera de tres a cinco minutos. Note cómo el movimiento de la barriga y del pecho es como de olas marinas que suben y bajan a cierto ritmo. Practique este ejercicio todos los días, durante varias semanas, hasta que pueda realizarlo en casi cualquier lugar donde esté. Así tendrá usted una técnica de relajación instantánea en cualquier momento que la necesite.

ADVERTENCIA: Algunas personas se marean las primeras veces que tratan de respirar en ondas. Si usted comienza a hiperventilarse o se marea, respire más lentamente. Póngase de pie despacio.

Relajación progresiva de los músculos

El cuerpo reacciona a pensamientos o situaciones difíciles poniendo los músculos tensos o apretados, lo cual puede causar dolor o molestias. La relajación profunda de los músculos reduce la tensión del cuerpo, y también la ansiedad mental. Usted puede usar una cinta grabada que le ayude a recorrer todos los grupos de los músculos para relajarlos. O simplemente puede poner tenso y luego relajar cada grupo de músculos. La relajación progresiva de los músculos sirve para combatir los problemas de salud relacionados con el estrés y, a menudo, le ayuda a la gente a dormirse.

Instrucciones para relajar los músculos

Nota: Le recomendamos que grabe las siguientes instrucciones o que busque a alguien que pueda leerle las instrucciones lentamente.

Escoja un lugar donde se pueda acomodar a gusto, como un piso alfombrado, por ejemplo.

Respire profundamente y aguante la respiración mientras apriete cada grupo de músculos de 4 a 10 segundos (hágalo con fuerza pero no hasta que le dé un calambre). Luego suelte la respiración mientras relaja los músculos. En ciertos puntos (que indicamos en las instrucciones) repase cada grupo de músculos y relaje cada uno un poco más.

Cómo apretar los diferentes grupos de músculos:

1. Haga puños con **las manos** y apriételos con fuerza.

2. Estire **las muñecas y los antebrazos** y doble las manos hacia atrás.

3. Haga puños con las manos, doble los codos y luego apriete los bíceps.

4. Encoja **los hombros**.

Repase el área de los brazos y los hombros.

5. Arrugue mucho **la frente**.

6. Para apretar el área alrededor de los ojos, ciérrelos lo más fuerte que pueda. (Quítese los lentes de contacto antes de empezar este ejercicio).

7. Sonría de oreja a oreja para apretar **las mejillas y la quijada**.

8. Para apretar el **área alrededor de la boca**, cierre los labios con fuerza.

Repase el área de la cara.

9. Para apretar **la nuca**, empuje la cabeza con fuerza hacia atrás.

10. Para apretar **la parte delantera del cuello**, tóquese el pecho con la barbilla.

Repase el área del cuello y de la cabeza.

11. Tome un respiro profundo, aguántelo y luego suelte el aire. Esto sirve para apretar **el pecho**.

12. Levante **la espalda** del piso arqueándola.

13. Meta el estómago y haga como un nudo fuerte.

Repase el área del pecho y del estómago.

14. Apriete y junte **las nalgas**. Esto también aprieta **las caderas**.

15. Apriete **los muslos** con fuerza.

16. Para apretar **las pantorrillas,** doble las puntas de los pies hacia la cara, como si quisiera tocar con ellas la cabeza.

17. Luego doble las puntas de los pies y encoja los dedos hacia abajo.

Repase el área de la cintura para abajo.

18. Cuando haya terminado, vuelva en sí por completo contando al revés del 5 al 1.

Nota: Cuando grabe o alguien le lea las instrucciones para relajarse, le recomendamos que repita cada vez que hay que respirar profundamente, aguantar la respiración, al apretar los músculos y luego soltarla al relajarse. Por ejemplo, la primera instrucción sería: "Respire profundamente. Aguante la respiración, haga puños con las manos y apriételos con fuerza. Ahora suelte la respiración y relájese." Asegúrese de grabar o pedir que le lean las instrucciones *lentamente*.

La relajación

La relajación es lo opuesto a la reacción natural del cuerpo de ponerse tenso o apretado. Con la relajación, el corazón late más despacio, la respiración se vuelve más lenta, baja la presión de la sangre y se calma la tensión de los músculos.

Técnica de relajación (adaptada del Dr. Herbert Benson):

1. Siéntese, tranquilamente en una posición cómoda, con los ojos cerrados.

2. Respire profunda y lentamente y relaje los músculos de la cara, el cuello, los hombros, la espalda, el pecho, el estómago, las nalgas, las piernas, los brazos y los pies. (Vea la página 287.)

3. Fíjese cómo está respirando. Ya que se haya podido concentrar en la respiración, empiece a decir "uno" (o cualquier otra palabra o frase), en voz baja o en voz alta, cada vez que suelte el aire. Haga todo lo posible por respirar profundamente desde la barriga (usando los músculos del diafragma) y no sólo desde el pecho. En vez de concentrarse en repetir una palabra, usted puede fijar la mirada y concentrarse en cualquier objeto que no se mueva. O concéntrese en cualquier otra cosa que le dé resultado. Lo importante es que no deje que su mente se distraiga o se ponga a pensar en cosas que lo preocupan.

4. Siga concentrándose de 10 a 20 minutos. A medida que tenga pensamientos que lo distraigan, no les preste atención. Simplemente deje que se vayan de su mente.

5. Quédese sentado en silencio por varios minutos, hasta que esté listo para abrir los ojos.

6. Fíjese en cómo ha cambiado su respiración y su pulso.

No se preocupe si logra (o no) relajarse profundamente. Lo importante de este ejercicio es permanecer calmado y no dejar que sus pensamientos lo distraigan, pero que se vayan como olas en la playa.

Practique esta técnica de relajación, de 10 a 20 minutos, una o dos veces al día. Si quiere practicar después de comer, deje que pasen por lo menos dos horas antes de empezar. Cuando ya tenga una rutina, se le hará fácil relajarse con esta técnica.

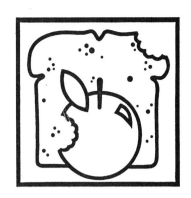

Nutrición

En este capítulo le damos recomendaciones sobre cómo comer bien y cómo ayudar a sus hijos a acostumbrarse a comer bien también. Los niños aprenderán mejor por medio de su ejemplo, así que practiquen juntos a comer de un modo saludable.

Siete consejos para comer bien

(Recomendaciones para la dieta norteamericana, Departamento de Agricultura de los Estados Unidos, 1990)

1. Coma una buena variedad de alimentos. Coma a diario las siguientes clases de alimentos:

• Cereales, tortillas de maíz, panes y otros productos enriquecidos o de grano integral

• Verduras

• Frutas

• Leche, queso y yogur

• Carnes, pollo, pescado, huevos, tofu, frijoles y chícharos (arvejas)

2. Manténgase a un peso saludable. Vea la página 303.

3. Coma una dieta baja en grasas, grasas saturadas y colesterol. Las grasas tienen el doble de calorías por gramo que cualquier otro alimento. Una dieta alta en grasas aumenta su riesgo de contraer una enfermedad del corazón y algunos tipos de cáncer. Vea la página 296.

4. Coma bastantes verduras, frutas y alimentos de granos. Los alimentos más nutritivos son las verduras, las frutas, los granos y los alimentos ricos en almidones (papas, yuca, arroz, fideos, etc.). Vea la página 292.

5. No coma mucho azúcar. Los azúcares (dulces, pasteles, etc.) contienen pocos minerales, vitaminas y fibra, si es que los tienen del todo. Vea la página 295.

6. No use demasiada sal (sodio). A algunas personas, la sal les sube la presión de la sangre. Vea la página 301.

7. No tome mucho alcohol porque tiene muchas calorías y no es nada nutritivo. Los hombres no deben tomar más de dos bebidas alcohólicas al día, y las mujeres no deben tomar más de una. Una bebida alcohólica equivale a 12 onzas de cerveza, 5 onzas de vino, o 1½ onzas de alcohol destilado (vodka, ginebra, tequila, etc.).

Un plan básico para comer bien

Coma cada día una buena variedad de los alimentos que aparecen en la "pirámide de alimentos" en la página siguiente. Coma más de los grupos de "panes y cereales" y "frutas y verduras" que de cualquier otro grupo. La mayoría de las personas que siguen este plan obtienen todas las vitaminas, los minerales y las otras sustancias nutritivas que sus cuerpos necesitan. Además, a estas personas no les cuesta mucho trabajo controlar su peso.

Panes, tortillas, cereales y almidones

Al contrario de lo que la gente cree, el pan, las tortillas, las papas, el arroz y los fideos ¡no engordan! Estos alimentos hacen provecho.

Los alimentos con almidón son hidratos de carbono y tienen menos de la mitad de calorías por gramo que las grasas. Los alimentos con almidón que no han sido procesados (granos integrales, verduras) también son ricos en vitaminas, minerales, fibra y agua.

Estos tipos de alimentos sólo engordan cuando se les añaden grasas. En vez de ponerles crema o mantequilla a las papas, pruébelas con yogur descremado o con salsa (de jitomate, cebolla, cilantro y chile). A los fideos póngales salsas hechas con verduras frescas y tomates.

Frutas y verduras

Las frutas y las verduras frescas son muy nutritivas. Son buenas fuentes de vitaminas, minerales y fibra y además contienen poca grasa. Varias frutas y

---

Frutas y verduras que protegen contra el cáncer

Las frutas y las verduras son una parte importante de la buena nutrición. Son buenas fuentes de fibra, sobre todo si se comen crudas. Una dieta rica en fibra puede protegerlo contra el cáncer del colon. Muchas frutas y verduras contienen vitaminas A y C, que protegen contra algunos tipos de cáncer. Las zanahorias, los duraznos, los chabacanos (albaricoques), los mangos, las papayas, los camotes, los melones y el bróculi son buenas fuentes de vitamina A. La vitamina C se encuentra en las frutas cítricas, como las naranjas, y en los melones, las fresas, los chiles, el bróculi y los tomates.

Las verduras como la col (repollo), el bróculi y la coliflor, parecen dar protección contra varios tipos de cáncer.

El Instituto Nacional del Cáncer (National Cancer Institute) recomienda que usted coma por lo menos cinco porciones al día de frutas y verduras para reducir su riesgo de contraer cáncer.

Guía para la buena alimentación

Los granos (panes, tortillas, cereales, arroz, fideos) forman la base de una dieta saludable. Los tamaños de las porciones son: 1 rebanada de pan, 1 onza de cereal, media taza de arroz o de fideos cocidos.

Coma bastantes frutas y verduras. Los tamaños de las porciones son: ¾ de taza de jugo de fruta o jugo de verduras, media taza de frutas o verduras crudas, enlatadas o cocidas, media manzana o medio plátano, 1 taza de espinacas crudas o verduras parecidas.

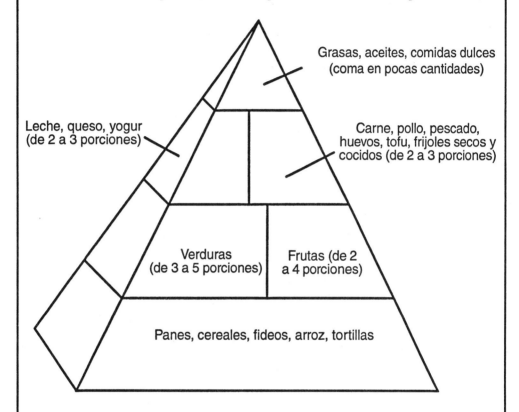

Pirámide de alimentos
(Departamento de Agricultura de los Estados Unidos)

Coma más pescado, pollo o pavo y frijoles hervidos (como por ejemplo, frijoles de olla) para comer menos grasas. Los tamaños de las porciones: de 2 a 3 onzas de carne cocida sin gordo, pollo o pescado, media taza de frijoles cocidos, 1 huevo, 2 cucharadas de crema de cacahuate.

Use productos de leche descremados o bajos en grasa. Los tamaños de las porciones son: 1 taza de leche o yogur, de 1½ a 2 onzas de queso, media taza de requesón.

Coma alimentos de la punta de la pirámide sólo en pequeñas cantidades. Ejemplos: aceite para cocinar, mantequilla o manteca, bocadillos salados y grasosos, bebidas alcohólicas, dulces.

verduras contienen mucha vitamina A y también C, sobre todo las naranjas y otras frutas cítricas, el bróculi, los camotes, el melón, la papaya, los mangos, los chiles, las zanahorias, la espinaca y otras verduras de hojas verdes. Por eso, comer muchas frutas y verduras ayuda a proteger contra el cáncer y las enfermedades del corazón.

Las frutas y las verduras son más nutritivas cuando se comen crudas o poco cocidas. Cocine las verduras al vapor o en el horno microondas para que retengan más vitaminas.

Fibra

Aunque la fibra no contiene vitaminas ni minerales, es importante para una buena salud. Hay dos tipos de fibra.

Los productos de granos integrales contienen un tipo de fibra que no se disuelve. Junto con los líquidos, este tipo de

fibra estimula al colon para que mueva los excrementos por los intestinos. Sin fibra, los excrementos se mueven muy lentamente. Esto aumenta el riesgo de estreñimiento, cáncer del colon y de los intestinos, y diverticulosis (una condición dolorosa del intestino).

Las frutas, los frijoles, los chícharos (arvejas) y otras legumbres, y la avena contienen un tipo de fibra que sí se disuelve y que ayuda a bajar el nivel de colesterol. Esto a su vez reduce el riesgo de tener una enfermedad del corazón. La fibra de las legumbres también puede ayudar a mantener un buen nivel de glucosa en la sangre.

¿Necesita usted comer más fibra? Si sus excrementos son blandos y salen con facilidad, lo más probable es que usted coma suficiente fibra. Pero si sus excrementos son duros y difíciles de pasar, quizás le ayude comer más fibra y tomar más agua. Para mayor información sobre el estreñimiento, vea la página 46.

Para aumentar la fibra en su dieta:

- Coma por lo menos cinco porciones de frutas y verduras al día. Coma frutas que tienen cáscara y semillas que también se comen: higos, manzanas, peras, tunas, fresas, ciruelas y duraznos. Cuando coma bróculi o espárragos, cómase los tallos y no sólo las puntas.

- Coma panes, fideos, tortillas y cereales de granos integrales. El primer ingrediente de la etiqueta debe ser harina de trigo integral (*whole wheat flour*, en inglés). Si nada más dice harina de trigo, eso quiere decir que el producto es de harina blanca, la cual casi no tiene fibra.

Los pequeños cambios pueden hacer una gran diferencia

Usted no tiene que cambiar toda su dieta de una sola vez. Empiece con un cambio fácil y apéguese a él. Luego vaya haciendo otros cambios poco a poco.

- Compre sólo pan integral.

- Compre sólo leche descremada o del 1% de grasa.

- Use menos aceite para cocinar.

- Coma pescado por lo menos dos veces a la semana.

- Cómase una verdura cruda en el almuerzo.

- Tómese un vaso extra de agua cada mañana.

- Coma más frijoles, lentejas y chícharos cocidos.

- Las palomitas de maíz son altas en fibra. Pero tenga cuidado de no añadirles aceite, mantequilla o sal.

Agua

Una forma fácil de mejorar su dieta es tomando más agua. Las personas activas necesitan como dos litros de agua al día. Las personas que hacen ejercicio regularmente, necesitan aún más agua. Si usted bebe otros líquidos, no necesita tanta agua, pero el agua sola es lo mejor.

La cafeína

No hay evidencia definitiva de que sea dañino tomar un poco de cafeína regularmente (dos o tres tazas de café o de refresco al día).

La cafeína es sólo un poco enviciante. Si usted de repente trata de bajar la cantidad que bebe, quizás sufra de dolores de cabeza. Es mejor bajar la cantidad poco a poco.

Azúcar

¿Qué tiene de malo el azúcar? El azúcar proviene de un vegetal (remolachas o caña de azúcar), es bastante barato, sabe bien y no contiene grasas. ¿Puede ser tan malo el azúcar?

El mayor problema del azúcar es que no contiene vitaminas, minerales ni fibra. El azúcar no es más que cristales de puras calorías.

A usted no le hará daño comer un poco de azúcar. Pero si come demasiado, o bien subirá de peso, o no comerá suficientes de los otros alimentos nutritivos

---

Dulcificantes o "azúcares" artificiales

Aunque los dulcificantes artificiales ayudan a evitar el azúcar, para perder peso es más importante comer menos grasas. No use alimentos endulzados artificialmente para poder comer más alimentos altos en grasas.

De que se sepa, el *aspartame* (NutraSweet) y la sacarina no causan ningún problema de salud, pero los efectos de su uso a largo plazo todavía no se conocen. Úselos lo más poco que pueda.

---

que necesita. El azúcar también puede picar los dientes.

- Quizás usted coma ciertos productos que contienen azúcar sin darse cuenta. Lea las etiquetas del yogur con frutas, las latas y otros productos envasados. Busque ingredientes que terminan en "*-ose*" (en inglés), como *dextrose*, *fructose*, *sucrose*, *lactose* y *maltose*. Todas éstas son formas de azúcar. El almíbar es otra forma común de azúcar.

- No coma muchos alimentos que contengan azúcar como uno de los primeros ingredientes.

- Escoja cereales que contengan seis gramos o menos de azúcar añadida por porción.

- A los postres que haga en casa, les puede poner menos azúcar: hasta la mitad de lo que pida la receta, sin que cambie la consistencia.

- Cómase una fruta dulce en vez de un postre con azúcar.

• Todos los azúcares son básicamente iguales. La miel y el azúcar moreno no son mejores que cualquier otro tipo de azúcar.

Grasas

El 37 por ciento de las calorías de la dieta promedio en los Estados Unidos proviene de grasas, mantequilla, margarina, manteca, crema, mayonesa o aceites. Las grasas tienen más del doble de calorías por gramo que los carbohidratos o las proteínas.

El Departamento de Agricultura de los Estados Unidos recomienda que menos del 30 por ciento de las calorías de la dieta de una persona provengan de grasas. El cambiar de una dieta que contenga 37 por ciento de grasas a una que contenga 30 por ciento, puede retrasar el desarrollo de enfermedades del corazón, reducir el riesgo de contraer cáncer y mejorar su dieta en general. Pero, ¿es eso suficiente?

Muchos científicos piensan que inclusive un 30 por ciento de grasas en la dieta es demasiado para que el corazón se mantenga saludable. Una dieta con un 20 por ciento de grasas será aún más efectiva para evitar problemas del corazón. Y una dieta con un 10 por ciento de grasas, junto con otros cambios de hábitos, podría inclusive revertir la acumulación de arteriosclerosis en las arterias. Sin embargo, puede ser muy difícil mantener una dieta con sólo un 10 por ciento de grasas.

Quizás usted quiera fijarse una meta de cuánta grasa incluir en su dieta, basándose en sus riesgos de tener problemas del corazón. Un especialista en nutrición puede ayudarle a planear sus comidas, para que usted pueda alcanzar su meta.

15 maneras sencillas de comer menos grasas:

Cuando coma carne:

1. Coma más pollo, pavo y pescado. Si come carne roja (de res, de puerco, etc.), escoja cortes de carne con poca grasa, como lomo, bistec de tapa, filete o ternera sin gordo.

2. Quite todo el gordo que se vea en la carne antes de guisarla. Al pollo y al pavo les puede quitar el pellejo antes o después de guisarlos.

3. En vez de freír la carne, ásela u hornéela.

4. En una comida, coma sólo una porción de carne de dos o tres onzas.

5. A veces, en lugar de carne coma platillos hechos con frijoles y otras legumbres, tortillas, arroz y otros granos.

Cuando use productos de leche:

6. Compre leche descremada o leche del 1%.

7. Escoja quesos bajos en grasas, hechos con leche descremada: queso suizo, Jarlsberg, queso blanco o añejo, mozzarella o ricotta (requesón). Busque

---

La regla del 80-20

Si usted disfruta de buena salud, no tiene que comer una dieta perfecta. Si come alimentos sanos el 80 por ciento del tiempo, no le hará daño comer alimentos grasosos o altos en calorías el resto del tiempo.

---

los quesos tipo cheddar o Monterey Jack descremados o bajos en grasas (*non-fat* y *low-fat*).

8. En vez de usar crema o crema agria use requesón y yogur descremados. También puede comprar crema agria y queso crema descremados.

Cómo calcular el porcentaje de grasas en los alimentos

Cada gramo de grasa tiene 9 calorías. Para calcular qué porcentaje de las calorías de una comida proviene de grasas, multiplique los gramos de grasa por 9 y luego divida por el número total de calorías. Multiplique el resultado por 100 para obtener el porcentaje.

Por ejemplo, una taza (8 onzas) de leche del 2% contiene 5 gramos de grasa y un total de 130 calorías:

$$\frac{5 \text{ gramos de grasas x 9 calorías/gramo}}{130 \text{ gramos}}$$

= 35% de las calorías vienen de grasas

Las nuevas etiquetas de las comidas indican qué porcentaje de su total diario de grasas contiene una porción de la comida.

Por ejemplo, una comida que tiene 6 gramos de grasas por porción, provee el 10 por ciento del total diario de grasas de una dieta de 2,000 calorías.

Coma verduras, frutas y granos bajos en grasas junto con las comidas que tengan más grasas, para balancear su dieta.

Cuando cocine:

9. A las verduras cocínelas al vapor, saltéelas con menos de una cucharada de aceite o cuézalas en vino o consomé desgrasado. Coma frijoles de olla (hervidos y sazonados) en vez de frijoles refritos.

10. Cocine en sartenes con cubiertas de teflón o añada el aceite ya que la sartén esté caliente. Así, necesitará usar menos aceite.

11. Dele sabor a las verduras con hierbas y especias, en vez de mantequilla y salsas grasosas, o pruebe los productos *Butter Buds* o *Molly McButter*.

12. Vea cómo salen algunas de sus recetas si les pone menos aceite del que piden. Quizás necesite aumentar otros líquidos. Use puré de manzana en vez de aceite o mantequilla cuando haga pasteles y galletas.

13. En general, es mejor que hierva, hornee o ase la comida en vez de freírla. Por ejemplo, en vez de huevos estrellados es mejor que coma huevos duros o tibios. Si quiere freír algo es mejor que use aceite vegetal en vez de manteca.

En general:

14. Trate de no comer galletas saladas o dulces, papas fritas, chicharrones y totopos, y margarinas hechas con aceite hidrogenado, aceite de palma o de coco, o mantequilla de cacao.

15. Coma bastantes comidas con almidón para llenarse (frutas, verduras, granos, panes, tortillas, fideos, papas, etc.).

16. A las ensaladas póngales sólo un poquito de jugo de limón, o aderezos y mayonesas sin grasa.

Colesterol

El colesterol es una sustancia como cera que el cuerpo humano produce y que también se encuentra en los alimentos que vienen de animales. Las células necesitan algo de colesterol para poder funcionar. Desafortunadamente, si uno tiene demasiado colesterol, éste se va juntando en las arterias. Los depósitos de colesterol (arteriosclerosis) son la causa principal de los ataques al corazón y los derrames cerebrales.

La cantidad de colesterol en su sangre le puede indicar qué tan alto es su riesgo de tener un problema del corazón o una embolia. Entre más colesterol tenga en la sangre, mayor es su riesgo. Otros factores que afectan su riesgo son la cantidad que fuma, su historia médica familiar y la diabetes (si la tiene).

A pesar de todo, no todo el colesterol es dañino. Hay un colesterol "malo", llamado *LDL*, y un colesterol "bueno", el *HDL*.

Dos tipos de colesterol

El colesterol LDL se reparte por todo el cuerpo. Una lipoproteína lo recoge en el hígado y lo lleva a todas las células. Cuando las células ya no pueden aceptar más colesterol, éste se deposita en las paredes de las arterias. Si usted tiene mucho colesterol LDL en la sangre, corre un mayor riesgo de tener una enfermedad del corazón o una embolia (derrame cerebral).

El colesterol HDL se une a otro tipo de lipoproteína que recoge todo el colesterol extra de la sangre y lo lleva al hígado. Si usted tiene mucho colesterol HDL en la sangre, su riesgo de tener una enfermedad del corazón y un derrame es menor.

Prueba de colesterol

Se sugiere que las personas entre 40 y 65 años de edad vayan a que les hagan una prueba de colesterol cada cinco años. Después de los 65 años de edad, el colesterol alto ya no es un buen indicador de su riesgo de tener una enfermedad del corazón. Se recomienda que usted vaya a que le hagan una prueba de colesterol antes de los 40 años de edad, si usted corre un mayor riesgo de tener una enfermedad del corazón debido a cualquiera de los siguientes factores:

• Parientes cercanos que han tenido un ataque al corazón a una edad relativamente joven (su padre o un hermano antes de los 55 años de edad; su madre o una hermana antes de los 65 años)

• Fuma cigarrillos actualmente

• Tiene presión alta de la sangre (más de 140/90) o está tomando medicinas para la presión alta

• Tiene diabetes

Niveles de colesterol total

El Programa Nacional de Educación sobre el Colesterol clasifica los niveles de colesterol total así:

• Menos de 200 mg/dL: saludable

• 200-239 mg/dL: moderado riesgo

• 240 mg/dL o más alto: de alto riesgo

Sin embargo, el riesgo de contraer una enfermedad del corazón depende de muchos factores, no sólo de sus niveles de colesterol. Aunque muchas personas se preocupan más que nada por el colesterol, para algunas de ellas sería más efectivo e importante dejar de fumar, hacer más ejercicio y controlarse la presión alta.

Si su colesterol total es alto, quizás sería útil que le midieran los otros tipos de colesterol (*HDL* y *LDL*) sobre todo antes de pensar en usar medicinas para reducir el colesterol. La mayoría de la gente no necesita más que una dieta baja en grasas para reducir su nivel de colesterol. Una dieta baja en grasas, además de ayudar a reducir el colesterol, puede

---

Cómo revertir un mal del corazón

El comer una dieta baja en grasas y cambiar ciertos hábitos pueden parar, e inclusive revertir, el progreso de una enfermedad del corazón y además ayudar a despejar las arterias que estén tapadas por la arteriosclerosis.

Los participantes de una investigación científica siguieron una dieta vegetariana con menos del 10 por ciento de calorías provenientes de grasas y sin cafeína. También dejaron de fumar, hicieron 30 minutos de ejercicio por los menos seis días de la semana y practicaron una técnica de relajación durante una hora al día (respiración profunda, estiramiento, relajación muscular progresiva, etc.). Después de un año, más del 80 por ciento de los participantes habían perdido peso, reducido su colesterol y lo más importante es que habían reducido el bloqueo en sus arterias.

---

ayudar a controlar la diabetes y la presión alta y puede disminuir el riesgo de tener ciertos tipos de cáncer.

Las medicinas para reducir el colesterol son riesgosas y pueden tener efectos secundarios peligrosos. Por eso, sólo deben usarlas las personas que corren un riesgo muy grande de tener un problema del corazón. Si usted tiene entre 40 y 65 años de edad, corre un riesgo muy alto de tener problemas del corazón y encuentra que una dieta baja en grasas no basta para reducirle el colesterol, entonces quizás sea recomendable que tome una medicina para bajar el colesterol.

Cómo reducir su nivel de colesterol

• Coma menos grasas en general. Una dieta alta en grasas aumenta el colesterol, por eso no basta consumir menos colesterol en sí. También hay que disminuir el consumo total de grasas. Vea la página 296.

• Use aceite para cocinar (como aceite de maíz, soya, girasol o semillas de algodón) y úselo lo más poco que pueda.

• Coma de dos a tres porciones de pescado a la semana. La mayoría de los pescados contienen ácidos grasos de tipo omega-3, que ayudan a disminuir el colesterol y los triglicéridos (un tipo de grasas) en la sangre. En general, el pescado que tiene la carne más oscura como la caballa (*mackerel*, en inglés), la trucha de lago, el arenque (*herring*, en inglés), el salmón y el halibut tienen más aceites omega-3. Todavía no se sabe mucho acerca del valor o los riesgos de tomar cápsulas o jarabes de aceite de pescado.

- Haga más ejercicio. El ejercicio aumenta el nivel del colesterol bueno (HDL).

- Deje de fumar. Eso puede aumentar su nivel de colesterol bueno y reducir su riesgo de tener un problema del corazón.

- Si pesa de más, adelgace. El perder aunque sea de 5 a 10 libras (2 a 4 kilos) puede aumentar su nivel de colesterol bueno, y a la vez bajar su colesterol total.

- Coma más fibra soluble (frutas, verduras y avena) para bajar su colesterol total. Vea la página 294.

- Aprenda a cambiar su dieta para comer menos grasas, por medio de una clase o consultando a un especialista en nutrición.

Proteína

La proteína es importante para mantener sanos los músculos, los tendones, los huesos, la piel, el cabello, la sangre y los órganos internos. La mayoría de los adultos en este país comen toda la proteína que necesitan.

Aquí es raro que alguien tenga una dieta sin suficiente proteína. Si usted come productos de animales (leche, queso, huevos, pescado, carne) su dieta tendrá suficientes proteínas. Aunque no coma ningún producto animal, usted puede obtener toda la proteína que necesita, comiendo una buena variedad de verduras, legumbres, frutas, panes y cereales.

Vitaminas

Las vitaminas son elementos muy pequeños que no se ven y que no tienen calorías, pero que son muy necesarios para la buena salud.

La mayoría de las personas pueden obtener todas las vitaminas que necesitan para estar sanas si comen una buena variedad de alimentos de la "pirámide de alimentos" de la página 293.

Si usted come menos de 1500 calorías al día, quizás deba tomar dosis bajas de vitaminas y minerales.

Minerales

Los minerales ayudan a controlar el equilibrio de agua, las hormonas, las enzimas, las vitaminas y los fluidos en el cuerpo. La mejor manera de obtener todos los minerales que usted necesita es comiendo una buena variedad de alimentos.

Hasta la fecha, se han encontrado 60 minerales en el cuerpo. De éstos, 22 son esenciales para la salud. Los que mejor entendemos son el calcio, el sodio y el hierro.

Calcio

El calcio es el mineral que más se necesita para tener huesos fuertes. El calcio es especialmente importante para el crecimiento de los niños y para las mujeres, sobre todo en los años cuando es más fácil fortalecer los huesos, o sea entre la adolescencia y el comienzo de la década de los 30 años de edad. Una dieta rica en calcio ayuda a que los huesos se formen y se mantengan fuertes y sanos. También ayuda a las mujeres a evitar la osteoporosis, que puede dar después de la menopausia. Vea la página 88.

Problemas para digerir leche

Algunas personas no pueden digerir bien el azúcar de la leche, llamada lactosa, porque sus cuerpos no producen suficiente lactasa (la sustancia que ayuda en esa digestión). Después de tomar leche o de comer sus productos, la persona puede sentirse inflada y tener gases, calambres y diarrea.

Si usted tiene este problema, quizás estos consejos le ayuden:

• Coma productos de leche sólo en pequeñas cantidades.

• Beba leche solamente con comidas.

• A muchas personas el queso no les causa síntomas porque al ser procesado, el queso pierde la mayor parte de la lactosa. Vea si a usted le cae bien el queso.

• Los yogures hechos con cultivos activos causan menos molestias. (Busque las palabras *active cultures* en la etiqueta.)

• Compre leches especiales o tabletas de enzimas (como LactAid y Dairy-Ease). Se consiguen en muchos supermercados.

• Si no puede tolerar leche en ninguna forma, incluya en su dieta otros alimentos ricos en calcio. Vea la información en la página 300.

• Puede que usted necesite tomar pastillas de calcio (dependiendo de qué tan grave sea su problema). Consulte a su médico.

Los niños de 1 a 10 años de edad necesitan 800 mg. de calcio al día. Los jóvenes y los adultos necesitan de 800 a 1200 mg. al día. Una taza de leche descremada contiene como 313 mg. de calcio. El yogur descremado o semidescremado contiene 442 mg. por taza. Otras buenas fuentes de calcio son el bróculi, las verduras de hojas verdes, las tortillas y el queso (escoja uno con poca grasa).

Aunque es mejor obtener el calcio de los alimentos, las pastillas de dosis bajas de calcio también pueden ayudar a mantener los huesos fuertes. Una tableta de 500 mg. de TUMS (marca registrada de carbonato de calcio) provee como 200 mg. de calcio. Unas cuantas tabletas de TUMS al día pueden ayudar a un adulto a obtener todo el calcio que necesita. Pero esto no es recomendable. Es mejor comer alimentos ricos en calcio como leche y sus productos, tofu, leche de soya, bróculi, verduras de hojas verdes y jugo de naranja enriquecido con calcio.

Sodio

La mayoría de la gente consume mucho más sodio del que necesita. Nuestros cuerpos sólo necesitan 500 mg. de sodio al día. Cualquier cantidad mayor de 2500 mg. al día probablemente es excesiva.

A algunas personas, el exceso de sodio les causa presión alta de la sangre. Si usted no es sensible al sodio, quizás la sal no le sea un problema. Vea la página 40.

La sal es la fuente más conocida de sodio. Como el 40 por ciento de la sal

Guía de vitaminas y minerales para el consumidor

Las investigaciones actuales indican que las vitaminas que uno obtiene de los alimentos pueden evitar algunas enfermedades. Pero todavía no se sabe si las pastillas de vitaminas hacen lo mismo. Sin embargo, si decide tomar vitaminas y minerales, quizás los siguientes consejos le sean de ayuda:

• Compre pastillas que tengan un buen balance de vitaminas y minerales en vez de una sola vitamina o mineral, a menos que se lo haya recetado un doctor. Un exceso de cualquier vitamina o mineral puede ser tóxico y afectar la capacidad del cuerpo de usar otras vitaminas y minerales.

• Escoja pastillas que provean aproximadamente el 100 por ciento de la cantidad recomendada (*RDA*, en inglés) de cada vitamina y mineral.

• No tome mucho más del 100 por ciento de la cantidad recomendada de ninguna vitamina o mineral. Esto es importante sobre todo para los minerales y las vitaminas A, D, E y K. Como el cuerpo almacena los minerales y esas vitaminas en particular, las dosis muy grandes se pueden acumular hasta alcanzar niveles tóxicos.

• No tome vitaminas y minerales en pastillas para compensar por una mala dieta. Es importante comer bien.

• Las vitaminas caras, de marcas conocidas, o las que venden de casa en casa, no son mejores que las de marca genérica, o las de la marca de una tienda.

• Fíjese en la fecha de vencimiento.

es sodio puro. Algunos alimentos que no saben salados también pueden tener sodio, como el queso tipo *cheddar* y las comidas enlatadas o envasadas. El sodio también es uno de los ingredientes principales del polvo para hornear, del bicarbonato de sodio y del glutamato monosódico (*MSG*, en inglés), que se encuentra en algunas comidas chinas y en productos envasados. Lea las etiquetas.

Si quiere comer menos sal o sodio:

• Cuídese de las salsas y condimentos ya preparados, de las comidas congeladas, las sopas enlatadas y los aderezos para ensalada. Por lo general, todos estos productos contienen mucho sodio. Los productos marcados "*low sodium*" (bajos en sodio) contienen menos de 140 mg. de sodio por porción.

• Coma bastantes frutas y verduras frescas o congeladas. Estos alimentos tienen muy poco sodio.

• No ponga el salero en la mesa, o use un salero que suelte muy poca sal. Otra alternativa es usar un poco de Lite Salt (marca registrada) u otro sustituto de sal.

• Mida siempre la sal en las recetas y use la mitad de lo que se pida.

Hierro

Se necesitan cantidades pequeñas de hierro para producir hemoglobina, la sustancia que acarrea el oxígeno en la sangre. Los adultos necesitan aproximadamente de 10 a 15 mg. de hierro al día. Las personas que pierden sangre debido a úlceras o reglas muy fuertes, o que toman regularmente aspirina, anticoagulantes (como por ejemplo, Coumadin) o medicinas para la artritis, pueden necesitar más hierro. Una prueba de sangre económica puede determinar si usted necesita más hierro.

Para aumentar el hierro en su sangre:

- La vitamina C le ayuda a absorber más hierro de los alimentos. Beba un vaso de jugo de naranja o de otra fruta cítrica y coma un plato de cereal enriquecido con hierro. Este tipo de cereal contiene por lo menos 25 por ciento de la cantidad de hierro recomendada para un día.

- Coma carne, pollo o pescado junto con las verduras. El hierro de las carnes mejora la absorción del hierro que se encuentra en las verduras.

Un sustituto de sal

Mezcle y ponga en un salero:

½ cucharadita de pimienta roja

½ cucharadita de polvo de ajo

1 cucharadita de cada uno de los siguientes ingredientes:

Albahaca (*basil*)

Pimienta negra (*black pepper*)

Macís o macia (*mace*)

Mejorana (*marjoram*)

Polvo de cebolla (*onion powder*)

Perejil (*parsley*)

Salvia (*sage*)

Ajedrea (*savory*)

Tomillo (*thyme*)

Pastillas de hierro

Las personas que comen menos de 1500 calorías al día, tal vez necesiten tomar pastillas de vitaminas y minerales con hierro. Para la mayoría de las personas, no es peligroso tomar 20 mg. o menos de sulfato ferroso (u otra forma ferrosa de hierro) al día. Sin embargo el hierro en exceso puede causar diferentes problemas médicos u ocultar problemas que se estén desarrollando. No tome más de 20 mg. sin consultar a su doctor. Tome las pastillas con jugo de naranja u otro jugo cítrico. Mantenga las pastillas de hierro fuera del alcance de los niños.

Anemia debida a falta de hierro

Cualquier pérdida crónica de sangre agota el depósito de hierro en el cuerpo y produce anemia. La palidez y el cansancio son dos señas de este tipo de anemia. Se necesita una prueba de sangre para confirmar el diagnóstico, porque la anemia también se puede deber a otras causas.

Un peso saludable

Hay gente de todas formas y tamaños. La forma y el tamaño de su cuerpo dependerá de factores como la herencia, el ejercicio y los alimentos que usted coma.

Préstele atención a su salud, no a cuánto pesa

El comer bien y disfrutar de las actividades físicas sin preocuparse demasiado por el tamaño de su cuerpo son claves para la buena salud. Aunque el sobrepeso sí aumenta sus riesgos de tener una enfermedad del corazón, diabetes o una embolia, es más importante crearse hábitos saludables que tratar de tener un peso determinado o un cuerpo con cierta forma.

Si usted come alimentos nutritivos, bajos en grasas y hace más actividades físicas regularmente, quizás pierda algo de peso. Pero lo más importante es que tendrá algunos hábitos saludables que podrá mantener toda la vida.

El ejercicio ayuda

El ejercicio hecho regularmente da fuerza, energía y una sensación de bienestar general. Además, el ejercicio le puede ayudar a mantenerse a un peso saludable.

Hasta los pequeños esfuerzos por hacer algo de ejercicio cada día, o cada otro día, pueden tener un gran efecto en su vida. Escoja un ejercicio que le guste para que lo pueda seguir haciendo por mucho tiempo. Incluso una caminata de cinco minutos al día es un buen comienzo. Vaya haciendo más ejercicio, según pueda.

El ejercicio da fuerza

Cuando usted esté adelgazando, el ejercicio le ayudará a formar músculos sin grasa. Uno de los problemas principales con las "dietas" es que si uno no hace ejercicio cuando está a dieta, perderá tanto grasa como músculo. No se ha demostrado que el hacer dieta en general sea saludable, y el perder peso sin hacer ejercicio puede ser dañino. Las personas que están a dieta, muchas veces se sienten débiles y cansadas. Si usted quiere perder peso, incluya en su plan un programa regular de ejercicio.

Alergias a alimentos

Menos del uno por ciento de los adultos tienen verdaderas alergias a alimentos. Casi todas las malas reacciones se deben a intolerancias a ciertos alimentos, reacciones a aditivos en las comidas, o a envenenamiento con la comida. La mayoría de las verdaderas alergias son a legumbres, nueces, mariscos, huevos, trigo o leche. Una reacción alérgica a un alimento puede producir un choque alérgico. Vea la página 101.

Piense en amamantar a su bebé por lo menos durante los primeros seis meses, si alguno de los padres padece de alergias de cualquier tipo, incluyendo fiebre del heno. Los niños alimentados con leche de pecho padecen de menos alergias a alimentos que los bebés alimentados con biberón. Si usted va dándole nuevos alimentos sólidos a su bebé, de uno en uno y poco a poco, será más fácil hallar cualquier alergia que tenga. Los niños con frecuencia superan sus alergias a alimentos más o menos a los seis años de edad. Si su niño era alérgico a algún alimento cuando era más pequeño, trate de volver a dárselo cuando sea un poco mayor (a menos que la reacción haya sido muy fuerte).

Nunca pase hambre

Quizás usted piense que una buena manera de perder peso es saltándose una comida. No lo es. Si usted pasa hambre, aunque sea por unas cuantas horas, puede que le baje el ritmo del metabolismo. Esto probablemente hará que usted coma más después. Tómese su tiempo para saborear la comida y coma tranquilamente.

Trate de comer menos grasas, no necesariamente menos calorías

Coma una buena variedad de alimentos nutritivos y bajos en grasas. Trate de comer más frutas, verduras y menos grasas, en vez de contar calorías. Para consejos sobre cómo comer menos grasas, vea la página 296.

Pídale a sus amigos su apoyo

Lo que sus familiares y amigos acostumbran comer, también afecta lo que usted come. Pídale a sus familiares y amigos que:

- Lo animen a usted a respetarse a sí mismo sin importar cuánto pese.

- En las fiestas incluyan una variedad de alimentos nutritivos y de actividades que todos puedan disfrutar.

- Incluyan en las comidas platillos bajos en grasas. Y también sirvan agua y bocadillos bajos en grasas.

- Sirvan porciones pequeñas y no insistan en que coma más.

- Lo acompañen a caminar, a nadar o a hacer otra actividad divertida.

Sea positivo y optimista

Tenga orgullo de sí mismo y de todos sus esfuerzos por comer bien y hacer ejercicio. Recuerde que lo importante no es su apariencia ni su peso, sino el hecho de que lleve una vida sana.

Nutrición para los niños

- Organice la dieta de su familia de modo que coman muchos granos integrales, frutas, verduras, productos de leche bajos en grasas y carnes con poco gordo. Sírvales una variedad de comidas, pero no insista en que un niño se coma algo que no le gusta. Su niño puede decidir por sí mismo cuánto comer. Respete sus deseos.

- No les dé mucho azúcar ni dulces a los bebés y niños chiquitos. Sus hijos pueden aprender a disfrutar alimentos que son dulces pero también nutritivos, como las frutas.

- No use la comida como recompensa o castigo.

Cree un ambiente al tamaño de su niño

Imagínese cómo sería comer en la mesa de un gigante. Así es como un niño se siente cuando come en una mesa grande para adultos, sentado en una silla para adultos.

- Consígale una sillita a su niño que lo ponga a una buena altura en la mesa y dele cubiertos para niños. Pero déjelo que coma con los dedos hasta que pueda agarrar fácilmente los cubiertos.

- Déle platos chicos y porciones más pequeñas (una cucharada por cada año de edad es una buena norma). Deje que el niño pida más comida si la quiere.

Bocadillos nutritivos

Los niños pequeños tienen estómagos pequeños, pero necesitan muchas calorías. Por eso deben comer bocadillos nutritivos entre comidas.

- Algunos bocadillos buenos son las frutas y los jugos de fruta, las zanahorias y otras verduras crudas servidas con aderezo sin grasa, el cereal, el yogur, el queso y la sopa.

- Cuando les dé galletas y otros postres a sus niños, escoja los que tengan menos grasas y sean más nutritivos. Dos buenos ejemplos son las galletas de higo y las de avena con pasitas.

- Sirva las comidas y los bocadillos a un horario regular. No les dé bocadillos a los niños muy cerca de la hora de comer para que no les quiten el hambre.

Diabetes

El cuerpo convierte en glucosa los almidones, azúcares, grasas y proteínas que uno come. La glucosa es un azúcar que el cuerpo usa para darse energía. La insulina es una hormona producida por el páncreas que controla la cantidad de glucosa en la sangre. Sin insulina, el cuerpo no puede usar o almacenar glucosa y como resultado ésta queda en la sangre.

La diabetes tipo I da cuando el páncreas no produce suficiente insulina. Este tipo de diabetes generalmente empieza durante la niñez o la adolescencia, pero puede aparecer a cualquier edad. Las personas con diabetes del tipo I necesitan inyectarse insulina todos los días.

La diabetes del tipo II da cuando las células del cuerpo se vuelven resistentes a la insulina. Como resultado, las células pueden usar menos insulina de lo normal en cualquier momento dado. Este tipo de diabetes es más común entre los adultos, especialmente entre los que pesan de más y son mayores de 40 años.

Muchas personas con diabetes del tipo II pueden controlar el nivel de azúcar en su sangre, controlando cuánto pesan, haciendo ejercicios regularmente y siguiendo una dieta balanceada. Algunas pueden necesitar inyecciones de insulina o pastillas para bajar el nivel de azúcar en su sangre.

Los siguientes factores aumentan el riesgo de padecer de diabetes del tipo II:

- Ser mayor de 40 años

- Pesar demasiado

- Tener parientes que padecen o han padecido de diabetes

- Ser de origen afroamericano, hispánico (latinoamericano), o indígena (de Norteamérica)

Las señas de la diabetes son bastante generales y por sí mismas no son muy alarmantes. Incluyen:

- Mucha sed

- Ganas frecuentes de orinar

- Más ganas de comer

- Pérdida de peso que no se puede explicar

- Cansancio

- Infecciones de la piel

- Heridas que tardan en sanar

- Vaginitis que se repite

- Dificultad para tener erecciones

- Visión borrosa

- Hormigueo o entumecimiento en las manos o en los pies

Se necesita una prueba de sangre para diagnosticar la diabetes. Las pruebas para medir el azúcar en la sangre son económicas y de muy bajo riesgo. Pregúntele a su doctor si debe comer o ayunar antes del examen.

Prevención

Actualmente, no existe ningún método o ninguna forma para prevenir la diabetes del tipo I.

La mayoría de la gente puede reducir su riesgo de tener diabetes del tipo II haciendo ejercicio regular y diario (vea el Capítulo 17) y manteniéndose a un peso saludable.

Tratamiento en casa

- Tenga fe en que usted puede controlar la diabetes. La diabetes requiere que usted haga cambios notables en sus hábitos y costumbres por muchos años. Quizás al principio esto le parezca imposible. Pero si va haciendo un solo cambio a la vez, pronto tendrá un mejor control sobre su vida y su diabetes.

- Cuídese bien los pies. Las personas con diabetes tienen problemas con los nervios y con la circulación en los pies. Por eso es más fácil que les

den infecciones allí. Trate de no cortarse ni rasparse los pies. Si tiene cualquier llaga o herida, atiéndala pronto.

- Hágase exámenes regulares de la vista. La diabetes puede causar cambios en los ojos que no tienen síntomas hasta que están bastante avanzados. El tratamiento a tiempo puede retrasar el avance de estos problemas y salvar su visión.

- Coma una dieta sana. Ésta le ayudará a controlar el nivel de azúcar en su sangre y a mantenerse a un peso saludable. Trate de comer alimentos bajos en grasas y de seguir las otras recomendaciones de este capítulo.

- Haga ejercicio aeróbico regularmente. Le ayudará a controlar el azúcar en su sangre, a reducir su riesgo de tener enfermedades del corazón y a controlar su peso. Usted y su doctor pueden determinar juntos cómo afecta su nivel de actividad los niveles de glucosa en su sangre y qué medicinas necesita (si es que las necesita del todo).

- Observe su diabetes cuidadosamente por 30 días y apunte la siguiente información:

  ○ La hora y el contenido de cada comida

  ○ El tipo y la cantidad de ejercicio que hace

  ○ Qué tan cansado o animado se siente

  ○ Si tiene un monitor de glucosa en casa, revísese el nivel de azúcar en la sangre por lo menos una vez al día. Hágalo a diferentes horas cada día.

Sus observaciones le ayudarán a entender cómo reacciona su cuerpo a diferentes alimentos y al ejercicio. Con esta información usted podrá controlarse la diabetes toda la vida.

• Controle sus medicinas. Si le recetan medicinas para controlar el azúcar en la sangre, tómelas como se lo indiquen. Si no toma suficiente medicina tendrá más azúcar en la sangre de lo normal; si toma demasiada medicina, tendrá menos azúcar de lo normal. A medida que mejore su dieta y vaya haciendo más ejercicio, quizás deje de necesitar la medicina o necesite menos. Hable de esto con su médico.

• Todos los centros médicos de Kaiser tienen Departamentos de Educación para la Salud que ofrecen recursos o información sobre la diabetes. También tienen especialistas en nutrición que le pueden dar consejos sobre dietas o alimentación y enfermeras que pueden enseñarle a controlar su diabetes.

Cuándo llamar a Kaiser Permanente

• Si una persona con diabetes pierde el conocimiento.

• Si a una persona con diabetes, le dan señas de tener el azúcar alto en la sangre:

  ◦ Ganas frecuentes de orinar

  ◦ Mucha sed

  ◦ Mala visión

  ◦ Respiración rápida

  ◦ Aliento que huele a fruta

• Si, después de comer algo con azúcar, la persona sigue teniendo las señas de que el azúcar en su sangre está bajo:

  ◦ Cansancio, debilidad, náusea

  ◦ Hambre

  ◦ Visión doble o borrosa

  ◦ Corazón que late con fuerza

  ◦ Confusión, irritabilidad, apariencia de estar borracho

• Si quiere que le hagan una prueba de glucosa en la sangre porque sospecha que tiene diabetes.

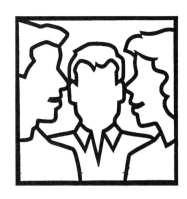

Capítulo 19

La salud mental

Los problemas de la salud mental son bastante parecidos a los problemas de la salud física. Algunos se pueden evitar; otros se quitan solos con un poco de cuidado y tratamiento en casa; y algunos requieren atención profesional.

Este capítulo está organizado en dos secciones. La primera sección titulada "El cuidado propio" habla sobre algunos problemas comunes de la salud mental y emocional. También describe lo que usted puede hacer en casa y cuándo debe conseguir ayuda profesional. La segunda sección, "El bienestar mental", describe cómo puede usted usar su mente y sus emociones para mejorar su salud.

El cuidado propio

La ciencia médica está descubriendo que los problemas de la salud mental muchas veces tienen una causa física. Ya no se piensa que los problemas

psicológicos sean debilidades o defectos del carácter.

Hoy en día, sabemos que los problemas mentales pueden empezar cuando un estrés emocional (como la muerte de un ser querido) causa desequilibrios químicos en el cerebro. Aunque algunas personas pueden aguantar más estrés que otras, las enfermedades mentales pueden afectar a cualquiera.

Como la causa de los problemas de la salud mental es tanto física como psicológica, muchas veces se necesitan tanto el cuidado en casa como la atención profesional. La meta es reducir el estrés y reponer el equilibrio químico normal en el cerebro.

Cuándo y cómo conseguir ayuda profesional

Este capítulo no habla sobre todos los problemas de la salud mental. Si usted tiene síntomas emocionales que le preocupan y que no mencionamos aquí, llame a su profesional de la salud. En general, es una buena idea conseguir ayuda profesional cuando:

- Un síntoma se vuelve agudo o empieza a interferir en su vida diaria.

- Un síntoma que interfiere en su vida se convierte en un hábito que usted no puede cambiar por sí mismo.

- Los síntomas se vuelven numerosos, afectan todas las áreas de su vida y no responden a sus cuidados en casa.

- Usted piensa que el suicidio es la única salida posible.

Hay muchas personas y recursos que le pueden ayudar a resolver sus problemas mentales.

Su médico de familia: Los problemas mentales pueden tener causas físicas. Su doctor puede repasar su historia médica y sus medicinas para buscar alguna clave. Él o ella entonces puede darle consejos, recetarle una medicina o recomendarle otros recursos.

Los psiquiatras: Los psiquiatras son doctores que se especializan en enfermedades mentales. Estos doctores recetan medicinas, recomiendan tratamientos médicos y a veces hacen psicoterapia.

Los psicólogos, trabajadores sociales y consejeros: Estos profesionales tienen entrenamiento especial para ayudar a las personas a resolver sus problemas emocionales. Ellos ayudan a las personas a identificar, entender y superar emociones y pensamientos molestos o inquietantes.

Cómo encontrar la psicoterapia apropiada

He aquí algunos consejos que le pueden ayudar a encontrar la psicoterapia que sea más adecuada para usted.

- Llame al Departamento de Salud Mental de su centro médico Kaiser Permanente.

- Pídale a alguien de confianza que le dé una referencia.

- Consulte a los especialistas de salud mental para que le ayuden a determinar cuál es su verdadero problema y a hacer un plan para resolverlo.

- Para empezar, base su tratamiento principalmente en lo que usted mismo puede hacer.

- Pregunte si tiene la opción de asistir a un grupo de psicoterapia.

- Cultive amistades especiales. También únase a un grupo de apoyo, o a uno de los grupos de asesoramiento en que los compañeros se aconsejan entre sí. El comprender y aceptar sus problemas pueden ayudarle a resolverlo.

- Pruebe un programa del tipo de Alcohólicos Anónimos, si lo que tiene es un vicio (alcohol, drogas, etc.). Estos programas generalmente son gratis, efectivos y existen en casi todas las comunidades.

Los curas y pastores: Muchas personas consultan a su cura u otro líder religioso de su comunidad cuando tienen grandes angustias o inquietudes. Muchas personas dedicadas a la vida religiosa tienen entrenamiento profesional para tratar problemas mentales, pero otras no.

Grupos de apoyo: Grupos de personas que se juntan para tratar problemas mentales de todo tipo.

Clases de educación para la salud: La mayoría de los centros de Kaiser Permanente ofrecen clases sobre diferentes temas como el manejo del estrés, el control de la ira y varios otros.

El abuso del alcohol y de las drogas

El uso excesivo o abuso de las bebidas alcohólicas y de otras drogas es un problema bastante común, que es muy caro y que puede causar o empeorar muchos problemas médicos.

El abuso del alcohol

Una persona tiene un **problema con el alcohol** si el beber afecta su salud o su vida diaria. Una persona se vuelve **alcohólica** cuando su cuerpo o su mente empieza a depender del alcohol.

El tomar alcohol en exceso y a largo plazo daña el hígado, los nervios, el corazón, el cerebro y el estómago. También aumenta la presión de la sangre y causa problemas sexuales y cáncer. El abuso del alcohol también puede hacer que la persona se vuelva violenta, se accidente, se aparte de los demás y tenga dificultades en la casa y en el trabajo.

Las personas que tienen un problema con el alcohol pueden negar que tienen ese problema. Necesitan beber más y más cada vez para poder emborracharse. A veces pierden el conocimiento y tienen cambios en la personalidad. También pueden tener problemas en el trabajo, con su familia o con la ley por beber. Los alcohólicos a veces beben a escondidas o a prisa, solos o a cualquier hora del día. Cuando dejan de beber, les pueden dar temblores.

No toda la gente abusa del alcohol de la misma manera. Algunas personas se emborrachan todos los días. Algunas beben mucho a ciertas horas o en ciertos días, como los fines de semana. Otras pueden pasar mucho tiempo sin tomar y luego se emborrachan por semanas o meses.

Señas del uso de drogas

- Ojos rojos, dolor de garganta, tos seca y cansancio (suponiendo que no tenga alergias).

- Cambios notables en los hábitos de dormir o de comer.

- Cambios de humor, hostilidad o comportamiento abusivo.

- Problemas en el trabajo o en la escuela; muchas ausencias.

- Pérdida de interés en sus actividades favoritas.

- La persona se aparta de los demás o cambia de amigos.

- La persona roba, miente y tiene malas relaciones con su familia.

Una persona que tiene una dependencia física del alcohol puede tener muchos problemas si deja de tomar de repente (como temblores, sudores, alucinaciones, convulsiones y delirio). Cuando el abuso del alcohol se convierte en un vicio, se vuelve muy difícil dejarlo sin ayuda. A veces hay que internar al alcohólico en el hospital para hacerle una desintoxicación médica.

El abuso de las drogas

El **abuso de drogas** incluye tanto el uso de marihuana, cocaína, heroína u otras drogas ilegales, como el abuso de medicinas recetadas por los médicos. Algunas personas empiezan a usar drogas para sentirse bien, o para escaparse de sus tensiones y problemas emocionales.

Los tranquilizantes, los sedantes, los analgésicos (calmantes para el dolor) y las anfetaminas son las medicinas que más se abusan (a veces sin darse cuenta). Las mujeres corren un mayor riesgo, porque más de dos tercios de todos los tranquilizantes se les recetan a mujeres.

Una persona se vuelve adicta cuando su cuerpo o su mente "necesita" una droga o una medicina. Quizás usted no se dé cuenta de que se ha enviciado con una droga hasta que trate de dejarla de repente, y eso le cause síntomas molestos. En ese caso, será necesario ir reduciendo la dosis de la droga poco a poco, hasta que pueda dejar de tomarla por completo.

¿Está usted enviciado?

Muchas personas negarán que tienen un problema con el alcohol, las drogas o las medicinas. Las preguntas del cuadro de la página 313, "¿Tiene usted un vicio dañino?" pueden ayudarle a reconocer un problema, ya sea en sí mismo o en otra persona.

Si contesta que sí a dos o más preguntas, hay la posibilidad de que tenga un problema con el alcohol, las drogas o las medicinas. Quizás necesite conseguir ayuda.

Prevención

- Fíjese si está muy tenso o nervioso. Trate de entender y resolver las causas de la depresión, la ansiedad o la soledad. No use alcohol ni drogas para escaparse de sus problemas.

- Si bebe, hágalo con prudencia: menos de dos bebidas alcohólicas al día para los hombres y menos de una bebida alcohólica para las mujeres. Una bebida alcohólica equivale a 12 onzas de cerveza, 5 onzas de vino o 1½ onzas de vodka, tequila u otro licor fuerte.

- Sirva bebidas que no sean alcohólicas en las fiestas y las comidas.

- Pregúntele a su farmacéutico (boticario) o a su doctor si alguna de las medicinas que está tomando podría ser enviciadora. Tenga cuidado sobre todo con los analgésicos, los tranquilizantes, los sedantes y las píldoras para dormir. Siga las instrucciones y nunca tome más de la dosis recomendada.

- No use regularmente medicinas para dormir, perder peso o calmarse los nervios, sin la supervisión cuidadosa de su médico. Busque soluciones que no requieran medicamentos.

- No deje de tomar ninguna medicina de repente, a menos que su médico se lo recomiende. Algunas medicinas provocan síntomas muy graves si uno deja de tomarlas de repente.

- No beba alcohol cuando esté tomando medicinas. El alcohol puede reaccionar con muchas medicinas y causar complicaciones serias.

Tratamiento en casa

- Reconozca las primeras señas del enviciamiento con el alcohol, a las drogas o a las medicinas. Vea la página 311.

¿Tiene usted un vicio dañino?

Responda honestamente a las siguientes preguntas. Conteste que "sí" si la frase describe algo que sea cierto para usted en relación al alcohol o a las drogas (incluyendo medicinas, drogas ilegales y cualquier sustancia que afecte su estado de ánimo).

1. ¿Ha decidido alguna vez dejar de tomar bebidas alcohólicas o de usar drogas más o menos por una semana, pero sólo lo pudo hacer por unos cuantos días?

2. ¿Le molestan los consejos de otras personas que tratan de hacer que usted deje de usar o use menos alcohol y drogas?

3. ¿Ha tratado alguna vez de controlar su uso de alcohol y drogas cambiando de un tipo de bebida o droga a otro?

4. ¿Envidia a personas que pueden tomar alcohol o usar drogas sin meterse en líos?

5. ¿Ha perjudicado su uso de alcohol o drogas sus relaciones familiares, su trabajo, su seguridad al manejar, o cualquier otro aspecto de su vida?

6. ¿Ha estado ausente del trabajo por tomar alcohol o usar drogas alguna vez durante el año pasado?

7. ¿Se dice a sí mismo que puede dejar el alcohol o las drogas cuando usted quiera?

8. ¿A veces se emborracha mucho o usa muchas drogas?

9. ¿Ha perdido el conocimiento alguna vez por tomar alcohol o usar drogas?

10. ¿Ha sentido alguna vez que su vida sería mejor si usted no tomara alcohol o usara drogas?

Si responde que "sí" a dos o más de estas preguntas, quizás tenga usted un problema con el alcohol o las drogas. De ser así, hable con un profesional de la salud.

- Vaya a una junta de Alcohólicos Anónimos (un grupo dedicado a ayudar a sus miembros a dejar el alcohol).

- Si a usted le preocupa la manera en que otra persona bebe o usa drogas o medicinas:

  - Ayúdelo a apreciarse a sí mismo y a reconocer lo que vale como persona. Ayúdelo a ver cómo puede triunfar en la vida, sin la necesidad del alcohol ni las drogas. Muéstrele que lo apoyará en sus esfuerzos por cambiar.

  - Nunca ignore el problema. Hable de él como de cualquier otro problema médico.

  - Pregúntele si aceptaría ayuda. No se desanime si le dice que no la primera vez. Siga preguntándole. Si alguna vez la persona acepta, busque ayuda ese mismo día. Llame a un profesional de la salud o a Alcohólicos Anónimos para hacer una cita de inmediato.

  - Asista a algunas reuniones de *Al-Anon*, que es un grupo de apoyo para los familiares y los amigos de las personas alcohólicas. Infórmese sobre este programa.

Cuándo llamar a Kaiser Permanente

- Si contesta que "sí" a dos o más preguntas del cuadro en la página 313 ("¿Tiene usted un vicio dañino?").

- Si reconoce que tiene un problema con el alcohol, las drogas o alguna medicina y está dispuesto a aceptar ayuda. Hay programas en que puede internarse y también programas ambulatorios, o sea de consultas externas.

La ira y la hostilidad

La ira (el enojo) le avisa al cuerpo que se prepare para una pelea. La hostilidad es estar preparado para pelear todo el tiempo.

Cuando usted se enoja, el cuerpo descarga adrenalina y otras hormonas en la sangre. También sube la presión de la sangre. La hostilidad continua mantiene alta la presión y puede aumentar su riesgo de un ataque al corazón y de otras enfermedades. El ser hostil también lo aparta de otras personas.

Tratamiento en casa

- Fíjese cuándo empieza a enojarse. No ignore su ira hasta que explote.

- Halle la causa de su ira.

- Exprese su ira de una manera saludable:

  - Hable con un amigo.

  - Dibuje o pinte un cuadro para descargar su enojo.

  - Salga a caminar o a correr un poco.

  - Vea si le ayuda gritar en un lugar donde nadie lo oiga.

  - Escriba en un diario.

  - Cuente hasta 10. Dese un poco de tiempo para dejar que le baje el nivel de adrenalina.

- Use frases que empiecen con "yo" y no con "tú", para hablar de lo que le molesta. Por ejemplo, diga: "Yo me enojo cuando no consigo lo que necesito", en vez de decir: "Tú haces que me enoje cuando no tomas en cuenta mis necesidades".

- Perdone y olvide. El perdonar ayuda a bajar la presión de la sangre y a aflojar los músculos para así poder sentirse más relajado.

- Quizás le ayude leer libros sobre la ira.

- Para mayor información sobre la ira o el enojo y el comportamiento violento, vea la página 323.

Cuándo llamar a Kaiser Permanente

- Si su enojo ha causado o podría causar que haga algo violento o que se lastime a usted mismo o alguien más.

- Si el enojo o la hostilidad afecta su trabajo o sus relaciones con su familia o con sus amigos.

Angustia, ansiedad o "susto"

Es normal sentirse a veces preocupado, angustiado y nervioso. Todas las personas se preocupan o se angustian de vez en cuando. Sin embargo, no es normal que la angustia lo abrume e interfiera con su vida diaria.

Las señas de la angustia pueden ser físicas y emocionales.

Señas físicas:

- Temblores o sacudidas
- Tensión y dolores de los músculos
- Inquietud o desasosiego
- Cansancio
- Insomnio, pesadillas
- Jadeo o latidos rápidos del corazón
- Manos frías y húmedas, sudores

Señas emocionales

- Sentirse agitado y nervioso
- Preocuparse demasiado
- Temer que algo malo vaya a pasar
- No poder concentrarse
- Sobresaltarse o asustarse a menudo
- Estar irritable, agitado o nervioso
- Estar triste todo el tiempo

Es normal asustarse o ponerse nervioso en ciertas situaciones. Pero esos sentimientos deben desaparecer cuando la situación que los provoque se resuelva.

Muchas personas, incluyendo niños y jóvenes, tienen trastornos de angustia sin que se pueda hallar la causa que los produzca.

Dos tipos comunes de trastornos de angustia son las fobias y las crisis de angustia. Las fobias son miedos irracionales e incontrolables a lugares, objetos o situaciones comunes y corrientes. Las crisis de angustia son episodios repentinos de miedo y ansiedad intensos, que duran de 15 a 20 minutos. En la mayoría de los casos no se puede indentificar la causa del pánico. Algunas de las señas físicas que pueden dar con una crisis de angustia son: hiperventilación, temblores, latidos fuertes del corazón y una sensación de desmayo. El cuidado en casa, junto con el tratamiento profesional, pueden ayudar a controlar estos trastornos.

Tratamiento en casa

Los siguientes consejos le ayudarán a calmar las angustias comunes. También se pueden combinar con la atención médica en casos más difíciles.

- Reconozca y acepte las angustias que le causen situaciones o temores específicos. Luego dígase a sí mismo: "Está bien, ya sé cuál es el problema. Ahora voy a resolverlo".

- Cuídese bien el cuerpo:

  - El ejercicio y los masajes alivian la tensión.

  - Practique técnicas de relajación. Vea la página 286.

  - Descanse lo suficiente. Si tiene problemas para dormir, vea la página 321.

  - No fume, no coma chocolate y evite las bebidas con alcohol o cafeína. Todas estas cosas empeorarán sus angustias.

- Mantenga su mente ocupada:

  - Haga algo que le agrade, como ir a una película divertida o dar una caminata.

  - Planifique su día. El tener demasiado o muy poco que hacer puede causarle angustia.

- Apunte sus síntomas y hable sobre ellos con un amigo. El confiar en otras personas a veces calma la tensión.

- Ayude a los demás. El apartarse de los demás hace que las cosas parezcan peores de lo que son.

Cuándo llamar a Kaiser Permanente

- Si sus angustias interfieren con su vida diaria.

- Si sus angustias le están molestando mucho y el tratamiento en casa no le ayuda.

- Si sus síntomas son agudos y no le hace efecto una semana de tratamiento en casa.

- Si le dan crisis fuertes y repentinas de angustia o de miedo con síntomas físicos (temblores, sudores) sin que haya una razón aparente de sus temores.

- Si tiene miedos muy fuertes e irracionales a lugares, objetos o situaciones comunes que afectan su vida diaria.

- Si sufre de pesadillas o recuerdos de eventos traumáticos.

- Si no puede estar seguro de que ha hecho ciertas cosas (como por ejemplo, haber apagado la estufa) aunque las revise varias veces. También llame si tiene hábitos compulsivos que están afectando sus actividades diarias.

Depresión

La mayoría de las personas sufren de depresión en algún momento en su vida. Hay varios grados de depresión. Puede ser desde un problema leve hasta una enfermedad que amenaza la vida. La depresión es curable. A muchas personas, el tratamiento les puede cambiar la vida por completo.

La ciencia médica está entendiendo cada vez mejor la depresión. La mayoría de los casos serios de depresión se deben a un desequilibrio de las sustancias químicas (neurotransmisores) en el cerebro. Hay muchas cosas que pueden provocar dicho desequilibrio:

• Pérdida de un ser querido o de algo que se estima mucho

• Tensión crónica o un evento que cause mucha tensión

• Enfermedad grave

• Reacciones a medicinas

• Alcoholismo, abuso de drogas, demencia (locura) y otros problemas de salud mental

• La falta de luz del día durante el invierno puede causarles a algunas personas un tipo de depresión llamada "depresión de invierno". Vea la página 318.

Algunas personas, por herencia, corren un mayor riesgo de padecer de desequilibrios químicos en el cerebro. Por fortuna, hay tratamientos efectivos para éstas y otras personas que pueden sufrir de depresión.

¿Tristeza o depresión?

Si ha tenido cuatro o más de los siguientes síntomas casi todos los días, por más de dos semanas, quizás tenga usted depresión:

• Tristeza, ansiedad o desesperación

• Falta de interés o de gusto en sus pasatiempos o actividades usuales

• Cambios de apetito, o ganancia o pérdida de peso sin ninguna explicación

• Dolores frecuentes de espalda, y de cabeza, problemas del estómago u otros malestares que no se quitan con tratamiento

• Insomnio o mucho sueño

• Fatiga, cansancio y falta de energía

• Inquietud o irritabilidad

• Sentimientos de inutilidad o de culpa

• Incapacidad para concentrarse, recordar cosas o tomar decisiones

• Pensamientos frecuentes sobre el suicidio o la muerte

Para los casos leves de depresión, puede bastar el tratamiento en casa (vea la página 318). No obstante, si existe el riesgo de que la persona se suicide, o si el tratamiento en casa no ayuda a levantarle el ánimo en dos semanas, llame a un profesional de la salud. Con asesoramiento profesional y medicinas, además del tratamiento en casa se pueden tratar con éxito la mayoría de los casos de depresión.

Todo el mundo se pone triste de vez en cuando. Para decidir qué hacer, quizás le ayude entender qué tan profunda es su tristeza. La sección llamada "¿Tristeza o depresión?" de la página 317, puede ayudarle a decidir si sufre o no de depresión.

El estar triste no siempre quiere decir que usted vaya a tener una depresión muy fuerte. Las malas noticias y las decepciones pueden hacer que usted se ponga triste, quizás por varios días. Esto es normal, siempre y cuando la tristeza no se vuelva permanente. El pesar o la pena también pueden causar una tristeza normal. Vea la página 319.

Tratamiento en casa

Usted puede recuperarse aunque esté muy deprimido. Quizás pueda curarse con sus propios cuidados en casa. Y aún en los casos más serios, los cuidados en casa pueden reforzar el tratamiento profesional.

- A la primera seña de depresión, hable con un familiar o con un amigo de confianza. Cuando uno se siente deprimido, puede perder la capacidad de verse claramente a sí mismo. Su amigo o familiar puede ayudarle a ser más realista.

- Piense qué es lo que podría estar causando o empeorando su depresión:

  ◦ ¿Podría deberse a alguna medicina? Repase con un farmacéutico o un doctor todas las medicinas que esté tomando, sean de receta o no.

  ◦ Si es invierno o usted no ha estado afuera en el sol, vea la información sobre la depresión de invierno en el cuadro a la derecha.

Depresión de invierno

Ha ido aumentando la evidencia (todavía no hay resultados definitivos) de que la falta de sol durante el invierno puede causarles depresión a algunas personas. Algunas señas de este tipo de depresión son los períodos de tristeza, cambios en los hábitos de dormir, fatiga crónica y ganas de comer dulces y comidas ricas en almidones. Si usted nota que le dan estas señas en el invierno, quizás le sirva hacer lo siguiente:

- Cuando haya sol, salga y póngase en el sol un rato. (Protéjase la piel; lo importante es que los ojos estén expuestos al sol.)

- Si puede, vaya de vacaciones a algún lugar soleado.

- A algunas personas les sirve la terapia de luz. Ésta consiste en sentarse, de una a cinco horas al día, frente a luces fluorescentes especiales. Muchas veces la depresión se empieza a quitar después de la primera semana de tratamientos diarios.

Los Institutos Nacionales de la Salud (*National Institutes of Health*) recomiendan que la terapia de luz sea supervisada por un profesional médico, porque todavía es un método nuevo para tratar la depresión de invierno.

- Sea activo. Muchas veces ayuda entretenerse y distraerse con el trabajo, los pasatiempos o lo que sea. Lo importante es no estar sin hacer nada.

- Haga ejercicio con regularidad. Por lo menos, dé caminatas largas. Éstas ayudan a aclarar la mente.

- Trate de reírse. La risa, como el ejercicio, puede ayudarle a sentirse mejor.

- Estímese más a sí mismo. Vea la sección sobre el bienestar mental en este capítulo.

La pena

La pena (pesar o aflicción) es un proceso natural que le permite a la persona adaptarse a un cambio o una pérdida importante. La pena puede expresarse física o emocionalmente y puede tener algunos de los mismos síntomas que la depresión. Los siguientes consejos pueden ayudar a facilitar el proceso de la pena:

- No trate de evitar su pena. Piense en sus recuerdos, escuche música nostálgica y lea cartas viejas. Tómese todo el tiempo que necesite.

- No se aguante el llanto. Si puede, solloce.

- Hable sobre su pena con un amigo. Si su amigo le dice "que ya es tiempo de que olvide su pena", hable con alguien que sea más comprensivo. Un cura o un pastor también le puede ayudar a comprender y a aceptar su pérdida.

- Si usted quiere hablar abiertamente sobre su pérdida con sus amigos, avíseles. Así ellos podrán mencionarla sin sentirse mal.

- Convénzase de que no siempre estará deprimido. Luego busque señas de que ya se le está pasando la depresión.

- Rodéese de personas alegres y optimistas.

Cuándo llamar a Kaiser Permanente

Los profesionales de la salud pueden ayudarle mucho a salir de la depresión. El tratamiento más común combina sesiones de psicoterapia con medicinas. En los casos muy graves y cuando el riesgo de suicidio es muy alto, puede ser necesario internar a la persona.

Llame a Kaiser Permanente:

- Si siente deseos de suicidarse.

- Si sospecha que está muy deprimido. Vea "¿Tristeza o depresión?" en la página 317.

- Si sospecha que está deprimido y no se ha mejorado con dos semanas de tratamiento en casa.

Trastornos de la alimentación

En nuestra sociedad a veces parece que es importantísimo ser delgado. Por eso, muchos de nosotros hemos tratado de perder peso poniéndonos a dieta o saltándonos comidas. Las personas con trastornos alimenticios llevan esto a un extremo y pierden la habilidad de comer de un modo normal.

La **anorexia nerviosa** es un trastorno en que la persona se impone a sí misma una dieta muy estricta. Afecta más que nada a las jóvenes. Las señas incluyen negarse a comer, gran pérdida de peso, una imagen distorsionada del cuerpo (la muchacha piensa que está gorda cuando en realidad está muy delgada), una preocupación constante con la comida, falta de dignidad y un exceso de ejercicio físico.

La **bulimia nerviosa** es un trastorno en que la persona primero come muchísimo y luego se purga, haciéndose vomitar o abusando de laxantes y diuréticos. La persona generalmente come mucho, no porque tiene hambre, sino porque está angustiada o nerviosa. Otras señas incluyen: piel reseca y pelo quebradizo, nodos hinchados bajo la quijada de tanto vomitar, depresión y cambios de humor, una imagen distorsionada del cuerpo y el afán por mantener su problema en secreto.

Mientras que las personas que padecen de anorexia nerviosa se ven muy flacas y enfermizas, la mayoría de las personas que sufren de bulimia se mantienen a un peso normal y se ven sanas. Generalmente, las personas con anorexia niegan que tienen un problema; las personas con bulimia saben que tienen un problema, pero lo esconden.

Un tercer trastorno consiste en **comer en exceso de un modo compulsivo.** La persona consume miles de calorías de una sola vez, rápidamente y sin disfrutar la comida. Como la persona no se purga después de dar cada comilona, sube mucho de peso.

Al parecer los trastornos alimenticios tienen causas emocionales y psicológicas. Además, estos trastornos parecen ser de familia, así que quizás también se deban en parte a un factor hereditario.

Los trastornos alimenticios requieren tratamiento profesional. Si la persona no recibe tratamiento médico, puede tener problemas de salud muy graves o incluso morir. El tratamiento puede incluir terapia alimenticia, psicoterapia individual y terapia familiar. En casos muy graves, puede ser necesario internar a la persona. Su Centro de Educación para la Salud de Kaiser puede darle más información y dirigirlo a grupos de apoyo para su problema.

Prevención

• Enséñeles a sus hijos a comer bien y a hacer ejercicio. Sea usted el primer ejemplo en casa y asegúrese de que también tengan buenos ejemplos en la escuela.

• Ayude a los jóvenes a tener dignidad y confianza en sí mismos. Acéptelos como son.

• Tenga cuidado cuando anime a una persona joven a perder peso. Muéstrele que usted la quiere y la aprecia sin importar cuánto pese.

• No les ponga metas que no sean realistas a sus hijos. Sus esfuerzos por alcanzarlas podrían producirles un trastorno alimenticio.

• Esté consciente de las tensiones que tengan sus hijos. Esté disponible para que ellos puedan hablar con usted sobre cualquier problema.

Cuándo llamar a Kaiser Permanente

Si nota cualquiera de estas señas:

- La persona se valora según lo que pesa.

- Tiene una imagen distorsionada de su cuerpo.

- Baja o sube mucho de peso sin razón.

- Siempre está siguiendo una dieta muy restricta. Tiene temores irracionales de subir de peso.

- Tiene rutinas obsesivas de ejercicio, sobre todo si resultan en lesiones.

- Se aparta de su familia y sus amigos.

Problemas para dormir

La palabra insomnio puede describir diferentes cosas:

- Tener problemas para dormirse (tardar más de 45 minutos en quedarse dormido).

- Despertarse con frecuencia sin poder dormirse de nuevo.

- Despertarse muy temprano.

Tenga en cuenta que ninguna de estas cosas es un problema, a menos que usted se sienta cansado todo el tiempo. Si usted no tiene mucho sueño de noche o se despierta muy temprano, pero se siente descansado y alerta, no tiene de qué preocuparse.

El insomnio pasajero, que dura unas cuantas noches o unas cuantas semanas generalmente se debe a una situación que causa tensión o angustia. El insomnio que dura meses o años, se puede deber a angustias generales, medicinas, dolor crónico, depresión, apnea (problemas de respiración que pueden interrumpir el sueño) u otras condiciones físicas.

Prevención

- Haga ejercicio con regularidad, pero evite el ejercicio pesado durante las dos horas antes de acostarse.

- No beba alcohol ni fume antes de acostarse. Tome poca cafeína, pero nunca la tome después del mediodía.

- No tome más de un vaso de líquido antes de acostarse.

Tratamiento en casa

- No tome pastillas para dormir. Pueden causarle confusión durante el día, pérdida de la memoria y mareos. El uso a largo plazo de estas medicinas de hecho empeora el insomnio en muchas personas. Es mejor que haga ejercicio regularmente y que se tome un vaso de leche tibia antes de acostarse.

- Pruebe el siguiente programa por dos semanas.

  1. Use su cama únicamente para dormir. No coma, no vea televisión, ni tampoco lea en su cama.

  2. Duerma solamente a la hora de acostarse. No tome siestas. (No obstante, las siestas son buenas si usted no tiene problemas para dormir.)

3. Por la noche, olvídese de "la hora de acostarse". Acuéstese sólo a la hora que tenga sueño.

4. Levántese de la cama y sálgase del cuarto siempre que esté acostado y despierto por más de 15 minutos.

5. Repita los pasos 3 y 4 hasta que sea hora de levantarse.

6. Levántese a la misma hora cada día, aunque esté muy cansado.

• Repase con un farmacéutico todas las medicinas que esté tomando, sean de receta o no. Así usted podrá determinar si su problema se debe a algún medicamento.

• Lea la sección sobre la angustia en la página 315.

Cuándo llamar a Kaiser Permanente

• Si sospecha que alguna medicina le está causando sus problemas para dormir.

• Si su problema no mejora con un mes de tratamiento en casa.

Suicidio

Si usted está muy deprimido o agobiado, quizás a veces piense en quitarse la vida. No es grave pensar en el suicidio de vez en cuando. Pero su problema es muy serio si sigue pensando en el suicidio, o si ha hecho planes para suicidarse.

Muchas veces, las personas que piensan en suicidarse no están seguras si escoger entre la vida o la muerte.

Estas personas pueden decidir que quieren vivir si reciben ayuda.

Prevención

Cuando esté deprimido, o cuando alguien que usted conoce esté deprimido, esté pendiente de las señas de peligro:

• La persona le dice sus intenciones. Un 80 por ciento de las personas que se suicidan le mencionan a alguien lo que piensan hacer.

• La persona piensa mucho en la muerte. Quizás hable, lea, dibuje o escriba sobre la muerte.

• Ha tratado de suicidarse antes. Una persona puede llegar a suicidarse después de fallar algunas veces.

• Regala sus cosas de valor.

• La persona está deprimida y se aparta de los demás. Vea la página 317.

Tratamiento en casa

• Use su juicio y un método directo para decidir si el riesgo es alto. Pregúntese esto a sí mismo o la persona que quizás vaya a suicidarse:

  ○ ¿Siente que no hay otro remedio?

  ○ ¿Tiene un plan para suicidarse?

  ○ ¿Cómo y cuándo piensa hacerlo?

• Haga arreglos para que una persona de confianza se quede con usted o la persona que esté en peligro, hasta que haya pasado la crisis.

• Anime a la persona a que consiga ayuda profesional.

• No discuta con la persona ni la desafíe. Por ejemplo, no le diga que las cosas no están tan mal como ella piensa o que ella no es el tipo de persona que se suicida.

- No ignore las señas de peligro, pensando que usted o la otra persona se mejorarán solas.

- Hable con la persona de una manera práctica. Sea comprensivo y tenga compasión.

Cuándo llamar a Kaiser Permanente

- En situaciones urgentes de vida o muerte, llame al 911 u otros servicios de emergencia.

- Llame a su doctor o a la línea telefónica de prevención de suicidios (*Suicide Prevention Hotline*, en inglés); busque el número en la sección amarilla de su directorio telefónico:

  - Si está pensando en suicidarse.

  - Si sospecha que un conocido suyo ha hecho planes para suicidarse.

La violencia

El enojo y las discusiones son partes normales de las relaciones sanas entre las personas. No obstante, el enojo que tiene resultados violentos, como amenazas o golpes, no es normal ni sano. El lenguaje abusivo y el abuso físico y sexual no son una parte aceptable de ninguna relación humana.

El comportamiento violento muchas veces comienza con amenazas o incidentes más o menos leves. Pero con el tiempo, puede volverse mucho más serio y acabar lastimando a alguien. Al parecer, el comportamiento violento es generalmente algo que se aprende de otras personas. Por eso es importante enseñarles a sus niños que la violencia no es una buena manera de resolver problemas.

Prevención

- Busque maneras pacíficas de resolver sus conflictos. No tiene nada de malo discutir las cosas; inclusive es saludable, siempre y cuando la discusión no se vuelva violenta. Para mayor información sobre cómo controlar la ira, vea la página 314.

- No les pegue a sus niños cuando los regañe. Así ellos aprenderán que la violencia no es ningún modo de resolver las cosas. Si a usted le gustaría aprender a ser un mejor padre (o madre), hay cursos que le pueden ayudar. Vaya a su Centro de Educación para la Salud. También vea la página 176.

Para evitar la violencia con pistolas y otras armas:

- Asegúrese de que nadie en su casa tenga la oportunidad de usar un arma de cualquier tipo a menos que sepa cómo usarla sin peligro.

- Para guardar un arma de fuego, descárguela y luego enciérrela bajo llave. Guarde las balas bajo llave en otro lugar.

- No guarde armas de fuego cargadas en una casa donde haya niños o donde viva alguien que tenga un problema con el alcohol o las drogas. Tampoco las tenga donde viva una persona violenta o alguien que haya amenazado con suicidarse.

Si un familiar u otra persona lo ha amenazado a usted o a sus hijos:

• Confíeselo a alguien: un amigo de confianza, un cura o un profesional de salud. En el estado de California, la ley requiere que los profesionales de salud mental y los doctores reporten cualquier asalto o abuso físico a las autoridades locales (es decir, la policía).

• Sepa dónde puede conseguir ayuda en una crisis. Su centro YMCA, el departamento de policía o su hospital local pueden darle información sobre refugios y casas de amparo.

• Esté pendiente de las señales de peligro, como amenazas o borracheras. Así quizás usted podrá evitar una situación peligrosa. Si no puede predecir cuando va a ocurrir la violencia, tenga un "plan de salida" que pueda usar en una emergencia.

Cuándo llamar a Kaiser Permanente

• Si usted o alguien de su familia es víctima de abuso o de violencia. El abuso físico es un crimen, no importa quién lo cometa.

• Si a usted le preocupa su comportamiento violento, o el de un familiar o un amigo.

En la Sección amarilla de su directorio telefónico, usted podrá encontrar recursos para las víctimas de diferentes tipos de abuso. El Centro de Educación para la Salud de su centro médico Kaiser también puede darle más información.

El bienestar mental

La clave del bienestar mental es apreciarse a uno mismo. Quizás usted haya oído que algunas personas se enferman simplemente por creer que están enfermas. La evidencia que se tiene hasta ahora sugiere que lo mismo puede ser cierto con respecto a la salud. Es decir, que lo que uno piensa afecta la salud y el bienestar, ya sea de un modo positivo o negativo.

La conexión entre la mente y el cuerpo

La ciencia médica está haciendo descubrimientos importantes sobre la forma en que las esperanzas, las emociones y los pensamientos afectan la salud. Los investigadores han encontrado que una de las funciones del cerebro es producir sustancias que pueden mejorar la salud. Su cerebro puede producir calmantes naturales para el dolor (gammaglobulina para fortalecer el sistema de defensas del cuerpo e interferón para combatir las infecciones, los virus y hasta el cáncer).

El cerebro puede combinar éstas y otras sustancias y producir una gran variedad de remedios hechos justo para el malestar que tenga. Las sustancias que el cerebro produce dependen, en parte, de sus pensamientos y emociones.

Su estado mental afecta cómo funciona su sistema de defensas. Por lo tanto, afecta también la habilidad de su cuerpo de curarse a sí mismo. Su nivel de optimismo y su actitud hacia el futuro, pueden afectar lo que sucede dentro de todo su cuerpo.

Pensamientos positivos

Las personas felices y optimistas en general disfrutan más la vida pero, ¿son además más saludables? A menudo sí lo son.

El optimismo es un recurso para curarse. Las personas optimistas tienen mejores probabilidades de vencer el dolor y las dificultades que tengan durante un tratamiento médico. Por ejemplo, después de una operación de "bypass" en el corazón, los pacientes optimistas generalmente se recuperan más pronto y tienen menos complicaciones que las personas menos esperanzadas.

En cambio, el pesimismo parece empeorar los problemas de salud. Una investigación a largo plazo demostró que a las personas que ya eran pesimistas cuando iban a la universidad, sufren de más enfermedades hasta los 60 años de edad.

Al parecer, nos volvemos optimistas o pesimistas desde muy jóvenes. Sin embargo, aunque su propia actitud tienda a ser pesimista, usted puede mejorar su bienestar apoyando su sistema de defensas con la mente. Vea la siguiente sección.

Cómo reforzar el sistema inmunológico

El sistema de defensas de su cuerpo (o sistema inmunológico) reacciona a sus pensamientos, emociones y acciones. Además de mantenerse en buena forma, comer bien y controlar el estrés en su vida, las tres recomendaciones siguientes ayudarán a que su sistema de defensas funcione mejor:

1. Sea optimista y tenga muchas esperanzas de estar sano o de curarse.

2. Cultive su buen humor, sus amistades y su cariño.

3. Tenga fé.

1. Sea optimista y tenga muchas esperanzas de estar sano o de curarse.

Sus esperanzas y deseos de curarse pueden afectar los resultados de cualquier tratamiento médico. La eficacia de un tratamiento muchas veces depende de lo que usted *espere* de él.

El efecto del placebo demuestra que las esperanzas y el optimismo afectan la salud. Un placebo es una medicina o un tratamiento que en sí no hace efecto, pero que hace provecho porque el paciente tiene fé en él. En promedio, el 35 por ciento de los pacientes que reciben placebos se alivian aunque no han recibido medicinas verdaderas.

Sus esperanzas y su optimismo pueden reforzar su sistema inmunológico. Para ser optimista:

• No hable mal de sí mismo ni de su condición. Diga cosas que estimulen su recuperación.

• Escríbale una carta a su enfermedad. Dígale que ya no la necesita y que su sistema de defensas ya está listo para deshacerse de ella.

• Hágase una serie de afirmaciones. Una afirmación es una declaración fuerte y positiva que usted hace sobre sí mismo, como por ejemplo: "Soy una persona hábil", o "Mis coyunturas son fuertes y flexibles".

- Imagínese a usted mismo aliviándose y ya sano. Fórmese imágenes mentales que refuercen sus afirmaciones.

- Anime y apoye a su sistema inmunológico para que siga luchando.

2. Cultiva su buen humor, sus amistades y su cariño.

Las emociones positivas fortalecen el sistema inmunológico. Por suerte, casi todo lo que lo hace sentirse bien, también lo ayuda a mantenerse sano.

- Ríase. Un poco de humor hace que la vida sea más sana y agradable. La risa aumenta la creatividad, reduce el dolor y acelera el proceso de recuperación. Junte una colección de videos cómicos, chistes y fotografías graciosas. Tenga la colección a mano y manténgala bien surtida.

- Pase tiempo con sus familiares y amigos. Las personas que tienen relaciones de confianza con familiares o amigos se recuperan más rápidamente de las enfermedades. También corren menos riesgo de padecer de todo tipo de males, incluyendo la artritis, el cáncer y la depresión.

- Haga trabajo voluntario. Las personas que hacen trabajo voluntario viven más tiempo y disfrutan más de la vida que otras personas. Al ayudar a los demás, nos ayudamos a nosotros mismos.

- Si a usted le gustan la jardinería o los animales, dedique algo de su tiempo a cuidar una planta o a estar con un animal. Las plantas y los animales pueden ser una buena forma de psicoterapia. Cuando se acaricia a un animal, baja la presión de la sangre y el corazón late más despacio. Los animales y las plantas pueden ayudarle a usted a sentir que alguien lo necesita.

3. Tenga fe.

Si usted cree en un poder o una fuerza mayor, pídale apoyo en su lucha por curarse. La fe, el rezo y las creencias espirituales pueden jugar un papel importante en el proceso de recuperación.

Su sentido de bienestar espiritual puede ayudarle a vencer sus problemas personales y a aceptar situaciones o cosas que no pueda cambiar. Use imágenes espirituales en sus afirmaciones y para darse esperanzas, si eso le ayuda.

Resistencia a las enfermedades

Algunas personas parecen tener más protección contra las enfermedades que otras. Sus sistemas de defensas parecen ser más eficientes. Los investigadores que han estudiado a estas personas han notado tres cualidades importantes de sus personalidades:

1. Estas personas se entregan plenamente a su vida y la de su familia, a su trabajo y a sus valores o principios morales.

2. Estas personas sienten que tienen control sobre sus vidas.

3. Estas personas, por lo general, toman los cambios en sus vidas como un reto y no como una amenaza o un hecho al que tengan que resignarse.

Cómo crear una personalidad resistente

¿Puede usted aprender a tener más dedicación y control, y a aceptar los retos de la vida? Al parecer, sí es posible, sobre todo si empieza usted a una edad muy joven. Usted puede ayudar a sus niños a volverse resistentes y fuertes, así:

• Apoye y acepte a sus hijos cómo son. Entre más aceptado se sienta un niño, mejor podrá relacionarse con otras personas y hacer compromisos.

• Deles continuamente tareas y responsabilidades que no sean ni muy fáciles ni muy difíciles. Las experiencias tanto con el éxito como con el fracaso seguido del éxito, les ayudarán a desarrollar un sentido de control sobre la vida.

• Anime a los niños a aprovechar los cambios como oportunidades para desarrollarse, en vez de tomarlos como pérdidas. Haga hincapié en el lado positivo de los cambios y enséñeles que algunas pérdidas son una parte natural de la vida.

Los adultos también pueden desarrollar este tipo de resistencia.

Cómo evitar los sentimientos de culpa

No tiene caso sentirse culpable por estar enfermo. Es cierto que podemos hacer muchas cosas para tratar de evitar diferentes males y enfermedades y para mejorar nuestras posibilidades de recuperación. Pero por otro lado, hay enfermedades que dan y persisten a pesar de todo lo que hagamos. Trate de no sentirse culpable, sobre todo cuando siga los consejos que damos en este capítulo para mejorar su bienestar mental. Si lo que hace le ayuda, excelente. Sin embargo, si su enfermedad continúa a pesar de sus mejores esfuerzos, no se culpe a sí mismo. Hay cosas que no se pueden cambiar. Haga todo lo que pueda y ya.

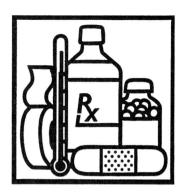

Capítulo 20

Su centro de salud en casa

Se hacen más tratamientos médicos en casa que en cualquier otro lugar. Usted podrá cuidar mejor de su salud y la de su familia si tiene en casa la información, las medicinas, las provisiones y los instrumentos apropiados.

Guarde todas sus provisiones médicas en un solo lugar, como por ejemplo, en un cajón grande. Para saber qué necesita para estar bien equipado, consulte las listas de instrumentos y materiales que aparecen en este capítulo.

Advertencia: Si hay niños pequeños en su casa, mantenga las provisiones fuera de su alcance o guárdelas bajo llave, o en un cajón con pasador a prueba de niños.

Instrumentos para el cuidado médico en casa

Estos instrumentos constituyen el equipo básico de su centro de salud en casa.

Compresas frías

Una compresa fría es un sobre de plástico lleno de una gelatina que es blanda aún a temperaturas muy frías. Es buena idea comprar dos compresas frías y guardarlas en el congelador. Úselas para chichones, moretones, lastimaduras de la espalda o de los tobillos, dolores en las coyunturas o cualquier otro problema que requiera ponerse hielo. Las compresas frías son más convenientes que el hielo y quizás sean unas de las cosas que más use para tratar problemas médicos en casa.

Usted puede hacer su propia compresa fría:

• En una bolsa de plástico gruesa para congelar (de 1 galón) ponga 2 tazas de alcohol de curaciones y 6 tazas de agua.

• Selle la bolsa, métala en otra bolsa y selle esa también. Márquela por fuera así: "Compresa fría: no se debe comer" y métala en el congelador.

Otra cosa que puede usar como compresa fría es una bolsa de chícharos u otras verduras congeladas.

Humidificador y vaporizador

Los humidificadores y los vaporizadores hacen más húmedo el aire, para que a usted se le reseque menos la boca, la garganta y la nariz. Los humidificadores producen vapor frío y los vaporizadores vapor caliente.

Un humidificador tiene varias ventajas: no quema, produce partículas pequeñísimas de agua que entran mejor en las vías respiratorias, no daña los muebles y el vapor frío es más agradable que el vapor caliente.

Por otra parte, los humidificadores son muy ruidosos, producen partículas que pueden ser irritantes y hay que limpiarlos y desinfectarlos después de cada uso. Esto es importante sobre todo para las personas que son alérgicas al moho.

El vapor caliente de un vaporizador no contiene partículas irritantes y puede ser cómodo cuando uno tiene catarro. Pero si alguien riega el agua caliente por accidente o se acerca demasiado al vaporizador, se puede quemar.

La humedad en el aire puede ayudar a aliviar una garganta áspera o una tos seca, y a facilitar la respiración de alguien que tenga la nariz tapada. Además, hará que el ambiente de su casa sea más agradable, sobre todo en el invierno, cuando el aire es más seco.

Instrumentos para el cuidado médico en casa

En cada hogar debe haber:

• Manguito para medir la presión de la sangre*
• Compresas frías*
• Espejo dental
• Gotero
• Cojín eléctrico
• Humidificador o vaporizador*
• Cuchara especial para dar medicina*
• Cortaúñas
• Linterna de bolsillo*
• Tijeras
• Estetoscopio*
• Termómetro*
• Pincitas

Para niños menores de seis años de edad, añada:

• Perilla para aspirar
• Termómetro rectal*
• Otoscopio*

*Estos instrumentos se describen en este capítulo

Cuchara especial para dar medicina

Estas cucharas son tubos transparentes con marcas que señalan las dosis más comunes. Con este tipo de cuchara es más fácil dar la dosis correcta de una medicina líquida. Aunque estas cucharas son convenientes para cualquier persona, son sobre todo útiles para los niños pequeños. La forma de tubo y el borde ancho de la cuchara ayudan a darle la medicina al niño sin derramarla. Usted puede comprar una en cualquier farmacia.

Otoscopio

Un otoscopio es un aparatito con una luz, que se usa para ver dentro del oído. Con un poco de práctica, usted puede aprender a usar un otoscopio para encontrar infecciones del oído. Hay otoscopios económicos que cualquiera puede comprar, pero éstos no iluminan tan bien el oído como los otoscopios que usan los médicos. Uno de estos productos es el llamado *Earscope*, que cuesta aproximadamente $26.95 y se consigue de la compañía Notoco, P.O. Box 300, Ferndale, CA 95536. Su número de teléfono es (707) 786-4400.

Linterna de bolsillo

Una linterna de bolsillo tiene una lucecita muy fuerte que se puede dirigir fácilmente al área deseada. Es útil para hacer exámenes físicos y es más fácil de manejar que una linterna normal.

Estetoscopio y manguito para medir la presión de la sangre

Si usted tiene la presión alta, es buena idea que tenga tanto un estetoscopio como un manguito para medir la presión (esfigmomanómetro). Así podrá revisarse regularmente la presión de la sangre.

Cuando compre un estetoscopio, consiga uno con el diafragma plano en vez de acampanado. Es más fácil oír por un diafragma plano.

Hay muchos tipos de manguitos para medir la presión. Si le cuesta trabajo ver el marcador de un manguito común y corriente, busque uno que tenga una columna de mercurio, o consiga un modelo electrónico digital. Pídale a su farmacéutico o a su Centro de Educación para la Salud para que le recomienden un modelo particular y que le enseñen cómo usarlo.

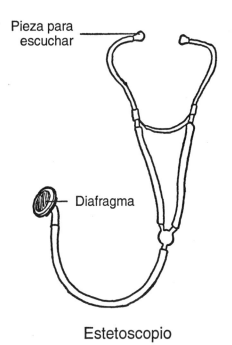

Pieza para escuchar

Diafragma

Estetoscopio

Termómetro

Compre un termómetro que sea fácil de leer. Los termómetros electrónicos digitales son exactos y fáciles de leer. Las tiritas para tomar la temperatura son muy convenientes y seguras, pero no son tan exactas como los termómetros; éstas sólo deben usarse para tomar la temperatura en la axila. Los termómetros que miden la temperatura en el oído son rápidos, fáciles de usar y pueden ser bastante exactos, pero son caros. Los termómetros para el recto (con la punta agrandada) son útiles para los niños menores de seis años de edad, o cualquier persona que no pueda usar un termómetro oral en la boca. Vea cómo tomar la temperatura en la página 35.

Materiales para el cuidado en casa

Vea la lista de "Materiales para el cuidado en casa" en la siguiente página. La lista contiene las provisiones que usted querrá tener a mano en su centro de salud en casa. Estos productos son baratos, fáciles de usar y generalmente se pueden comprar en cualquier farmacia.

Medicinas y productos que se compran sin receta médica

Hay muchos medicamentos que se pueden comprar sin receta médica. Pero, no crea que todos esos medicamentos son seguros. A veces pueden reaccionar con otros remedios y pueden causar problemas de salud graves.

Lea cuidadosamente la etiqueta de cualquier medicina que compre sin receta, sobre todo si también toma medicinas de receta para otros problemas de salud. Pídale a su farmacéutico que le ayude a encontrar la medicina más apropiada para usted. Algunos de los medicamentos comunes que se compran sin receta son los:

- Antiácidos

- Antidiarréicos (contra la diarrea)

- Remedios para el catarro y las alergias

- Laxantes o purgantes

> **Materiales para el cuidado en casa**
>
> Tenga a la mano:
> - Curitas de diferentes tamaños
> - Tela adhesiva (de una pulgada* de ancho)
> - Parches de tipo mariposa
> - Gasas esterilizadas (cuadros de dos pulgadas)
> - Venda elástica ("Ace") (de tres pulgadas de ancho)
> - Rollo de gasa (de dos pulgadas de ancho)
> - Bolitas de algodón
> - Alfileres de gancho o "seguros"
> - Tabletas dentales (que muestran si se ha limpiado bien los dientes) y seda dental
>
> * Una pulgada es más o menos 2½ cm.

- Calmantes para el dolor (como aspirina, ibuprofen, naproxen y acetaminofeno)

Estas medicinas pueden ser muy útiles cuando se usan de la manera debida, pero también pueden crear problemas serios si se toman mal. Los siguientes consejos le ayudarán a usar estas medicinas de una forma sensata y segura. En algunos casos, tal vez descubra que no necesita tomar ninguna medicina. El cuadro de la página 333 presenta algunos problemas médicos comunes y los productos para tratarlos, que se consiguen sin receta.

Los miembros de Kaiser pueden conseguir estas medicinas en las farmacias de Kaiser a precios rebajados.

Productos para el cuidado en casa que se compran sin receta

Problema	Producto (ejemplo)	Comentarios
Alergias	Antihistamínico (Chlor-Trimeton, Benadryl)	Útil para alergias y comezón. Vea la página 335.
Resfríos	Descongestionantes	Vea las precauciones en la pág. 337.
Estreñimiento	Laxante o sustancia abultante (Metamucil)	Evite uso a largo plazo o habitual de laxantes. Vea la página 338.
Tos sin flema (seca)	Jarabe que calma la tos (Robitussin-DM)	Alivia la tos seca. Vea la página 337.
Tos con flema	Jarabe expectorante (Robitussin)	Ayuda a aguar y a sacar el moco. Vea precauciones en la pág. 337.
Rozadura de pañal	Crema protectora (A&D Ointment, Desitin)	Protege la piel contra la orina y el excremento. Vea la página 184.
Diarrea	Antidiarréico (Kaopectate)	Evite el uso a largo plazo. Vea la página 334.
Piel seca	Crema lubricante (Vaseline Intensive Care)	Pocos efectos secundarios, barata. Vea también la pág. 154.
Acidez (agruras)	Antiácidos (TUMS, Maalox)	Evite el uso a largo plazo. Vea la página 334.
Comezón	Crema con hidrocortisona (Cortaid)	Los antihistamínicos también ayudan. Vea la página 335.
Dolor, fiebre e inflamación	Aspirina, naproxen o ibuprofen	Ayudan a aliviar la hinchazón y el dolor. Pueden causar malestares del estómago. Vea la pág. 338.
Dolor y fiebre	Acetaminofeno (Tylenol)	Irrita menos el estómago. Seguro para los niños. Vea la pág. 339.
Envenenamiento	Jarabe de ipecac	Para provocar vómitos, en casos de envenenamiento. Vea la pág. 340.
Raspones, infecciones de la piel	Pomada antibiótica (Bacitracin, Polysporin)	Puede causar reacción alérgica local. Mantenga en un lugar fresco y seco. Tírela cuando caduque.

Antiácidos

Los antiácidos se toman para aliviar la acidez o las agruras causadas por un exceso de ácido en el estómago. Aunque los antiácidos no son peligrosos cuando se toman de vez en cuando, pueden causar problemas si se toman regularmente.

Hay varias clases de antiácidos. Aprenda qué ingredientes tiene cada tipo de antiácido para tratar de evitar los malos efectos.

• Algunos antiácidos, como el Alka-Seltzer y Bromo Seltzer, contienen bicarbonato de sodio. Evite estos antiácidos si tiene alta la presión de la sangre o si le han recomendado que no coma mucha sal, porque estos productos contienen bastante sal. Si se toman con mucha frecuencia, estos antiácidos pueden interferir con las funciones de los riñones o del corazón.

• Los antiácidos de carbonato de calcio (TUMS, Alka-2) a veces también se usan como suplementos de calcio (vea la página 300). Sin embargo, estos productos pueden causar estreñimiento.

• Los antiácidos hechos con aluminio (Amphojel) son menos fuertes y tardan más en hacer efecto que otros productos. También pueden causar estreñimiento. Algunos pueden robarle calcio al cuerpo y por eso no los deben tomar mujeres que ya no tienen la regla. Si usted tiene problemas de los riñones, consulte a su doctor antes de tomar un antiácido con aluminio.

• Los antiácidos con magnesio (Leche de magnesia Phillips) pueden causar diarrea.

• Los antiácidos de aluminio y magnesio (Maalox, Di-Gel, Mylanta, Riopan) no causan estreñimiento o diarrea tanto como los antiácidos de puro aluminio o de puro magnesio.

Precauciones con los antiácidos

• En vez de tomar antiácidos regularmente, trate de eliminar lo que le está causando la acidez. Vea Acidez en la página 51.

• Consulte a su doctor o a su farmacéutico antes de tomar un antiácido si está tomando otras medicinas. Los antiácidos pueden afectar la absorción y la acción de algunos medicamentos, como los antibióticos, la digitalis (una medicina para las enfermedades del corazón) y los anticoagulantes (como Coumadin). También consulte a su médico si tiene úlceras o problemas de los riñones.

Antidiarréicos (contra la diarrea)

Hay dos tipos de medicinas antidiarréicas: las que espesan los excrementos y las que calman los espasmos (torcijones) del intestino.

Los productos que espesan los excrementos (Kaopectate) contienen arcilla o pectina de frutas y absorben las bacterias y los venenos en el intestino. Aunque no son peligrosos y no los absorbe el cuerpo, estos antidiarréicos también absorben bacterias que se necesitan para la digestión. No se recomienda su uso continuo.

Los productos antidiarréicos antiespasmódicos calman los espasmos (torcijones) del intestino. El loperamide (Imodium A-D) es un ejemplo de este tipo de medicamento. Los productos de marca Donnagel y Parepectolin contienen ingredientes tanto para espesar el excremento como para calmar los torcijones.

Precauciones con los antidiarréicos

• Con frecuencia, la diarrea le ayuda al cuerpo a deshacerse de una infección. Por eso, trate de no usar un antidiarréico durante las primeras seis horas de diarrea. Después, úselo sólo si la diarrea le sigue causando calambres y dolor.

• No tome un antidiarréico si tiene fiebre (calentura).

• Asegúrese de tomar suficiente medicina. Tome un antidiarréico hasta que el excremento se le espese, y luego deje de tomarlo de inmediato para evitar estreñirse.

• Reponga los líquidos que el cuerpo haya perdido. Es fácil que se deshidrate una persona que tiene diarrea, sobre todo si es un bebé, un niño o una persona mayor. En la página 48, se explica cómo hacer una bebida de rehidratación en casa.

Remedios para el catarro y las alergias

En general, si toma medicinas para el catarro, se mejorará en una semana. Si no toma nada, también se mejorará en una semana. Muchas veces, el descanso y los líquidos son el mejor tratamiento para el catarro (vea la página 111). Los antibióticos no ayudan. Por

otro lado, ciertos medicamentos sí pueden ayudar a aliviar algunas de las molestias del catarro.

No les dé medicinas para el catarro a los bebés menores de seis meses de edad, a menos que se lo aconseje un doctor. Hasta ahora no se ha comprobado que las medicinas para el catarro sean efectivas para los niños menores de cinco años.

Los síntomas de alergia, sobre todo el escurrimiento de la nariz, muchas veces se mejoran con antihistamínicos.

Antihistamínicos

Los antihistamínicos secan las membranas mucosas y muchas veces se usan para tratar los síntomas de una alergia y la comezón. Muchas medicinas para el catarro también contienen antihistamínicos, a menudo junto con un descongestivo. Sin embargo, todavía hay dudas sobre la eficacia de los antihistamínicos para tratar las molestias del catarro.

Si la nariz le escurre a causa de una alergia, un antihistamínico puede ayudarle. Pero para las molestias del catarro, el tratamiento casero y quizás un descongestivo (vea abajo) le servirían más. Por lo general, es mejor tomar medicinas para el catarro y las alergias que sólo contengan un ingrediente activo. Por ejemplo, el Chlor-Trimeton (clorfeniramina) y el Benadryl (difenhydramina) son productos que contienen un solo antihistamínico. Los productos como Dristan, Coricidin y Triaminic contienen tanto un descongestivo como un antihistamínico.

Precauciones con los antihistamínicos

- No les dé antihistamínicos a bebés menores de cuatro meses de edad. Consulte a su médico antes de dárselos a bebés entre cuatro meses y un año de edad.

- Tome más agua y líquidos cuando esté usando medicinas para el catarro o las alergias.

- Los antihistamínicos pueden causarle problemas a las personas con ciertas enfermedades, como por ejemplo, glaucoma, epilepsia o próstata agrandada. También pueden reaccionar con ciertas medicinas, como algunos antidepresivos, sedantes y tranquilizantes. Lea el paquete con cuidado y pídale a su médico o farmacéutico que le ayude a escoger un antihistamínico que no le vaya a causar problemas.

- Puede que los antihistamínicos le den sueño, pero a medida que los use más, se les irá quitando ese efecto. Si después de una semana le siguen produciendo mucho sueño o no le ayudan a controlar sus alergias, llame a su médico y pregúntele qué le aconseja.

- Hay antihistamínicos que no dan sueño. Se compran sólo con receta médica y son más peligrosos.

Descongestionantes

Los descongestionantes bajan la hinchazón dentro de la nariz y facilitan así la respiración. Los descongestionantes también ayudan a que pare el escurrimiento de la nariz y el goteo nasal, que a veces causan dolor de garganta

---

Gotas salinas para la nariz

Las gotas más sencillas para la nariz son las que se hacen de solución salina en casa. Estas gotas se pueden usar más de tres días sin que hagan que se hinche la nariz por dentro. Mantienen húmedos los tejidos de la nariz para que puedan filtrar el aire.

Mezcle ½ cucharadita de sal en 1 taza de agua tibia (si les pone demasiada sal, las gotas le secarán las membranas de la nariz).

Ponga la solución en un frasco limpio con un gotero (que se puede comprar en las farmacias). Use las gotas según las necesite. Haga una solución nueva cada tres días y tire la que le haya sobrado.

Para ponerse las gotas, acuéstese boca arriba con la cabeza colgando de un lado de la cama. Esto ayuda a que las gotas entren más fácilmente. Procure que el gotero no le toque la nariz.

Los sprays salinos que se compran sin receta (NaSal, Ocean) están esterilizados y son baratos y muy fáciles de usar.

Los descongestionantes vienen en pastillas o en gotas o sprays para la nariz. Los descongestionantes en pastillas (como Sudafed) por lo general son más efectivos y dan alivio por más tiempo.

Los sprays y las gotas dan alivio rápido pero pasadero. El Neo-Synephrine (fenilefrina) es un spray efectivo. Una ventaja de los sprays y las gotas es que es más difícil que reaccionen con otras medicinas.

Precauciones con los descongestionantes

- No les dé pastillas o jarabes descongestionantes a bebés menores de 6 meses.

- No use gotas o sprays medicinales para la nariz por más de tres días, o más de tres veces al día. El uso continuo de estos productos puede hacer que la nariz se hinche más por adentro que antes de usar las gotas.

- Los descongestionantes pueden causarles trastornos a las personas que tienen ciertos problemas de salud, incluyendo problemas del corazón, presión alta de la sangre, glaucoma, diabetes y una tiroides hiperactiva. Los descongestionantes también pueden reaccionar con los antidepresivos, los medicamentos para la presión alta y otras medicinas. Lea con cuidado el paquete del descongestionante y pídale a su farmacéutico o a su médico que le ayude a escoger el que sea más apropiado para usted.

Medicinas para la tos

La tos le ayuda al cuerpo a sacar flema, mocos y sustancias ajenas de las vías respiratorias. La tos muchas veces es provechosa y a veces es mejor no tratar de evitarla. Algunas veces, sin embargo, la tos puede ser tan fuerte que no deja respirar ni descansar.

El agua y otros líquidos, como los jugos de fruta, probablemente son los mejores jarabes para la tos. Estos líquidos ayudan a calmar la irritación de la garganta y también a humedecer y a aguar el moco para que la tos lo pueda expulsar más fácilmente.

Usted puede hacer un jarabe para la tos en casa. Simplemente mezcle una parte de jugo de limón con dos partes de miel de abeja. Usted puede usar este jarabe tanto como lo necesite y se lo puede dar a niños mayores de 12 meses. Vea también la página 113.

Hay dos tipos de medicinas para la tos. Los **expectorantes** ayudan a aguar el moco para que salga más fácilmente con la tos. El jarabe Robitussin es de este tipo, al igual que otros productos que contienen guaifenesina.

El otro tipo de jarabe **calma la tos**. Se recomienda más para la tos seca, sin flema, que no deja dormir. Busque medicinas que contengan dextrometorfán, como el Robitussin-DM. No se trate de quitar mucho una tos con flema (a menos que no lo deje dormir bien).

Precauciones con los jarabes para la tos

- Las medicinas para la tos pueden causarles trastornos a las personas con problemas como el asma, los problemas del corazón, la presión alta y el agrandamiento de la próstata. Estas medicinas también pueden reaccionar con los sedantes, algunos antidepresivos y otros medicamentos. Lea con cuidado el paquete y pídale a su farmacéutico o a su médico que le ayude a escoger un buen jarabe para la tos.

- Sea cuidadoso al usar el jarabe si tiene problemas respiratorios crónicos, ya que los jarabes que calman la tos pueden dificultar la respiración. Tenga cuidado cuando les dé este tipo de jarabe a las personas muy delicadas o de edad avanzada.

• Lea la etiqueta de jarabe para que sepa qué ingredientes está tomando. Algunas medicinas para la tos contienen bastante alcohol y otras contienen codeína. Hay muchas selecciones. Pídale a su farmacéutico que le aconseje.

Laxantes

Hay dos tipos de productos para aliviar o evitar el estreñimiento.

Los **laxantes** (como Correctol, Ex-Lax, Senokot, Dulcolax) estimulan los intestinos para que pasen el excremento más rápidamente.

Otro tipo de productos, como el salvado de trigo (*bran*, en inglés) y el Metamucil no son laxantes, pero ayudan a aliviar el estreñimiento porque **abultan y ablandan** el excremento para que salga más fácilmente.

Hay muchas otras formas de curar el estreñimiento, como por ejemplo, tomando más agua. Vea la página 46.

Precauciones con los laxantes

• Tome cualquier laxante o producto abultante con mucha agua u otros líquidos.

• No tome laxantes regularmente. El uso excesivo de los laxantes debilita el intestino grueso, lo que causa que la persona tenga que usar el laxante cada vez más. (El uso habitual de productos abultantes no es peligroso y aumenta su efectividad.)

• El uso regular de ciertos laxantes (como Correctol, Ex-Lax, Feen-A-Mint) puede hacer que el cuerpo no absorba bien la vitamina D y el calcio, lo cual, a su vez, puede debilitar los huesos.

Analgésicos o calmantes para el dolor

La **aspirina** se usa mucho para aliviar el dolor y bajar la fiebre en los adultos. También alivia las comezones leves y reduce la hinchazón y la inflamación. La dosis normal de aspirina para los adultos es de dos tabletas de 325 mg cada cuatro horas, según se necesite. Aunque la aspirina nos parece conocida y segura, es una medicina muy potente.

Precauciones con la aspirina

• Los envenenamientos en niños se deben más a la aspirina que a ninguna otra medicina. Guarde todas las aspirinas fuera del alcance de los niños, sobre todo las aspirinas para bebé.

• La aspirina puede irritar el estómago, y causar hemorragias o úlceras. Si la aspirina le cae mal en el estómago, pruebe una marca de pastillas cubiertas con una sustancia que proteja el estómago, como Ecotrin. Hable con su doctor o farmacéutico para encontrar la marca que sea mejor para usted.

• La aspirina aumenta el riesgo en los niños de contraer el síndrome de Reye (vea la página 181). No les dé aspirina a los niños y jóvenes menores de 20 años de edad, a menos que se lo recomiende un doctor.

• Algunas personas son alérgicas a la aspirina. (También pueden ser alérgicas al ibuprofen).

• No tome aspirina:

  ○ Si sufre de gota.

  ○ Si toma anticoagulantes (como Coumadin).

○ Para curarse los malestares después de una borrachera. La aspirina tomada junto con el alcohol puede irritar el estómago.

• Si toma dosis muy grandes, se puede envenenar con la aspirina. Los síntomas de este tipo de envenenamiento incluyen:

○ Zumbido en los oídos

○ Náusea

○ Mareos

○ Respiración rápida y profunda

Si le da alguno de estos síntomas, deje de tomar aspirina y llame a un profesional de la salud.

Otros usos de la aspirina

Además de aliviar el dolor y la inflamación, la aspirina es efectiva para muchos otros problemas de salud. Sin embargo, dado a que la aspirina puede tener efectos secundarios y reaccionar con otros tratamientos, **no se debe usar para los siguientes problemas sin la atención de su médico.**

Ataques al corazón y derrames cerebrales

Tomadas regularmente, las dosis pequeñas de aspirina ayudan a evitar los ataques al corazón y los derrames cerebrales. Se ha comprobado que puede ser efectiva una dosis de tan solo 30 mg. al día. La aspirina también puede ser una medida de primeros auxilios para un ataque al corazón. Una media tableta masticada puede ayudar.

Cáncer del colon y del estómago

Algunas investigaciones han demostrado que una aspirina al día puede reducir el riesgo de cánceres del sistema digestivo.

Jaquecas o migrañas

Una pequeña dosis de aspirina tomada regularmente puede hacer que las jaquecas den con menos frecuencia.

El **ibuprofen** (como Advil y Nuprin) y el **naproxen** (Aleve) son otras medicinas anti-inflamatorias sin esteroides. Al igual que la aspirina, estos medicamentos bajan la fiebre y la inflamación. Y también al igual que la aspirina, pueden producir náusea, irritación del estómago y acidez. Si una persona que toma anticoagulantes usa ibuprofen o naproxen, debe hacerlo con precaución.

Si usa estas medicinas en forma líquida, tome las dosis indicadas en la etiqueta. Si usa tabletas, la dosis es una o dos tabletas de 200 mg, tres veces al día, para los adultos y los niños mayores de 12 años de edad.

El **acetaminofeno** (como el Tylenol) baja la fiebre y alivia el dolor. No sirve para bajar la inflamación, como la aspirina y el ibuprofen, pero tampoco causa malestar del estómago ni otros efectos secundarios. Tome acetaminofeno cada cuatro horas, según lo necesite. La dosis depende del peso de la persona:

• 12 libras (5 kilos) o menos: consulte a su médico

• 13 a 23 libras (6 a 10 kilos): 60 a 80 mg

• 24 a 35 libras (11 a 15 kilos): 160 mg

• 36 a 47 libras (16 a 21 kilos): 240 mg

• 48 a 59 libras (22 a 26 kilos): 320 mg

Venenos

NO provoque el vómito si la persona se ha envenenado con:

- Gasolina, kerosén, nafta
- Drano (limpiador de cañerías)
- Limpiador de horno
- Pinturas de óleo o de aceite
- Productos para pulir muebles
- Líquidos para limpiar
- Detergente para lavaplatos (por ejemplo, Cascade)

Provoque el vómito si se ha envenenado con:

- Jabón líquido para lavar platos (por ejemplo, Dawn)
- Alimento para plantas
- Aspirina u otras medicinas
- Tinta
- Acetona o quitaesmalte para uñas
- Veneno para ratas

- 60 a 71 libras (27 a 32 kilos): 400 mg
- 72 a 95 libras (33 a 43 kilos): 480 mg
- Adultos: 500 a 1000 mg (un máximo de 4000 mg al día)

Si usa acetaminofeno líquido, tome la dosis indicada en la etiqueta. No tome más de la dosis indicada. El uso excesivo de acetaminofeno puede empeorar el daño al hígado producido por el alcohol. Las personas que toman más de tres bebidas alcohólicas al día deben hablar con su doctor acerca del uso del acetaminofeno.

Jarabe de ipecac

El jarabe de ipecac es un remedio que se usa para provocar vómitos cuando alguien ha tomado un veneno.

En la mayoría de los casos de envenenamiento, lo mejor es sacar el veneno del estómago de la víctima lo más pronto posible. El jarabe de ipecac es muy efectivo para esto.

Sin embargo, no hay que provocar vómitos en todos los casos. *No use* jarabe de ipecac si la persona se ha tragado cualquiera de estas sustancias:

- Sustancias alcalinas como la sosa, la lejía, los detergentes de lavaplatos y los líquidos para limpiar.

- Productos de petróleo como el kerosén, la gasolina, los productos para pulir muebles, las pinturas de aceite o óleo, etc. Dé agua para diluir el veneno, pero no haga que la persona vomite.

Para todo caso de envenenamiento, llame de inmediato a su doctor, departamento de emergencia, o centro de control para los envenenamientos.

Dosis para el jarabe de ipecac

A los niños mayores de un año, deles 1 cucharada. Inmediatamente después, deles por lo menos 12 onzas de agua (como taza y media). Esto es muy necesario para provocar el vómito. Trate de mantener a la persona caminando.

Si la persona no vomita en 20 minutos, vuelva a darle la misma dosis de ipecac y agua. Repita sólo una vez. Cuando la persona vomite, haga que se acueste de lado, con la boca más abajo que el pecho, para que el vómito no le vaya a entrar por las vías del aire y le cause más problemas. Si la persona se agacha sobre el excusado (inodoro), asegúrese de que tenga el pecho más abajo que el estómago.

El jarabe de ipecac produce vómitos *muy* violentos. Por eso no debe usarse en las siguientes situaciones:

• Si la víctima tiene más de cinco meses de embarazo.

• Si la persona ha padecido de enfermedades del corazón.

• Si la víctima es un bebé menor de 12 meses de edad.

• Si es posible que la persona se atragante con el vómito o lo aspire (de modo que le llegue a los pulmones):

  ◦ Personas mayores de 65 años de edad

  ◦ Personas que han tomado Valium o cualquier otra medicina que pueda causarles la pérdida del conocimiento

  ◦ Personas que están borrachas

  ◦ Personas que tienen mucho sueño

Tenga el jarabe de ipecac a la mano y reemplázelo cada cinco años, si no lo ha usado. Después de abrirlo, el producto será efectivo por un año.

Medicinas de receta

Hay miles de medicinas de receta que se usan para tratar cientos de problemas diferentes. Su médico y su farmacéutico son las mejores fuentes de información sobre sus medicinas recetadas.

Existe mucha información sobre cada tipo de medicina recetada. Aquí sólo hablamos de dos tipos comunes de medicamentos: los antibióticos y las pastillas para dormir y tranquilizantes leves.

Guías para el uso de medicinas

He aquí algunos consejos básicos para tomar medicinas de todo tipo:

• Use medicinas sólo si no le ayudan otros métodos y tratamientos.

• Conozca las ventajas y los efectos secundarios de una medicina antes de tomarla.

• Use la dosis más pequeña que sea efectiva.

• Nunca tome una medicina que haya sido recetada para otra persona.

• Siga al pie de la letra las instrucciones de la medicina o avísele a su doctor por qué no lo hizo.

• Guarde las medicinas en sus envases originales, con las tapas bien cerradas y en el lugar indicado en las instrucciones.

• No tome medicinas delante de los niños pequeños, porque ellos imitan todo lo que ven. No exagere lo "rico" que saben las medicinas para niños. Guarde las vitaminas para niños fuera del alcance de los niños.

Antibióticos

Los antibióticos son medicinas de receta que matan a las bacterias. Estas medicinas sólo son efectivas contra las bacterias y no tienen ningún efecto contra los virus. Los antibióticos no curan el catarro, la gripe ni ningún otro tipo de enfermedad viral. A menos que tenga una infección causada por bacterias, es mejor que no tome antibióticos, ya que éstos producen algunas malas reacciones, incluyendo:

- Efectos secundarios. Algunos de los efectos secundarios comunes de los antibióticos son: alergias, náuseas, diarrea y un aumento en la sensibilidad a la luz del sol. La mayoría de los efectos secundarios son leves, pero algunos pueden ser graves. Por ejemplo, una reacción alérgica puede incluso causar la muerte. Si usted tiene una reacción inesperada a un antibiótico, avísele a su médico antes de que le recete otro.

- Infecciones secundarias. Los antibióticos matan a todas las bacterias que son sensibles a ellos, incluyendo las bacterias que ayudan al cuerpo. Si el cuerpo pierde las "buenas" bacterias que necesita, la persona puede tener malestares del estómago, diarrea, infecciones vaginales u otros problemas

- Resistencia a los antibióticos. Las bacterias se vuelven resistentes a los antibióticos que se usan con frecuencia, sobre todo si sólo se toma una parte de la dosis recetada. Esto hace que las bacterias más fuertes sobrevivan y se reproduzcan.

Cuando usted y su profesional de la salud decidan que necesita usar un antibiótico, siga las instrucciones con cuidado:

- Tome toda la dosis por el número de días que se le recete, a menos que le den efectos secundarios severos e inesperados. Los antibióticos matan bastante rápido a muchas bacterias, así que quizás usted se sienta mejor en unos cuantos días. Si usted deja de tomar la medicina antes de lo

debido, las bacterias más débiles habrán muerto, pero quizás las más fuertes sobrevivan y se reproduzcan de nuevo.

- Asegúrese de que entienda cualquier instrucción especial sobre cómo tomar la medicina. Este tipo de instrucciones debe aparecer en la etiqueta, pero confírmelo con su doctor y su farmacéutico.

- Guarde los antibióticos en un lugar fresco y seco. En general, los antibióticos mantienen su efecto más o menos por un año. Sin embargo, la mayoría se recetan para enfermedades específicas en la cantidad necesaria para curar esa condición. Los antibióticos líquidos siempre tienen fecha de caducidad. Fíjese bien si necesitan refrigerarse.

- Nunca le dé a nadie un antibiótico que haya sido recetado para otra persona.

- No tome un antibiótico que le hayan recetado para otra enfermedad sin consultar primero a su médico.

Pastillas para dormir y tranquilizantes leves

Los tranquilizantes leves como el Valium, Librium, Xanax y Tranxene; y las pastillas para dormir como el Dalmane, Restoril y Halcion se recetan bastante. Sin embargo, eso no quiere decir que no causen problemas. Algunos de sus efectos son la pérdida de la memoria, el deterioro mental, el enviciamiento y la torpeza, que a su vez puede hacer que la persona se caiga y se lastime.

Los tranquilizantes leves pueden ser efectivos por temporadas cortas. Pero su uso a largo plazo es peligroso debido a la posibilidad de enviciamiento y deterioro mental. Además su utilidad es dudable.

Las pastillas para dormir pueden ayudar por unos cuantos días o inclusive por unas cuantas semanas, pero su uso por más de un mes muchas veces causa más problemas de los que resuelve. Para otros métodos, vea la página 321.

Reacciones negativas a las medicinas

Los efectos secundarios, la reacción entre dos o más medicinas o entre una medicina y un alimento, y el enviciamiento pueden causar:

- Náusea, indigestión o vómito

- Estreñimiento, diarrea, incontinencia (no poder controlar la orina) o dificultades para orinar

- Resequedad de la boca

- Dolor de cabeza, mareo, zumbido en los oídos o visión borrosa

- Confusión, olvidos, desorientación o extravío, sueño o depresión

- Dificultades para dormir, irritabilidad o nerviosismo

- Dificultades para respirar

- Salpullido (ronchas), moretones y hemorragias

No suponga que cualquier síntoma es un efecto secundario normal que usted tiene que aguantar. Llame a su médico o a su farmacéutico siempre que sospeche que una medicina le está cayendo mal o lo está enfermando.

Si usted ha estado tomando tranquilizantes leves o pastillas para dormir por algún tiempo, pregúntele a su doctor si le convendría dejar de usarlas o tomar menos. Avísele sin falta si estas medicinas le han causado torpeza, mareos o pérdida de la memoria.

Problemas con las medicinas

Las medicinas pueden causar malas reacciones de diferentes tipos.

Efectos secundarios: Reacciones esperadas pero molestas a una medicina. Por lo general no son serias, pero en algunas personas pueden ser muy fuertes y peligrosas.

Alergias: Algunas personas tienen reacciones muy fuertes, a veces de vida o muerte a ciertas medicinas (choque alérgico). Para las señas de una reacción alérgica, vea la página 101.

Reacciones entre medicinas: Éstas suceden cuando dos o más medicinas compradas con o sin receta se mezclan en el cuerpo y causan una mala reacción. Los síntomas pueden ser graves y, a veces, se puede pensar por error que se deben a una nueva enfermedad.

Reacciones con alimentos: Suceden cuando las medicinas reaccionan con los alimentos. Algunas medicinas son más efectivas cuando se toman con alimentos, pero otras deben tomarse con el estómago vacío. Algunas reacciones entre medicinas y alimentos pueden causar síntomas graves.

Sobredosis de medicinas: La dosis completa de una medicina para un

---

Botiquín de medicinas

Si revisa el cajón donde guarda sus medicinas, es probable que encuentre los rastros de las enfermedades que haya tenido años atrás. Tomando en cuenta que usted no debe darle a nadie una medicina recetada para otra persona y que las medicinas pierden su efecto después de años, tire a la basura cualquier medicina que:

- Le recetaron para una enfermedad en particular que ya no tiene.

- Haya caducado (busque en la etiqueta la fecha de caducidad).

- No tenga etiqueta.

---

adulto puede ser más de lo que necesita una persona que no pesa mucho o que es mayor de 60 años. Es muy peligroso tomar una dosis demasiado grande de una medicina.

Adicción: Si se toman a largo plazo algunas medicinas pueden ser enviciantes y pueden producir reacciones agudas si la persona deja de tomarlas repentinamente. Los narcóticos, los tranquilizantes y los barbitúricos deben usarse con precaución para evitar enviciarse. Vea la página 312.

Pruebas médicas que se pueden hacer en casa

Hoy en día, se pueden comprar paquetes para hacer muchas de las pruebas de laboratorio comunes en casa. Estas pruebas, cuando se combinan con consultas regulares con su profesional de la salud, pueden ayudarle a mantenerse al tanto de su salud y, en algunos casos, a detectar problemas cuando apenas estén empezando.

Las pruebas médicas diseñadas para usarse en casa necesitan ser muy exactas para que las apruebe la oficina de Administración de Alimentos y Medicinas (*FDA*, en inglés). Sin embargo, para que estas pruebas den resultados exactos, hay que usarlas correctamente. Siga las instrucciones del paquete al pie de la letra. Si tiene preguntas o dudas, consulte a su farmacéutico o busque en la etiqueta el número de teléfono de la compañía para llamar sin cargo (por lo general, el número empieza con 1-800).

Las pruebas médicas que se usan en casa pueden ser especialmente útiles si usted tiene un problema crónico que necesita revisarse con frecuencia, como diabetes, asma o presión alta de la sangre. Pregúntele a su doctor qué pruebas le recomendaría que se hiciera en casa. A continuación describimos algunas de las pruebas más comunes.

Análisis de orina que se hace en casa

Algunos de los análisis más comunes de la orina se pueden hacer en casa. Estos análisis pueden ayudarle a mantenerse al tanto de su diabetes. También son útiles si a usted le dan con frecuencia infecciones de las vías urinarias.

Chequeos en casa del azúcar en la sangre

Si usted tiene diabetes, puede ser que ya se revise en casa el azúcar en la sangre, usando una lanceta para picarse el dedo y una tirita para hacer la prueba o un monitor electrónico.

Esta prueba siempre debe usarse bajo la supervisión de un médico. Nunca ajuste su dosis de insulina en base a una sola prueba anormal, a menos que su doctor se lo haya aconsejado específicamente. Consulte a su médico si le dan síntomas de tener un nivel anormal de azúcar en la sangre, aunque su prueba sea normal. Vea la página 306.

Chequeo en casa de la presión de la sangre

Si tiene la presión alta, es importante que se la revise con frecuencia. Usted puede hacerlo fácilmente en casa si alguien le enseña cómo.

Revisándose la presión en casa, cuando usted esté tranquilo, podrá notar cualquier cambio que se deba a los tratamientos que siga usted en casa y a las medicinas que tome.

• No cambie las dosis de sus medicinas en base a las lecturas de presión que se haga en casa, sin antes consultar a su médico.

• Revísese la presión a diferentes horas durante el día, para ver cómo le afectan el reposo y las actividades. Además, para que tenga lecturas regulares que pueda comparar, tómese la presión a la misma hora del día, todos los días. Por lo general, la presión de la sangre está a su nivel más bajo en la mañana y sube durante el día.

• Para obtener la lectura más exacta que sea posible, siéntese tranquilo por cinco minutos antes de tomarse la presión.

• Una vez al año, ajuste el aparato que use para medirse la presión.

Pruebas que se usan en casa para detectar sangre en el excremento

Esta prueba se hace porque la sangre en el excremento puede ser una de las señas del cáncer del colon o de otros problemas. La desventaja es que esta prueba no es muy exacta y puede dar resultados equivocados. Si necesita hacerse una prueba que detecte el cáncer del colon, su doctor le puede recomendar una prueba más exacta llamada sigmoidoscopia flexible. Vea la página 34.

Pruebas de embarazo que se usan en casa

Este tipo de pruebas son confiables y requieren sólo de algunos pasos. Siga las instrucciones del paquete y avísele a su doctor si la prueba indica que está embarazada. Vea la página 201.

Expedientes médicos caseros

Es buena idea que guarde usted en casa un expediente médico para todos los miembros de su familia. Usted puede apuntar la información en una carpeta o en un cuaderno que pueda dividir en secciones: una para cada miembro de su familia. Apunte en la primera hoja de cada sección, la siguiente información para cada miembro de su familia:

• Condiciones crónicas que le hayan diagnosticado: artritis, asma, diabetes, presión alta, etc.

• Cualquier alergia que tenga a medicinas, alimentos u otras sustancias.

- Información que sería importante en una emergencia: ¿Tiene la persona un marcapasos, un audífono (aparatito para oír) diabetes, epilepsia, o es la persona sorda o ciega?

- El nombre y el número de teléfono de su médico principal.

Otros datos importantes que se deben incluir en otras hojas:

- Una lista al día de sus medicinas. Anote el nombre y la dosis de la medicina, las instrucciones, por qué la toma, el nombre del doctor y la fecha en que fue recetada.

- Registros de vacunas: vacunas infantiles, tétano, gripe (influenza) y pulmonía.

- Resultados de diferentes pruebas: presión de la sangre, colesterol, condición de la vista y de la audición (qué tan bien oye).

- Datos sobre todas las enfermedades y lesiones importantes, como pulmonía, bronquitis, fracturas (huesos rotos) o infecciones graves.

- Datos sobre cualquier operación o estancia en el hospital.

- Una lista de todas las enfermedades importantes que hayan tenido en su familia: problemas o enfermedades del corazón, derrame cerebral, cáncer, diabetes, etc.

Glosario

Términos que comúnmente se usan en Kaiser Permanente

La siguiente es una lista de términos que usamos en Kaiser Permanente para describir algunos de nuestros servicios, departamentos y formularios. Esperamos que esta lista le ayude a usted a aprovechar mejor nuestro programa.

Asistencia para pacientes (*Patient Relations* o *Patient Assistance*): Llame a este departamento cuando tenga una pregunta sobre nuestros servicios o un problema que no ha podido resolver.

Citas de rutina (*Routine appointments*): Este tipo de citas son para problemas que no son urgentes (como un examen físico). Trate de hacer sus citas de rutina con la mayor anticipación posible.

Directorio del centro médico (*Health Care Directory*): Este directorio contiene los números importantes de teléfono de Kaiser Permanente y mucha información práctica sobre nuestros servicios. Por desgracia, actualmente no existe en español.

Educación para la salud (*Health Education*): Este departamento es una fuente de información y recursos. Allí puede encontrar panfletos, videos, revistas y otros materiales que tratan de diferentes temas relacionados con la salud. Este departamento también ofrece varios programas y clases. Desgraciadamente, sólo algunos están disponibles en español.

Enfermera consejera (*Advice nurse*): Las enfermeras consejeras pueden darle información o consejos por teléfono. Si una enfermera consejera decide que usted necesita una consulta médica, ella puede hacerle la cita.

Enfermera especializada (*Nurse practitioner*): Las enfermeras especializada tienen entrenamiento y conocimientos especializados. Usted puede escoger a un médico o una enfermera especializada para que sea su proveedor particular.

Formularios de reclamo (*Claim forms*): Formularios que sirven para pedir un pago o reembolso por un servicio de emergencia, que haya recibido de un proveedor fuera de Kaiser Permanente.

Instrucciones adelantadas (*Advance directives*): Estos documentos le permiten al paciente poner por escrito los deseos que tenga con repecto a su cuidado médico. También le permiten al paciente designar a alguien que se encargue de tomar decisiones en su lugar, en caso de que él (o ella) no pueda hacerlo. Un ejemplo de estos documentos es el "Poder notarial duradero para cuidado médico" (vea más adelante).

Número de registro médico (*Medical record number*): El número que aparece en su tarjeta de identificación de Kaiser Permanente (muchas veces llamado "número de Kaiser").

Plan ventajoso para personas mayores (*Senior Advantage Plan*): Un plan especial de Kaiser Permanente con cuotas más bajas, para las personas que califican para *Medicare*.

Poder notarial duradero para cuidado médico (*Durable Power of Attorney for Health Care*): Este documento le permite a usted darle a alguien la autorización de tomar decisiones sobre su salud, para aquellas ocasiones en que usted mismo no pueda hacerlo.

Reabastecimiento de recetas médicas (*Prescription refills*): La farmacia de su centro médico Kaiser Permanente más cercano puede reabastecer sus recetas médicas. Usted puede traer su receta en persona o puede llamar por teléfono (al *24-hour Refill Recorder*) para dejar un mensaje grabado con su nombre, número de receta médica y otra información importante. Si la etiqueta de su medicina indica que ya no le tocan reabastos, deje un mensaje en la grabadora llamada *Zero Refill Recorder*. Llame varios días antes de que se le termine su medicina.

Seguro de salud (*Health Plan*): La rama de Kaiser Permanente que le proporciona su seguro y sus beneficios. Llame a las oficinas del Seguro de salud si tiene alguna pregunta sobre sus beneficios o cualquier aspecto de la cobertura de su seguro.

Servicios de cuidado urgente (*Urgent care*): Éstos son servicios que usted puede recibir para problemas que no son emergencias, pero que sí requieren atención médica en 48 horas o menos. Algunos ejemplos de problemas que requieren cuidado urgente son: un dolor fuerte en el oído, una calentura alta que dura tres días o un dolor de espalda muy agudo.

Servicios de emergencia (*Emergency care*): Éstos son servicios médicos inmediatos que se dan para los problemas repentinos y muy graves. Dos ejemplos de problemas que requieren cuidados de emergencia son los paros cardíacos y los envenenamientos.

Su proveedor particular (*Personal provider*): Cuando se inscriba al seguro de salud de Kaiser Permanente, usted podrá escoger a un médico o enfermera(o) especializada(o) al que puede acudir regularmente. Así usted tendrá un proveedor que conozca bien y sea de su confianza. Su proveedor particular podrá referirlo a diferentes especialistas, según usted lo necesite.

Tarjeta de identificación de Kaiser Permanente (*Kaiser Permanente Identification Card*): Esta tarjeta contiene información importante (como su nombre y número de registro médico) que nosotros necesitamos para servirle. Por favor, preséntela cuando vaya a recibir cualquier tipo de servicios médicos en Kaiser.

Índice (español - inglés)

Este manual tiene dos índices (o sea, dos listas de temas). El primer índice incluye todos los temas del libro en orden alfabético. Junto a cada tema aparece su nombre en inglés y también los números del las páginas donde se puede encontrar información acerca del tema.

El segundo índice es igual al primero, excepto que la lista aparece en inglés, con los nombres en español en paréntesis. Este índice es principalmente para ayudar a que los proveedores que no hablan español puedan asistirle a usted a encontrar información en este manual.

P

Q

R

W

Z

Índice (inglés - español)

B

heat exhaustion and (*agotamiento por calor*), 255

night sweats (*sudores por la noche*), 230

Swelling (*Hinchazón*)

in leg (*en la pierna*), 88

in lymph nodes (*nodos linfáticos*), 122

in scrotum (*en el escroto*), 219, 221

in tonsils (*en las amígdalas*), 123

Swimmer's ear (*Canal externo del oído, infecciones del*), 135

Swollen glands (*Ganglios hinchados*), 122, 123

Syphilis (*Sífilis*), 228

Syrup of ipecac (*Jarabe de ipecac*), 340

Systolic blood pressure (*Sistólica, presión de la sangre*), 38

T

Tar products, for psoriasis (*Alquitrán, productos de, para la psoriasis*), 156

Target heart rate (*Ritmo ideal del corazón*), 280

Tartar (*sarro*), 273

TD, tetanus and diptheria booster (*Refuerzo contra tétano y difteria*), 29, 30

Teeth, also see Dental problems (*Dientes, también vea Boca, problemas de la*)

accidental loss (*pérdida accidental de un diente*), 238

brushing (*cómo cepillarse*), 273

decay (*picaduras de los*), 272

pain in (*dolor en los*), 118 , 276

toothache (*dolor de muela*), 276

Temperament, in children (*Comportamiento en los niños*), 176

Temperature, also see Fever (*Fiebre o calentura*), 39

conversion chart (*cuadro de conversiones*), 35

Temper tantrums (*Rabietas*), 177

Temporomandibular joint syndrome (*Sín-, drome de la coyuntura temporomandibular*), 276

Tendinitis (*Tendinitis*), 81

achilles (*del tendón de Aquiles*), 90

patellar (*patelar*), 86

Tennis elbow (*Dolor de codo*), 83

Tension, see Stress (*Tensión, vea Estrés*)

headaches (*dolores de cabeza debido a la*), 145

Testicular cancer (*Testículos, cáncer de los*), 219

self-exam (*autoexamen*), 219

Tests for early detection chart (*Pruebas para la detección temprana de diferentes males*), 33

Tests, see Medical tests (*Pruebas, vea Médicas, pruebas*)

Tetanus (*Tétano*), 28

Thermometer (*Termómetro*), 36, 331

how to read (*cómo leer un*), 37

Thirst (*Sed*), 306

Throat problems (*Garganta, problemas de la*)

chart (cuadro), 100

hoarseness (*ronquera*), 116

postnasal drip (*moco que escurre por la parte trasera de la garganta*), 99, 112, 118

sore (*dolor de*), 119, 123

sour or bitter fluid in (*líquido ácido o amargo en la*), 51

strep (*infección de estreptococos*), 119

tonsillitis (*amigdalitis*), 123

Thrush (*Moniliasis o algodoncillo*), 158

Tick bites (*Piquetes de garrapata*), 169

Tinea cruris (*Infección de hongos en la ingle*), 158

Tinea pedis (*Pie de atleta*), 158

Tinnitus (*Tinnitus o zumbido en los oídos*), 135

TMJ syndrome (*Síndrome de la coyuntura temporomandibular*), 276

Toe (*Dedo del pie*)

bunion (*juanete*), 80

hammertoe (*dedo engarrotado*), 80

jammed (*trabado*), 93

nail, blood under (*sangre bajo la uña*), 239

nail, ingrown (*uña encarnada*), 161

pain (*dolor*), 80

swelling and pain in (*hinchazón y dolor en el*), 78, 80

Toilet training (*Excusado, cómo entrenar a su niño a usar el*), 177

Tonsillectomy (*Amigdalectomía*), 124

Tonsillitis (*Amigdalitis*), 123

Tonsils (*Amígdalas o anginas*)

coating on (*capa que cubre las*), 120, 123

location of (*lugar donde están las*), 123

Tooth, see Teeth (*Diente, vea Dientes*)

Toxoplasmosis (*Toxoplasmosis*), 202

Tranquilizers (*Tranquilizantes*), 342